国家卫生和计划生育委员会"十三五"规划教材

全国高等学校配套教材

供本科护理学类专业用

U0292808

# 药 理 学
# 学习指南

主　编　董　志

副主编　弥　曼　陶　剑　王金红

编　者　（以姓氏笔画为序）

| | |
|---|---|
| 王金红（潍坊医学院） | 张丹参（河北科技大学） |
| 乔国芬（哈尔滨医科大学） | 林明栋（中山大学医学院） |
| 刘　浩（蚌埠医学院） | 周　红（第三军医大学） |
| 许建华（福建医科大学） | 弥　曼（西安医学院） |
| 李　俊（安徽医科大学） | 秦旭平（南华大学） |
| 李锦平（山西医科大学） | 陶　剑（昆明学院） |
| 杨俊霞（重庆医科大学） | 黄仁彬（广西医科大学） |
| 何　明（南昌大学医学院） | 董　志（重庆医科大学） |
| 宋晓亮（长治医学院） | |

人民卫生出版社

图书在版编目（CIP）数据

药理学学习指南 / 董志主编. —北京：人民卫生出版社，2017

ISBN 978-7-117-25639-1

Ⅰ.①药… Ⅱ.①董… Ⅲ.①药理学 - 医学院校 - 教学参考资料 Ⅳ.①R96

中国版本图书馆 CIP 数据核字（2017）第 295107 号

| | | |
|---|---|---|
| 人卫智网 | www.ipmph.com | 医学教育、学术、考试、健康，购书智慧智能综合服务平台 |
| 人卫官网 | www.pmph.com | 人卫官方资讯发布平台 |

版权所有，侵权必究！

药理学学习指南

主　　编：董　志
出版发行：人民卫生出版社（中继线 010-59780011）
地　　址：北京市朝阳区潘家园南里 19 号
邮　　编：100021
E - mail：pmph @ pmph.com
购书热线：010-59787592　010-59787584　010-65264830
印　　刷：北京人卫印刷厂
经　　销：新华书店
开　　本：850×1168　1/16　印张：14
字　　数：405 千字
版　　次：2018 年 3 月第 1 版　2018 年 3 月第 1 版第 1 次印刷
标准书号：ISBN 978-7-117-25639-1/R · 25640
定　　价：29.00 元

打击盗版举报电话：010-59787491　E-mail：WQ @ pmph.com
（凡属印装质量问题请与本社市场营销中心联系退换）

# 前　　言

　　本书是国家卫生和计划生育委员会"十三五"规划教材、全国高等学校护理学类专业"十三五"规划教材(第六轮本科护理学专业规划教材)《药理学》(4 版)的配套学习辅导教材,是编者在总结多年的教学实践经验和成果的基础上编写而成的。其突出特点是:在学习指南中比较详尽、扼要地介绍了各个章节的重要知识点,概括了每个章节学生必须掌握的主要内容,既可以指导学生在学习药理学的过程中进行复习总结,又可以作为教师授课的主要依据。每个章节内容分学习重点、难点解析、习题和参考答案四部分。学习指南的习题选用了几种常用的题型,包括选择题(A 型题、B 型题、C 型题、X 型题)、填空题、名词解释、判断说明题、简答题和论述题等,各章节均有习题的参考答案。本书共分四十七章,重点突出,覆盖面广,分析归纳条理清晰,内容系统全面。

　　本书可作为临床医学 5+3 学生、护理学本专科学生和其他相关专业学生学习药理学的指导教材。对于立志于攻读硕士学位研究生和自学成才的青年,本书也是良师益友。对于参加相关专业的国家成人教育考试、自学考试的读者,也不失为一本有具体指导价值的参考书,对于学校从事药理学教学的教师亦有一定的参考价值。

董　志

2017 年 10 月

# 目　录

# 第一章
# 药理学总论——绪言

## 一、学 习 重 点

掌握药物、药理学、药物效应动力学、药物代谢动力学的概念。熟悉药物制剂和处方的基本知识。

## 二、难 点 解 析

药理学:是主要研究药物与机体(包括病原体)相互作用的规律和机制的一门学科。

药物:是指能影响机体生理、生化和病理过程,用以防治或诊断疾病的物质。

药物效应动力学(药效学):研究药物对机体的作用及其机制,即在药物的作用下,机体发生器官生理功能及细胞代谢活动的变化规律。

药物代谢动力学(药动学):研究机体对药物的作用,即药物在体内吸收、分布、代谢、排泄特别是血药浓度随时间而变化的规律。

药理学的学科任务:阐明药物对机体的作用及作用机制、研究机体对药物作用的规律性,同时为开发新药、发现药物新用途并为探索细胞生理生化及病理过程提供实验资料。

新药研究与开发:新药研究开发是一个要求非常严格、复杂而艰辛的过程,各种药物的研究虽然要求不尽相同,但药理毒理学研究和安全性评价是必不可少的内容。临床有效的药物都具有相应的药理效应,但具有肯定药理效应的药物却不一定能用于临床治疗疾病。新药研究过程大致可分三步,即临床前研究、临床研究和上市后药物监测。临床试验分为Ⅰ、Ⅱ、Ⅲ、Ⅳ期。

药理学学习方法:主要包括理解、联系、重点突出、记忆方法、适当做题。

## 三、习　　题

**(一)选择题**

**【A型题】**

1. 药理学是研究
   A. 药物效应动力学
   B. 药物代谢动力学
   C. 药物的学科
   D. 药物与机体相互作用的规律与原理
   E. 与药物有关的生理科学

2. 药理学研究的主要对象是
   A. 人体
   B. 机体
   C. 病原微生物

D. 患者　　　　　　　　　　　　E. 健康受试者

3. 药理学是医学教学中一门重要的学科,是因为
　　A. 阐明药物作用机制　　　　　　　　B. 改善药物质量,提高疗效
　　C. 为开发新药提供实验资料与理论依据　　D. 为指导临床合理用药提供理论基础
　　E. 具有桥梁学科的性质

4. 药效学是研究
　　A. 药物的临床疗效　　　　　　　　B. 提高药物疗效的途径
　　C. 如何改善药物质量　　　　　　　　D. 机体如何对药物进行处理
　　E. 在药物影响下机体细胞功能如何发生变化

5. 药动学是研究
　　A. 机体如何对药进行处理　　　　　　B. 药物如何影响机体
　　C. 药物发生动力学变化的原因　　　　D. 合理用药的治疗方案
　　E. 药物效应动力学

【X 型题】

1. 药理学
　　A. 是研究药物的学科之一
　　B. 是为临床合理用药提供基本理论的基础学科
　　C. 是为防治疾病提供基本理论的基础学科
　　D. 研究的主要对象是机体
　　E. 研究属于狭义的生理学范畴

2. 新药来源包括
　　A. 天然药物　　　　　　B. 合成药物　　　　　　C. 基因重组
　　D. 化学结构改造　　　　E. 从药房购买

（二）名词解释

1. 药效学

2. 药动学

（三）判断说明题

1. 进行药效学、生物等效性及药动学研究属于药理学在新药研究中的任务。

2. 化学合成药最早起源于中国。

3. 临床药理学是以药理学和临床医学为基础,主要是以药物为研究对象的一门学科。

4. 世界上第一个从植物中分离出的药物是吗啡(1803 年)。

（四）简答题

1. 随着药理学的发展,目前涌现了哪些新的药理学分支学科?

2. 药理学的研究方法有哪些?

（五）论述题

药物、食物和毒物三者之间有什么关系?

# 四、参考答案

（一）选择题

【A 型题】

1. D　　2. B　　3. D　　4. E　　5. A

**【X 型题】**

1. ABCD　　2. ABCD

**（二）名词解释**

1. 是药物效应动力学的简称,主要研究药物对机体的作用,包括药物的作用、作用机制、临床应用。

2. 是药物代谢动力学的简称,主要研究机体对药物的作用,包括药物在机体的吸收、分布、代谢及排泄过程,特别是血药浓度随时间变化的规律。

**（三）判断说明题**

1. 正确。药理学在新药研究中的任务除进行药效学、生物等效性及药动学研究外,还有作用机制研究、毒理学研究,可为新药研制或老药新用提供线索。

2. 正确。化学合成药最早起源于中国,公元 328 年葛洪炼丹(硫化汞)。

3. 不正确。临床药理学是以药理学和临床医学为基础,主要以人体为研究对象的一门学科。

4. 正确。世界上最早从植物中分离出的药物是吗啡。

**（四）简答题**

1. 毒理学、临床药理学、生化药理学、分子药理学、遗传药理学、时辰药理学、免疫药理学、肾脏药理学、生殖药理学、内分泌药理学等。

2. 根据实验对象可分为基础药理学方法和临床药理学方法,基础药理学方法又可分为实验药理学方法和实验治疗学方法。此外,随着现代科学技术的发展,学科之间的互相渗透,还有许多新的方法,如分子生物学技术。

**（五）论述题**

药理、毒物、食物三者互相联系、相互转化。药物可食用,如钙、维生素 D 可加入奶制品;食物可药用,如盐制成生理盐水;毒物也能药用,如砷制剂治疗白血病;食物中允许含限量铅、砷;食物和药物用量过多都会引起毒性反应;药物与毒物之间仅存在用量差异。

（董　志）

# 第二章
# 药物效应动力学

## 一、学习重点

药物的基本作用：包括对因治疗、对症治疗、药物的不良反应（副作用、毒性反应、后遗效应、停药反应、变态反应、继发反应、特异质反应等）。

药物的量效关系：包括量效关系、量效曲线、量反应、质反应、最小有效量、效价、效能、半数有效量、半数致死量等在药物应用中的意义。

药物的作用机制：药物作用机制的主要类型。

受体学说：受体的特征、受体的类型、激动药及拮抗药、受体的调节、信号转导。

## 二、难点解析

### （一）药物的基本作用

药物作用（drug action）是指药物与机体组织细胞间的初始作用。药理效应（pharmacological effect）是指药物的初始作用所引起的机体组织器官和系统在功能和形态上的变化，是机体对药物反应的表现。同一药物对不同脏器常常有不同的效应。

1. 药物的作用具有双重性

（1）治疗作用：与用药目的相符、有利于患病机体的作用。

（2）不良反应：不符合用药目的并给患者带来不适或痛苦的反应统称为不良反应。

2. 治疗作用

（1）对因治疗：目的是消除原发致病因子，彻底治愈疾病（治本）。

（2）对症治疗：目的是改善症状（治标）。

3. 不良反应

（1）副作用：是药物在治疗剂量时，出现的与治疗目的无关的不适反应，具有相对性。

（2）毒性反应：指在药物剂量过大或体内蓄积过多时发生的危害机体的反应。包括急性毒性、慢性毒性。"三致作用"包括致癌作用、致畸作用、致突变作用，也属毒性反应。

（3）变态反应：指机体受药物刺激所发生的异常免疫反应，又称过敏反应，与药理作用和剂量无关。

（4）后遗效应：指在停药后血药浓度已降至最低有效浓度以下时仍残存的药理效应。

（5）停药反应：指长期服用某些药物突然停药后原有疾病的加剧，又称反跳反应。

（6）特异质反应：指某些药物可使少数病人出现特异性的不良反应，反应性质与常人不同。

（二）药物的量效关系

量效关系（dose-effect relationship）即药物的剂量-效应关系，指在一定范围内，药理效应随剂量增加而增大。

1. 量效关系和量效曲线

（1）量效关系（剂量-效应关系）：描述药物效应的强弱与剂量大小或浓度高低之间的关系。

（2）量效曲线：以药物效应为纵坐标，药物的剂量或浓度为横坐标作图所得到的曲线。

（3）量反应：药理效应是连续增减的变量，可用具体数量或最大反应的百分数表示（如血压、心率、呼吸等）。研究对象为单一的生物单位。

（4）质反应：药理效应表现为反应性质的变化，而不是随着药物剂量或浓度的增减呈连续性量的变，又称全或无反应，以阳性反应或阴性反应来表示药理效应。研究对象为一个群体。

以效应强度为纵坐标，药物剂量或药物浓度为横坐标作图可得量-效曲线。

最小有效量，最低有效浓度，即刚能引起效应的最小药量或最小药物浓度。

最大效应：随着剂量或浓度的增加，效应也增加，当效应增加到一定程度后，若继续增加药物浓度或剂量而效应不再继续增强，这一药理效应的极限称为最大效应，也称效能-内在活性。

效价强度：能引起等效反应（一般采用50%的效应量）的相对浓度或剂量，其值越小则强度越大。

2. 治疗指数和安全范围

半数有效量 $ED_{50}$：产生50%最大效应时的剂量。

半数致死量 $LD_{50}$：是指能引起50%的动物死亡的药物剂量。

治疗指数：$LD_{50}/ED_{50}$，治疗指数大的比小的药物安全。

较好的药物安全性指标是 $ED_{95} \sim TD_5$ 之间的距离，称为安全范围（margin of safety），其值越大越安全。

（三）药物的作用机制

研究药物效应的初始反应及其中间环节。即研究药效是在何处产生的？如何产生的？

药物作用机制的类型：包括简单的理化反应、参与或干扰细胞代谢、影响机体内生物活性物质的转运、激活或抑制机体的酶的活性、作用于细胞膜的离子通道、影响核酸代谢、影响机体免疫机制、非特异性作用和作用于受体。

（四）受体学说

受体：是一类介导细胞信号转导的功能蛋白质，能识别周围环境中的某种微量化学物质，首先与之结合，并通过中介的信号转导系统，如细胞内第二信使的放大、分化、整合，触发后续的药理效应或生理效应。

配体：能与受体特异性结合的物质（内源性、外源性）。通过改变受体的构型而激活细胞内的信号转导过程。

受体的特征：受体具有饱和性、特异性、可逆性、高灵敏度、多样性和可调节性。

受体调节是维持内环境稳定的一个重要因素，其调节方式有脱敏和增敏两种类型。

1. 受体的类型　主要包括含离子通道的受体、G-蛋白偶联受体、含有酪氨酸激酶活性的受体和细胞内受体。

2. 受体学说　包括占领学说、速率学说、两态模型学说等。

3. 作用受体的药物（配体）　药物与受体结合不但需要亲合力，还要有内在活性，才能激动受体产生效应。

激动药：既有亲合力又有内在活性的药物，它们能与受体结合并激动受体而产生效应。

拮抗药：有较强的亲合力，但缺乏内在活性。分竞争性和非竞争性。其鉴别的依据是拮抗药与受体结合后是否具有可逆性。竞争性拮抗药能与激动药竞争相同的受体，这种竞争性的结合是可逆的。

非竞争性拮抗药与受体结合后是相对不可逆的,常常是难逆性的。

4. 第二信使　为第一信使作用于靶细胞后在胞浆内产生的信息分子。有环磷腺苷(cAMP)、环磷鸟苷(cGMP)、肌醇磷脂、钙离子、廿烯类等。

# 三、习　　题

## (一)选择题

### 【A型题】

1. 药物作用是指
   A. 药理效应
   B. 药物具有的特异性作用
   C. 对不同脏器的选择性作用
   D. 药物与机体细胞间的初始反应
   E. 对机体器官兴奋或抑制作用

2. 药物的副作用是
   A. 用量过大引起的反应
   B. 长期用药引起的反应
   C. 与遗传有关的特殊反应
   D. 停药后出现的反应
   E. 在治疗量时产生的与治疗目的无关的药理作用

3. 药物产生副反应的药理学基础是
   A. 用药剂量过大
   B. 药理效应选择性低
   C. 患者肝肾功能不良
   D. 血药浓度过高
   E. 特异质反应

4. 半数有效量是指
   A. 临床有效量的一半
   B. $LD_{50}$
   C. 引起50%阳性反应的剂量
   D. 效应强度
   E. 以上都不是

5. 药物的治疗指数是指
   A. $ED_{90}/LD_{10}$ 的比值
   B. $ED_{95}/LD_5$ 的比值
   C. $ED_{50}/LD_{50}$ 的比值
   D. $LD_{50}/ED_{50}$的比值
   E. $ED_{50}$ 与 $LD_{50}$ 之间的距离

6. 量效关系是指
   A. 药物化构与药理效应的关系
   B. 药物作用时间与药理效应的关系
   C. 药物剂量(或血药浓度)与药理效应的关系
   D. 半数有效量与药理效应的关系
   E. 最小有效量与药理效应的关系

7. 药物半数致死量($LD_{50}$)是指
   A. 致死量的一半
   B. 中毒量的一半
   C. 杀死半数病原微生物的剂量
   D. 杀死半数寄生虫的剂量
   E. 引起半数动物死亡的剂量

8. 药物效应强度
   A. 其值越小则强度越小
   B. 与药物的最大效能相平行
   C. 是指能引起等效反应的相对剂量
   D. 反映药物与受体的解离
   E. 越大则疗效越好

9. 竞争性拮抗剂具有的特点是
    A. 与受体结合后能产生效应
    B. 能抑制激动药的最大效应
    C. 增加激动药剂量时,不能产生效应
    D. 同时具有激动药的性质
    E. 使激动药量效曲线平行右移,最大效应不变

10. 下面对受体的认识,哪个是**不正确**的
    A. 受体是首先与药物直接反应的化学基团
    B. 药物必须与全部受体结合后才能发挥药物最大效应
    C. 受体兴奋的后果可能是效应器官功能的兴奋,也可能是抑制
    D. 受体与激动药及拮抗药都能结合
    E. 各种受体都有其固定的分布与功能

11. 受体激动剂的特点是
    A. 与受体有较强的亲和力,又有较强的内在活性
    B. 能与受体结合
    C. 无内在活性
    D. 只有较弱的内在活性
    E. 能与受体不可逆地结合

12. 部分激动药的特点是
    A. 不能与受体结合
    B. 没有内在活性
    C. 具有激动药与拮抗药两重特性
    D. 有较强的内在活性
    E. 以上均不对

13. 药物副作用是指
    A. 药物蓄积过多引起的反应
    B. 在治疗剂量时,机体出现与治疗目的无关的不适反应
    C. 停药后血药浓度已降至阈浓度以下时产生的不适反应
    D. 极少数人对药物特别敏感产生的反应
    E. 过量药物引起的肝、肾功能障碍

14. 以下阐述中说法**不正确**的是
    A. 最大效能反映药物内在活性
    B. 效价强度是引起等效反应的相对剂量
    C. 效价强度与最大效能含义完全相同
    D. 效价强度与最大效能含义完全不同
    E. 效价强度反映药物与受体的亲和力

15. 药物作用机制**不包括**
    A. 影响神经递质或激素
    B. 改变细胞周围环境的理化性质
    C. 改变药物的给药途径
    D. 补充机体所缺乏的物质
    E. 作用于特定的靶点

【B 型题】
    A. 副作用
    B. 后遗效应
    C. 停药反应
    D. 毒性反应
    E. 变态反应

1. 药物蓄积过多引起的反应
2. 在治疗剂量时,机体出现与治疗目的无关的不适反应
3. 停药后血药浓度已降至阈浓度以下时残存的生物效应
4. 极少数人对药物特别敏感产生的反应

A. 副作用  
B. 后遗效应  
C. 停药反应  
D. 特异质反应  
E. 变态反应  

5. 长期应用可乐定后突然停药引起的血压升高

6. 先天性血浆胆碱酯酶缺乏可导致

7. 应用巴比妥类药醒后出现的眩晕、困倦等属于

8. 应用伯氨喹引起的溶血性贫血属于

【X 型题】

1. 药物的不良反应包括
   A. 毒性反应  
   B. 副作用  
   C. 特异质反应  
   D. 变态反应  
   E. 以上均不包括

2. 药物的毒性反应包括
   A. 致突变  
   B. 慢性毒性  
   C. 致畸胎  
   D. 急性毒性  
   E. 以上均包括

3. 对后遗效应的理解是
   A. 血药浓度已降至阈浓度以下  
   B. 血药浓度过高  
   C. 残存的药理效应  
   D. 短期内残存的药理效应  
   E. 机体产生依赖性

4. 提供药物安全性的指标有
   A. $LD_{50}/ED_{50}$  
   B. 量效曲线  
   C. $ED_{95}$ 与 $TD_5$ 之间的距离  
   D. 极量  
   E. 常用剂量范围

5. 符合药物副作用的描述是
   A. 由于药物的毒性过大所引起  
   B. 由于药物的选择性过高所引起  
   C. 由于药物的选择性不高所引起  
   D. 由于药物的剂量过大所引起  
   E. 在治疗量即可发生

（二）名词解释

1. 效价强度

2. 效能

3. 量效关系

4. 药物滥用

5. 继发反应

6. 内在活性

7. 非竞争性拮抗药

8. 上增性调节

9. 第二信使

（三）填空题

1. 根据药物作用机制,可将药物的基本作用归纳为_____、_____和_____。

2. 根据用药目的,可将药物作用分为_____和_____。

3. 刚引起药理效应的剂量称为_____,引起最大效应而不出现中毒的剂量称为_____。

4. 后遗效应是指停药后原血药浓度已降至_____以下时而残存的药理效应。

5. 药物的毒性反应中的"三致"是指_____、_____、_____。

6. 受体激动药的最大效应取决于其_____的大小;当内在活性相同时,药物的效价强度取决于_____。

7. 长期应用激动药,可使相应受体数量_____,这种现象称为_____,它是机体对药物产生_____的原因之一。

**（四）判断说明题**

1. 药物作用的选择性取决于药物分子量的大小和 pH,而与剂量无关。

2. 治疗量是指比阈剂量大而又小于极量之间的剂量。

3. 用剧毒药若超过极量而发生的医疗事故,医护人员对此将负法律责任。

4. 半数致死量（$LD_{50}$）是衡量一个药物毒性大小的重要指标,$LD_{50}$愈大,药物毒性愈大。

5. 药物不良反应的发现主要来自临床前毒理学研究和临床不良反应监测。

6. 药物的变态反应只发生在少数过敏体质的病人,与用药剂量无关。

7. 药物的毒性作用,只有在超过极量的情况下才会发生。

8. 药物的副作用通常是可以避免的。

9. 部分激动药与激动剂合用时,可加强后者的作用。

10. 化学结构相似、分子量相同的药物可能产生不同的药理作用。

11. 药物与受体结合的结果均可使效应器官功能增强。

12. 药物激动相同受体,机体器官组织可能产生不同的生理效应。

**（五）简答题**

1. 从药物的量效曲线能说明药物作用的哪些特性?

2. 心理性依赖与生理性依赖的异同。

3. 药物作用的非受体机制有哪些?

**（六）论述题**

1. 如何完整理解治疗指数的意义?

2. 副作用、毒性反应、变态反应有何不同? 此外,还有哪些不良反应?

3. 为什么化学结构类似的药物作用于同一受体,呈现出激动药、拮抗药或部分激动药等不同性质的表现?

4. 请举例说明激动药、拮抗药、部分激动药的区别。

# 四、参 考 答 案

**（一）选择题**

**【A 型题】**

1. D　　2. E　　3. B　　4. C　　5. D　　6. C　　7. E　　8. C　　9. E　　10. B

11. A　　12. C　　13. B　　14. C　　15. C

**【B 型题】**

1. D　　2. A　　3. B　　4. E　　5. C　　6. D　　7. B　　8. D

**【X 型题】**

1. ABCD　　2. ABCDE　　3. AC　　4. AC　　5. CE

**（二）名词解释**

1. 是指药物作用强弱的程度,常用一定效应所需的剂量或一定剂量所产生的效应表示。

2. 是指药物产生的最大效应。此时已达最大有效量,若再增加剂量,效应不再增加。

3. 是指药物效应在一定范围内随剂量增加(变化)而加强(变化),这种剂量与效应之间的关系称量效关系。

4. 或称物质滥用,是国际通用术语,我国将滥用麻醉药品等称"吸毒",是指大量反复使用与医疗目的无关的依赖性药物或物质,包括成瘾性及习惯性药物,引起身体依赖性和精神依赖性。

5. 是指药物发挥治疗作用所引起的不良后果,又称治疗矛盾。

6. 也称效应力,是药物本身内在固有的药理活性,指药物与受体结合引起受体激动产生效应的能力。是药物最大效应或作用性质的决定因素。

7. 是指能不可逆地作用于某些部位而妨碍激动药与受体结合,并拮抗激动药作用的药物。其拮抗作用也可通过增大激动药浓度而逆转,但不能达到单独使用激动药时的最大效应。

8. 长期应用拮抗药使得受体周围的生物活性物质浓度低,产生强而持久的阻滞作用时,可使受体的数目增加,称为上增性调节或向上调节。

9. 指第一信使作用于靶细胞后刺激胞浆内产生的信息分子,是胞外信息与细胞内效应之间必不可少的中介物。

（三）填空题

1. 调节功能　抗病原体及抗肿瘤　补充不足

2. 对因治疗　对症治疗

3. 最小有效量或阈剂量　最大有效量或极量

4. 阈浓度

5. 致畸　致癌　致突变

6. 内在活性　亲合力

7. 减少　衰减性调节　耐受性

（四）判断说明题

1. 不正确。多数药物在适当剂量时只对少数器官或组织发生明显作用,而对其他器官或组织的作用较小或不发生作用,这种现象称为药物作用的选择性。选择性是相对的,并与剂量有密切关系,随着剂量增大,选择性下降。

2. 正确。治疗量又称常用量,指比阈剂量大而又小于极量之间的剂量,临床使用时对大多数病人有效而又不会出现中毒。

3. 正确。《中国药典》对剧毒药的极量有明确规定,一般不得超过极量,否则可能发生医疗事故,医护人员对此负法律责任。

4. 不正确。半数致死量($LD_{50}$)是衡量药物安全性的重要指标,是指引起半数动物死亡的剂量,$LD_{50}$愈大,药物毒性愈小。

5. 正确。临床前毒理学研究的目的是发现毒性反应,寻找中毒靶器官,判断毒性的可逆性,制订必要的解救措施,找出中毒剂量,确定安全范围;临床研究可以预测和了解药物的不良反应情况。

6. 正确。变态反应也称过敏反应,是指少数人对某些药物产生的病理性免疫反应,只发生在少数过敏体质的病人,与原药理作用、使用剂量及疗程无明显关系。

7. 不正确。剂量过大或用药时间过长皆可引起机体的损害性反应,即毒性。

8. 不正确。药物的副作用是由于药物的选择性低引起的,可以随着治疗目的而改变,当某一作用作为治疗作用时,其他作用则成为副作用,通常是不可以避免的。

9. 不正确。部分激动药具有激动药和拮抗药双重特性,亲合力较强,内在活性弱,单独用时产生较弱的激动效应。与激动药合用,二药浓度均很低时,部分激动药发挥激动效应,并随其浓度增大而增强,达一定浓度后,则表现出与竞争性拮抗药相似的拮抗激动药的作用。

10. 正确。化学结构相似、分子量相同的药物可能产生激动或拮抗作用。

11. 不正确。药物与受体结合后,可产生激动、拮抗、部分激动作用。

12. 正确。药物激动相同受体,机体器官组织可能产生兴奋或抑制效应。

**(五)简答题**

1. 药物的量效关系是指药物的效应在一定范围内随着剂量的增加(变化)而加强(变化)。如以药物效应为纵坐标,以药物的对数剂量(或血药浓度)为横坐标,药效的量效关系则成对称"S"形量效曲线。该曲线可以反映:①药物需达到阈剂量才能生效;②药物作用强弱(强度);③药物产生的最大效应(效能);④$ED_{50}$或$LD_{50}$;⑤药物的安全性及毒性大小(量效变化速度/斜率);⑥个体差异。

2. 药物依赖性是指病人连续使用某些药物以后,产生一种不可停用的渴求现象。根据使人体产生的依赖和危害程度可分为生理性依赖和心理性依赖。①生理性依赖是指反复用药后造成的一种身体适应状态。特点是一旦中断用药,即可出现强烈的戒断症状,变得身不由己,甚至为索取这些药物而不顾一切。其原因可能是机体已产生了某些生理生化的变化。②心理性依赖是指使用某些药物以后可产生快乐满足的感觉,并在精神上形成周期性不间断使用的欲望。特点是一旦中断使用,不产生明显的戒断症状,可出现身体多处不舒服的感觉,但可自制。其原因可能只是一种心理渴求,是主观精神上的渴望,机体无生理生化改变。

3. 非受体机制有:①影响酶;②影响离子通道;③影响转运;④影响代谢;⑤影响免疫;⑥理化反应;⑦导入基因等。

**(六)论述题**

1. 治疗指数(TI)是表示药物安全性的指标,$TI = LD_{50}/ED_{50}$,该数值越大,表明有效剂量与中毒剂量(或致死剂量)间距离愈大,愈安全,T1只适用于治疗效应和致死效应的量效曲线相互平行的药物,对于两种量效曲线不平行(斜率不同)的药物,还应参考安全指数$SI(SI = LD_{10}/ED_{90})$来评价药物的安全性。有时也可参考安全范围,即$ED_{95}$与$LD_5$之间的距离。TI是一个粗略的、相对的理论参数,理论上易接受,实际应用上还存在不少问题,不能完全反映药物的医疗价值。

2. ①副作用:是药物在治疗剂量时产生与治疗目的无关的作用,是由于药物的选择性低所致,副作用可以随着治疗目的而改变,一般较轻微,危害不大,可自行恢复,但通常不可避免。②毒性反应:指药物剂量过大或用药时间过长而引起的机体损害性反应。剂量过大而引起的为急性毒性,用药时间过长而引起的为慢性毒性。危害较大,一般可以预知。③变态反应:是指少数人对某些药物产生的病理性免疫反应,只发生于少数过敏体质的病人,与原药理作用、使用剂量及疗程无明显关系。通常分为四种类型,即过敏性休克、免疫复合体反应、细胞毒性反应、迟发细胞反应。④常见的不良反应还有后遗效应、继发反应、特异质反应、致畸、致癌、致突变、药物依赖性。

3. 可采用二态学说解释。受体蛋白有两种可以互变的并保持动态平衡的构象状态:静息状态(R)与活化状态($R^*$)。静息时平衡趋向R,激动药只与$R^*$有较大亲合力,结合后产生效应。拮抗药对R和$R^*$亲合力相等,且结合牢固,保持静息时的两种受体平衡状态,不能激活受体,但能减弱或阻滞激动药的作用。部分激动药对二者都有不同程度的亲合力,但对$R^*$的亲合力大于R,故可引起弱的作用,也可阻滞激动药的部分作用。

4. ①激动药指既有较强的亲合力,又有较强的内在活性的药物,与受体结合能产生该受体兴奋的效应。如去甲肾上腺素与。受体结合能引起血管收缩、血压升高。②拮抗药指有较强的亲合力而无内在活性的药物,与受体结合不能产生该受体兴奋的效应,而是拮抗该受体激动药兴奋该受体的作用。如阿托品与M受体结合后,拮抗乙酰胆碱及毛果芸碱的作用,表现出胃肠道平滑肌松弛等。拮抗药按作用性质可分为竞争性和非竞争性两类。③部分激动具激动药和拮抗药双重特性,亲合力较强,但内在活性弱,单独应用时产生较弱的激动效应。若与激动药合用,二药浓度均很低时,部分激动药发挥激动效应,并随着浓度增大而增强,达一定浓度后,则表现出与竞争性拮抗药相似的拮抗激动药的作用,需增大浓度才能达到最大效应。

（董　志）

# 第三章
# 药物代谢动力学

## 一、学 习 重 点

药物的体内过程:包括药物吸收及影响因素、药物分布及影响因素;药物代谢过程、药物代谢的结果、药物代谢酶、细胞色素 P450 酶诱导剂及抑制剂;药物排泄途径、药物排泄的临床意义。

药物代谢动力学参数:包括血药浓度-时间曲线下面积、峰浓度、达峰时间、半衰期、清除率、生物利用度、表观分布容积、稳态血药浓度及其临床意义。

## 二、难 点 解 析

**(一) 药物的体内过程**

药物在体内的过程即机体对药物的处置过程。

1. **药物的跨膜转运**　包括被动转运(简单扩散、滤过)、载体转运(主动转运、异化扩散、膜泡运输)。

(1)被动转运:指药物从高浓度一侧向低浓度一侧扩散转运的过程。

主要动力:膜两侧的浓度差。

被动转运的特点:①不需要载体;②不耗能;③无饱和性;④药物间无竞争抑制现象;⑤膜两侧药物浓度达到平衡时转运停止。

被动转运的影响因素:包括药物的理化性质;膜的性质、面积和膜两侧浓度差等。①脂溶性,脂溶性越大,药物越易透过膜;②解离度,解离度越小,药物越易透过膜(一般认为非解离型药物才能跨膜转运);③浓度差,膜两侧药物的浓度差越大转运越多;④药物的分子大小,分子越小,药物越易透过膜。

药物解离度对被动转运的影响:常用药物多为弱酸性或弱碱性的化合物,它们在水溶液中仅部分解离,其解离程度的大小取决于药物自身的解离常数 pKa 和溶液的 pH。

pKa:即药物在50%解离时溶液的 pH,pKa 值是各药物所固有的特性。

弱酸性药物(HA)在酸性环境中解离少、非解离型多,易跨膜转运,因此在胃中易吸收,在碱性环境中吸收少。弱碱性药物(B)在碱性环境中解离度少、非解离型多,易跨膜转运,因此在碱性肠液中易吸收,在酸性环境中吸收少。

(2)主动转运:药物以载体及需要能量的形式所进行的跨膜运动,与膜两侧的药物浓度无关,可从低浓度的一侧向高浓度的一侧转运。如肾小管的分泌。

主动转运的特点:①逆浓度转运,即从浓度低的一侧向浓度高的另一侧转运(逆流或上山转运),当细胞膜一侧的药物转运完毕后转运即停止;②需要消耗能量;③需要载体,载体对药物有特异性和选择性;④具有饱和性,当两个或两个以上的药物同时需要同一载体转运,存在竞争性抑制现象。

2. 药物的吸收　药物经血管外给药,自给药部位进入血液循环的转运过程。常以药物离开给药部位的速率和程度描述。大多数药物吸收过程为被动转运。

影响吸收因素:①药物理化性质;②给药途径;③药物剂型;④机体因素。

给药途径:主要包括:①胃肠道给药,如口服、舌下;②直肠给药;③注射给药,如静脉、肌内、皮下、动脉内、鞘内注射;④其他给药,包括吸入、鼻腔、局部、经皮等。胃肠道给药是最常用(安全、方便、经济)的给药方法。

首过消除(首关效应、第一关卡效应):药物经胃肠道吸收后,经门静脉进入肝脏,然后进入全身血液循环。有些药物在进入体循环之前,首先被胃肠道或肝脏代谢灭活,使进入体循环的实际药量减少的现象。

临床首过消除明显的常用药物:硝酸甘油、普萘洛尔、利多卡因、丙米嗪、吗啡、维拉帕米、氯丙嗪等。

3. 药物的分布　是指进入循环的药物从血液向组织、细胞间液和细胞内液的转运过程。大多数为被动转运,为双向可逆过程。

影响药物分布的因素包括:①药物的理化性质(药物的 pKa、脂溶性等);②体液 pH;③血浆蛋白结合;④膜通透性:血脑屏障(BBB)、胎盘屏障;⑤组织器官局部血流等。

药物与血浆蛋白结合:药物吸收入血后部分与血浆蛋白(主要是白蛋白)结合成结合型药物,未被结合的称游离型药物。

血浆蛋白结合率:血中与蛋白结合的药物占总药量的百分数。表示药物与血浆蛋白结合的程度。

结合型药物的特点:①可逆性;②暂时失去药理活性;③不易穿透毛细血管壁、血脑屏障及肾小球滤膜;④具有饱和性;⑤有竞争性抑制现象、置换现象等,如保泰松-双香豆素、磺胺-胆红素。

4. 药物的代谢(生物转化)　是指药物在体内经过某些酶的作用其化学结构发生改变的过程。

代谢的主要酶:肝脏微粒体细胞色素 P450 酶系——肝药酶。

肝药酶:肝脏微粒体的细胞色素 P450 酶系统对底物选择性不高、具有可诱导性。

5. 药物的排泄　指药物以原形或代谢物排出体外的过程。在体内经生物转化,以代谢物形式排出,是药物自体内消除的主要方式。代谢的主要器官是肾脏,其他还有肝胆、胃肠道、呼吸、乳剂等。

**（二）药物代谢动力学参数及其应用**

1. 药物浓度-时间曲线　血浆药物浓度随时间推移发生变化,这种变化以血药浓度为纵坐标,以时间为横坐标作图,称血药浓度-时间曲线(药时曲线),即时量曲线。

药-时曲线下面积(AUC):是指血药浓度-时间曲线下所包含的面积(通常采用梯形法计算)。是评价药物吸收程度的重要指标。

峰浓度:药物经血管外给药吸收后的血药浓度最大值。

达峰时间:指给药后,达到最高血药浓度所需的时间。反映药物吸收快慢的重要指标。

2. 药代动力学参数

血浆半衰期($t_{1/2}$):是指血浆中药物浓度下降一半所需的时间。按一级动力学消除的药物:

$$t_{1/2} = 0.693/k(k:消除速率常数)$$

药物进入体内 3.3 个半衰期消除药物约 90%,6.6 个半衰期消除药物约 99%。

观分布容积($V_d$):指药物在体内达到动态平衡时体内药量与血药浓度的比值。可推测体内分布的广泛程度或药物与组织的结合情况。

清除率(clearance,Cl):指在单位时间内机体能将多少容积体液中的药物清除,其单位为 L/h 或 L/(kg·h)。是反映药物从体内消除的一个重要参数。

生物利用度(bioavailability,F):指药物经血管外给药后,药物被吸收进入血液循环的速度和程度的一种量度,是用来评价制剂吸收程度的重要指标。

3. 药物的消除动力学

一级消除动力学:单位时间内体内药物按照恒定的比例消除,称为一级动力学消除,又称恒比消除。其消除速度与血药浓度呈正相关,血药浓度越高,单位时间消除的药物越多,进入体内的药物大多数是按照一级动力学消除的,药物的 $t_{1/2}$ 是恒定的。

零级消除动力学:单位时间内体内药物按照恒定的量消除,称为零级动力学消除,又称恒量消除。其消除速度与血药浓度高低无关,因此是恒速消除。按照零级动力学消除的药物,其 $t_{1/2}$ 不是一个恒定的值,可随血药浓度变化而变化。

4. 多次给药的时量曲线和稳态血药浓度(Css)  以半衰期相近似的间隔时间多次给药时,经过 $5t_{1/2}$ 个半衰期(4~6),给药速度和药物消除速度两者达到平衡,可使血药浓度稳定在一定水平状态,此时血药浓度称为稳态血药浓度。

一级动力学消除的药物,定时定量反复多次给药,经 5 个 $t_{1/2}$ 后可达到稳态血药浓度(Css);给药经过 5 个 $t_{1/2}$ 体内药物基本全部消除(95%);当口服给药时间间隔为一个 $t_{1/2}$ 时,首次剂量加倍可立即达到 Css。

# 三、习　题

**(一)选择题**

**【A 型题】**

1. A、B、C 三种弱酸性药物的 pKa 分别为 6.4、7.4 和 8.4。其中毒后用碱化尿液的方法促其排泄,效果的优劣顺序是

A. A>B>C　　　　　　　　　B. A>C>B　　　　　　　　　C. B>C>A

D. C>A>B　　　　　　　　　E. C>B>A

2. 药物的解离度与其 pKa 值及其所处环境的 pH 相关。弱酸性药物丙磺舒的 pKa 为 3.4,其所处环境的 pH 为 7.4,此时解离型的丙磺舒占

A. 50%　　　　　　　　　　B. 99.99%　　　　　　　　　C. 0.01%

D. 99.9%　　　　　　　　　E. 0.1%

3. 某弱酸性药物在 pH7.0 溶液中 90% 解离,其 pKa 值约为多少

A. 6　　　　　　　　　　　　B. 5　　　　　　　　　　　　C. 7

D. 8　　　　　　　　　　　　E. 9

4. 在碱性尿液中弱碱性药物

A. 解离少,再吸收多,排泄慢　　　　　　　　B. 解离多,再吸收少,排泄快

C. 解离少,再吸收少,排泄快　　　　　　　　D. 解离多,再吸收多,排泄慢

E. 排泄速度不变

5. pKa 值是指

A. 药物 90% 解离时的 pH　　B. 药物 99% 解离时的 pH　　C. 药物 50% 解离时的 pH

D. 药物不解离时的 pH　　　　E. 药物全部解离时的 pH

6. 药物在血浆中与血浆蛋白结合后

A. 药物作用增强　　　　　　B. 药物代谢加快　　　　　　C. 药物转运加快

D. 药物排泄加快　　　　　　E. 暂时失去药理活性

7. 多数药物与下列何种蛋白结合

A. 脂蛋白　　　　　　　　　B. 转铁蛋白　　　　　　　　C. 白蛋白

D. 球蛋白　　　　　　　　　　　E. 血红蛋白

8. 临床上可用丙磺舒以增中青霉素的疗效,原因是
    A. 在杀菌作用上有协同作用　　　　　　B. 二者竞争肾小管的分泌通道
    C. 对细菌代谢有双重阻断作用　　　　　D. 延缓抗药性产生
    E. 以上都不对

9. 生物利用度是
    A. $F = A/D \times 100\%$　　　B. $t_{1/2} = 0.5C_0/K$　　　C. $CL = RE/CP$
    D. $Ass = 1.44t_{1/2}RA$　　　E. 以上均不是

10. 某药半衰期为 10 小时,一次给药后,药物在体内基本消除时间
    A. 10 小时左右　　　　B. 20 小时左右　　　　C. 1 天左右
    D. 2 天左右　　　　　E. 5 天左右

11. 下面有关药物血浆半衰期的认识,哪项是**不正确**的
    A. 血浆半衰期是血浆药物浓度下降一半的时间
    B. 血浆半衰期能反映体内药量的消除速度
    C. 可依据血浆半衰期调节给药的间隔时间
    D. 血浆半衰期长短与原血浆药物浓度有关
    E. 一次给药后,经过 4~5 个半衰期已基本消除

12. 一级动力学消除的 $t_{1/2}$ 取决于该药的
    A. $V_d$　　　　　　　B. $D$　　　　　　　　C. $F$
    D. $K$　　　　　　　E. $Co$

13. 首过消除主要发生在
    A. 口服给药　　　　　B. 肌内注射　　　　　C. 静脉注射
    D. 直肠给药　　　　　E. 吸入给药

14. 一级动力学转运特点描述中**错误**的是
    A. 消除速率与血药浓度成正比　　　　　B. 血药浓度与时间作图为一直线
    C. 半衰期恒定　　　　　　　　　　　　D. 一次给药的 AUC 与给药剂量成正比
    E. 一次给药经 5 个 $t_{1/2}$ 药物基本消除完全

15. 经药酶转化的药物与药酶抑制剂合用后其效应
    A. 减弱　　　　　　　B. 增强　　　　　　　C. 不变化
    D. 被消除　　　　　　E. 超强化

16. 首过消除的特点**不含**
    A. 可发生于口服给药时　　　　　　　　B. 使药物作用时间延长
    C. 药物进入体循环前在胃肠道灭活　　　D. 药物进入体循环前在肝灭活
    E. 使进入体循环的实际药量减少

17. 有关药物吸收描述**不正确**的
    A. 舌下或直肠给药吸收少,起效慢
    B. 药物从胃肠道吸收主要是被动转运
    C. 弱碱性药物在碱性环境中吸收增多
    D. 药物吸收指自给药部位进入血液循环的过程
    E. 皮肤给药除脂溶性高的药物外都不易吸收

【X 型题】

1. 有关药物排泄正确的为

A. 碱化尿液可促进酸性药物经尿排泄    B. 酸化尿液可使碱性药物经尿排泄减少

C. 药物可经胆汁排泄,原理与肾排泄相似    D. 粪中药物多数是口服未被吸收的药物

E. 肺脏是某些挥发性药物的主要排泄途径

2. 能使血浆中游离型药物浓度增加的因素是

A. 肝功能异常      B. 与药酶诱导剂合用

C. 与同一血浆蛋白结合的药物合用      D. 与药酶抑制剂合用

E. 以上均是

3. 药物与血浆蛋白结合

A. 是可逆性的      B. 有利于吸收

C. 不再出现药理活性      D. 加速药物在体内分布

E. 若被其他药物置换,必导致其游离血药浓度持续增高

4. 药物的消除包括以下哪几项

A. 药物在体内的生物转化      B. 药物与血浆蛋白结合

C. 肝肠循环      D. 药物经肾排出

E. 首过消除

5. 血药稳态浓度

A. 在一级动力学药物中,约需 6 个 $t_{1/2}$ 才能达到

B. 达到时间不因给药速度加快而提前

C. 在静脉恒速滴注时,血药浓度可以平稳达到

D. 在第 1 个 $t_{1/2}$ 内静脉滴注量的 1.44 倍在静脉滴注开始时推入静脉即可立即达到

E. 不随给药速度快慢而升降

6. 药物经生物转化后,可出现的情况有

A. 药物被灭活而解毒      B. 少数药物可被活化      C. 极性增加

D. 脂溶性增加      E. 形成代谢产物

7. 影响药物从肾脏排泄速度的因素有

A. 药物极性      B. 尿液 pH

C. 肾功能状况      D. 给药剂量

E. 同类药物(弱酸性或弱碱性)的竞争性抑制

8. 影响药物在体内分布因素有

A. 药物的理化性质      B. 给药途径      C. 给药剂量

D. 体液 pH 及药物解离度      E. 器官血流量

9. 药物按零级动力学消除的特点为

A. 血浆半衰期不是固定数值

B. 药物自体内按恒定速度消除

C. 消除速度与 Co(初始血药浓度)高低有关

D. 时量曲线用普通坐标时为直线,其斜率为-K

E. 进入体内药量少,机体消除药物能力有余

10. 生物转化

A. 主要在肝脏进行

B. 第一步为氧化、还原或水解,第二步为结合

C. 与排泄统称为消除

D. 使多数药物药理活性增强,并转化为极性高的水溶性代谢物

E. 主要在肾脏进行

11. 药物的首过消除可能发生于

    A. 静脉注射后         B. 皮下注射后         C. 舌下给药后

    D. 直肠给药             E. 口服给药后

## （二）名词解释

1. 被动转运

2. 简单扩散

3. 主动转运

4. 解离指数（pKa）

5. 首过消除

6. 药酶诱导剂和抑制剂

7. 表观分布容积（Vd）

8. 生物利用度

9. 肝肠循环

10. 半衰期

## （三）填空题

1. 药理学根据研究对象和任务不同可分为_____和_____两个学科。

2. 药动学主要研究药物在体内的_____、_____、_____和_____的规律。

3. 药物消除包括_____和_____两个过程。

4. 药物跨膜转运的方式，可分为_____和_____两大类型。其中大多数药物是以_____的类型进行转运的。

5. 细胞膜两侧 pH 不等时，弱酸性药物易由较_____一侧转到_____一侧。

6. 单位时间内按血药浓度的恒定比例进行消除称为_____级动力学消除；单位时间内按一恒定数量进行消除称为_____级动力学消除。_____级动力学消除是主要类型。非线性消除是指先进行_____级动力学消除，再进行_____级动力学消除。

## （四）判断说明题

1. 恒量消除的消除速率与原血药浓度无关。

2. 药物与毒物具有化学本质的区别。

3. 碱化尿液有利于弱酸性药物经肾脏排出。

4. 药物的极性越强就越易透过脂质生物膜。

5. 药物简单扩散达平衡时，弱酸性药物在膜碱侧的浓度高。

6. 经生物转化后，药物的效应和毒性均降低。

7. 具有肠肝循环的药物，其半衰期一般都较长。

## （五）简答题

1. 简述表观分布容积（Vd）的意义及与血药浓度的关系。

2. 影响稳态血药浓度（Css）的高低和波动幅度的主要因素是什么？

3. 抗菌药物首剂加倍的意义是什么？

4. 弱酸性药物简单扩散有何特点？

5. 简述药物半衰期（$t_{1/2}$）的意义。

6. 易化扩散和主动转运有何异同点？

## （六）论述题

1. 药物所处溶液的 pH 对药物的简单扩散有何影响？请举例说明。

2. 药酶诱导剂有何临床意义?

3. 请列举出药理学中已学受体,并举出激动剂和拮抗剂各 1 个(至少 5 种受体,可包含亚型)。

4. 药物与血浆蛋白结合的意义是什么?

## 四、参考答案

（一）选择题

【A 型题】

 1. A      2. B      3. A      4. C      5. C      6. E      7. C      8. B      9. B      10. D

11. D     12. D     13. A     14. B     15. B     16. B     17. A

【X 型题】

 1. ABDE     2. ACD     3. AB     4. AD     5. BCD     6. ABCE     7. ABCE     8. ADE

 9. ABD     10. ABC     11. BE

（二）名词解释

1. 又称为顺流转运,系药物顺浓度差从高浓度一侧通过细胞膜向低浓度一侧转运,不耗能,不需要载体,不受饱和限速和竞争性抑制的影响,直到膜两侧药物浓度处于动态平衡。

2. 又称脂溶扩散,是药物转运的最主要方式。脂溶性药物分子(非解离部分)可溶于脂质而通过细胞膜。其转运速度主要与药物的脂溶性有关,脂溶性越高越容易透过细胞膜。

3. 又称逆流转运,系药物通过细胞膜上的载体运载药物通过细胞膜。需要耗能,有饱和现象和竞争抑制现象。

4. 是化学药物本身的理化特性之一,它是解离常数的负对数,为弱酸性药物或弱碱性药物在 50% 解离时的 pH。

5. 指某些药物经胃肠道吸收后,在肠黏膜及肝脏被代谢破坏,使进入体循环的药量减少。也称第一关卡效应。

6. 能使肝药酶含量或活性增高的药物叫药酶诱导剂;能使药酶含量或活性降低的药物叫药酶抑制剂。

7. 是按血浆药物浓度推算的体内药物总量在理论上应占有的体液容积,它是一个理论值,反映药物在体内分布的广泛程度。

8. 指血管外给药时,制剂中的药物被吸收利用的程度(速度与数量)。即吸收入体循环的药量占给药剂量的百分比。

9. 是药物随胆汁排入肠腔,又重新被肠壁吸收,进入肝脏后,再进入体循环的过程。

10. 一般是指血浆半衰期,它是指血药浓度下降一半所需要的时间,是临床确定给药间隔的依据。

（三）填空题

1. 药效学   药动学

2. 吸收   分布   代谢   排泄

3. 代谢   排泄

4. 主动转运   被动转运   被动转运

5. 偏酸   偏碱

6. 一   零   一   零   一

（四）判断说明题

1. 正确。恒量消除的消除速率与原血药浓度无关,只与消除速率常数有关。

2. 不正确。药物与毒物有时仅是剂量上的区别。

3. 正确。弱酸性药物在碱性尿液中解离多,不易被肾小管重吸收,有利于经肾脏排出。

4. 不正确。药物的极性越强,越不易透过脂质生物膜。

5. 正确。弱酸性药物在生物膜偏碱侧解离少,不易转移到膜对侧。

6. 不正确。个别药物经生物转化后,效应或毒性增强。

7. 正确。通过肠肝循环,原本从胆汁分泌入肠道的药物(应该随粪便排出),又被肠道重吸收,使药物消除变慢,半衰期延长。

### (五) 简答题

1. Vd 反映药物在体内分布的广泛程度及药物与组织中生物大分子结合的程度,结合程度越高,血药浓度越低,故 Vd 与血药浓度成反比关系。

2. 影响其高低的主要因素是每日给药的总剂量。而影响其波动的主要因素是给药间隔,间隔时间越近,波动越小。

3. 抗菌药物首剂加倍的目的是缩短达到有效稳态血药浓度(Css)的时间,使药物尽快产生抗菌作用,并防止抗药性的产生。

4. 弱酸性药物的简单扩散,一般是从生物膜较酸(pH 较低)的一侧易向较碱(pH 较高)的一侧扩散,在转运达平衡时,在较碱的一侧分布浓度高于较酸的一侧。

5. ①确定给药间隔的依据;②可预测连续给药后达到坪值(稳态血药浓度,Css)的时间。

6. 两者转运均需载体,故转运都具有特异性、可逆性、饱和性和竞争抑制性。但易化扩散属被动转运,不需耗能,只能从高浓度侧向低浓度侧转运;而主动转运需耗能,可从低浓度侧向高浓度侧转运。

### (六) 论述题

1. ①常用药物多属弱酸性或弱碱性化合物,它们的简单扩散受药物解离度的影响很大。解离度小的药物脂溶性高,容易透过生物膜。②药物的解离度又取决于药物所在溶液的 pH 和药物自身的 pKa。在膜两侧 pH 不等时,弱酸性药物易由较酸一侧向较碱一侧扩散,在转运达平衡时在较碱侧的分布浓度高。例如:弱酸性药物丙磺舒在胃液(pH1.4)和小肠上段(pH4.2)中容易吸收到血液(pH7.4)中;弱碱性药物吗啡则容易从血液分布到偏酸性的乳汁中。

2. ①药酶诱导剂可使与其同服的药物代谢加速,药效降低,常需增加剂量才能维持疗效。一旦停用药酶诱导剂,又可使同服的药物浓度过高,药效增强,甚至中毒。这也是停药敏化现象的原因之一。②药酶诱导剂还可加速自身代谢,是药物产生耐受性的原因之一。③利用药酶诱导剂(如苯巴比妥)的酶促作用,可诱导新生儿肝药酶的活性,促进血中游离胆红素与葡萄糖醛酸结合,经胆汁排出,用于预防新生儿"脑核性黄疸"。

3. 如下表:

受体及其激动剂、拮抗剂

| 受体名称 | 激动剂 | 拮抗剂 |
| --- | --- | --- |
| M 受体 | 毛果芸香碱 | 阿托品 |
| N$_n$ 受体 | 烟碱 | 美卡拉明 |
| α 受体 | 去甲肾上腺素 | 酚妥拉明 |
| β 受体 | 异丙肾上腺素 | 普萘洛尔 |
| 阿片受体 | 吗啡 | 纳洛酮 |
| 苯二氮䓬体 | 地西泮 | 氟马西尼 |

4. ①因药物与血浆蛋白结合后,不易透出血管,故不被转运,不被转化。同时当游离血药浓度降低时,又可从血浆蛋白上游离出药物,可见药物血浆蛋白结合型在血液中为一种暂时贮存形式,可延长药物作用的持续时间。②两种结合率较高的药物合用时,则彼此竞争血浆蛋白,使游离浓度升高,从而使药物的作用和毒性增强。

（董　志）

# 第四章
# 影响药物效应的因素及合理用药原则

## 一、学 习 重 点

掌握影响药物作用的因素及合理用药原则。以及配伍禁忌、用药监护对临床治疗的作用。熟悉药物剂型、药动学和药效学对药物效应的影响。

## 二、难 点 解 析

医生、护士和患者之间对用药的言行配合,药物与机体之间相互作用及其所引起的任何变化都可以成为影响药物效应的因素。理解和熟悉药物剂型、药动学、药效学等众多因素对药物效应的影响,目的是在临床合理用药和强化用药监护,做到用药个体化和取得最佳疗效和最小不良反应。

## 三、习　　题

**(一)名词解释**
1. 协同作用
2. 拮抗作用
3. 配伍禁忌
4. 药物滥用

**(二)填空题**
1. 连续用药后机体对药物的反应性降低,需增加剂量才能恢复原效应,称____。
2. 病原体及肿瘤细胞等对化学治疗药物的敏感性降低,称_____。
3. 短期内反复应用数次后药效降低甚至消失称_____。
4. 长期连续使用某种药物,停药后发生主观不适或出现严重的戒断症状称____,此时如停药会出现严重的生理功能紊乱,对机体产生危害,又称_____。

**(三)论述题**
1. 试述合理用药原则。
2. 试述护理人员的用药监护内容以及在突发事件时处理。

## 四、参 考 答 案

**(一)名词解释**
1. 两种以上药物联合应用时,效应增强称协同作用。

2. 两种以上药物联合应用时,效应减弱称拮抗作用。

3. 药物在体外配伍直接发生物理或化学的相互作用而影响药物疗效或应用后发生毒性反应称配伍禁忌。

4. 药物滥用是指无病情需要而大量长期应用药物。

（二）填空题

1. 耐受性

2. 耐药性

3. 快速耐受性

4. 依赖性　成瘾性

（三）论述题

1. 合理用药的原则就是要在个性化精准治疗,充分发挥药物疗效的同时,尽量避免或减少可能发生的不良反应。基本原则如下:①明确诊断,慎重用药;②选择合适的给药方案;③因人制宜,用药个体化精准化;④对因对症治疗并重;⑤及时调整药物治疗方案。

在治疗过程中,医生、护士和患者必须适时交流,严密观察药物的疗效和不良反应,及时调整用药种类和剂量,使患者始终得到安全有效的治疗。

2. 用药监护包括对药物的治疗效应和不良反应进行全程动态性的准确观察、信息通报和专业处理。及时将用药监护的信息通报给医生作为治疗方案的参考。

在发生突发事件时应控制局面,立即向上级医护人员汇报和请示处理方法。如遇到严重的不良反应时先立即停药,过敏性休克应及时抢救并紧急求助。

（林明栋）

# 第五章
# 传出神经系统药理学概论

## 一、学习重点

掌握各型受体激动时的生理效应及传出神经系统药物的基本作用和分类。熟悉乙酰胆碱和去甲肾上腺素的生物合成、转运、贮存、释放和代谢。

## 二、难点解析

传出神经系统的递质分类:传出神经释放的递质主要有乙酰胆碱和去甲肾上腺素。传出神经系统按释放的递质不同,分为胆碱能神经和去甲肾上腺素能神经。

受体的类型与效应:传出神经系统的受体分为胆碱受体和肾上腺素受体。

胆碱受体分为毒蕈碱型受体(M受体)和烟碱型受体(N受体),M受体激动时可引起内脏平滑肌收缩、心脏抑制、瞳孔缩小、血管扩张、腺体分泌增加等;N受体激动时可引起神经节兴奋、肾上腺髓质分泌增加、骨骼肌收缩等。

肾上腺素受体分为α肾上腺素受体(α受体)和β肾上腺素受体(β受体)。α受体激动时,可引起血管收缩、瞳孔扩大等;β受体激动时可引起心脏兴奋、支气管平滑肌松弛、血管平滑肌舒张、糖原和脂肪分解等。

## 三、习　　题

（一）选择题

【A型题】

1. 乙酰胆碱合成所需的酶是
    A. 单胺氧化酶
    B. 乙酰胆碱酯酶
    C. 胆碱乙酰转移酶
    D. 乙酰辅酶A
    E. 胆碱
2. 去甲肾上腺素合成过程的限速酶是
    A. 多巴胺β羟化酶
    B. 酪氨酸羟化酶
    C. 多巴脱羧酶
    D. 儿茶酚氧位甲基转移酶
    E. 单胺氧化酶
3. 去甲肾上腺素作用的消失主要是
    A. 与突触后受体结合
    B. 被神经末梢摄取,贮存在囊泡里

C. 被儿茶酚氧位甲基转移酶破坏
D. 被单胺氧化酶破坏

E. 被血管摄取

4. 乙酰胆碱作用的消失主要是

A. 与突触后膜的受体结合
B. 被神经末梢摄取,贮存在囊泡里

C. 被儿茶酚氧位甲基转移酶破坏
D. 被单胺氧化酶破坏

E. 被乙酰胆碱酯酶水解

5. (    )受体激动时,可引起冠状动脉血管舒张

A. M 受体
B. $\alpha_1$ 受体
C. $\alpha_2$ 受体

D. $\beta_1$ 受体
E. $\beta_2$ 受体

6. 去甲肾上腺素能神经兴奋引起的效应**不包括**

A. 心脏兴奋
B. 胃肠平滑肌收缩
C. 皮肤黏膜细小血管收缩

D. 瞳孔散大
E. 支气管平滑肌舒张

7. 胆碱能神经兴奋引起的效应**不包括**

A. 心脏抑制
B. 胃肠平滑肌舒张
C. 汗腺分泌增加

D. 瞳孔缩小
E. 支气管平滑肌舒张

8. $N_M$ 受体激动可引起

A. 神经节兴奋
B. 心脏兴奋
C. 骨骼肌收缩

D. 支气管平滑肌收缩
E. 胃肠平滑肌收缩

9. 下面属于去甲肾上腺素能神经的是

A. 绝大部分交感神经的节后纤维
B. 交感神经的节前纤维

C. 副交感神经节前纤维
D. 副交感神经节后纤维

E. 运动神经

【X 型题】

1. 下面属于胆碱能神经的是

A. 交感神经的节前纤维
B. 副交感神经的节前纤维

C. 副交感神经的节后纤维
D. 大部分交感神经的节后纤维

E. 运动神经

2. 下列叙述正确的是

A. 几乎全部交感神经节后纤维都是胆碱能神经

B. 神经递质 NA 合成的限速酶是酪氨酸羟化酶

C. 神经递质 NA 释放后作用消失的主要途径是被神经末梢摄取

D. 神经系统药物的作用主要通过与受体结合和影响递质来实现

E. 神经递质 Ach 是胆碱能神经的主要递质

3. 激动(    )受体,可能引起血压的变化

A. $N_n$ 受体
B. $\alpha_1$ 受体
C. $\alpha_2$ 受体

D. $\beta_1$ 受体
E. $N_m$ 受体

（二）简答题

1. 试述传出神经系统药物的基本作用方式?

2. 根据传出神经末梢释放的递质不同,可将传出神经分为几类?

（三）论述题

心血管系统分布有哪些传出神经系统受体,各有什么作用?

## 四、参考答案

（一）选择题

【A 型题】

1. C    2. B    3. B    4. E    5. E    6. B    7. E    8. C    9. A

【X 型题】

1. ABCE    2. BCDE    3. ABCD

（二）简答题

1. 传出神经系统药物的基本作用方式有：①直接作用于受体；②影响递质。

2. 根据传出神经末梢释放的递质不同，可将传出神经分为胆碱能神经和去甲肾上腺素能神经。

（三）论述题

心脏分布有肾上腺素能受体 $\beta_1$、$\beta_2$，这些受体被激动时，可导致心率加快，房室交界的传导加快，心房肌和心室肌的收缩能力加强。同时还分布有胆碱能受体 $M_m$，受体被激动时，可导致心率减慢，心房肌收缩能力减弱，心房肌不应期缩短，房室传导速度减慢。冠状动脉上主要分布有 $\beta_2$ 受体，受体被激动时，冠脉可舒张。

（张丹参）

# 第六章
# 胆碱受体激动药

## 一、学习重点

掌握 M 胆碱受体激动药毛果芸香碱的药理作用、用途及应用注意事项。熟悉乙酰胆碱的 M、N 样作用。

## 二、难点解析

毛果芸香碱对眼睛的作用有缩瞳、降眼压、调节痉挛。毛果芸香碱可直接激动瞳孔括约肌上的 M 受体，使瞳孔括约肌收缩，表现为瞳孔缩小；通过缩瞳作用使虹膜向瞳孔中心拉紧，虹膜根部变薄，前房角间隙扩大，房水易于通过小梁网进入巩膜静脉窦吸收入血液，从而降低眼压；毛果芸香碱激动 M 受体，使睫状肌的环状纤维向眼中心方向收缩，导致悬韧带松弛，晶状体靠自身弹性变凸，屈光度增加，从而使远距离物体不能成像在视网膜上，所以眼持续处于视近物清楚、视远物模糊的状态，这一作用称为调节痉挛。临床主要用于青光眼和虹膜炎的治疗。

## 三、习　题

**（一）选择题**
**【A 型题】**
1. 毛果芸香碱对眼睛的作用有
　　A. 缩瞳、升眼压、调节痉挛　　　　　　B. 缩瞳、降眼压、调节麻痹
　　C. 扩瞳、降眼压、调节痉挛　　　　　　D. 扩瞳、降眼压、调节麻痹
　　E. 缩瞳、降眼压、调节痉挛
2. 乙酰胆碱可使血管舒张的机制是
　　A. 激动血管平滑肌上的 M 受体，促进 NO 的释放
　　B. 激动血管内皮细胞上的 M 受体，促进 NO 的释放
　　C. 激动血管平滑肌上的 $\alpha_1$ 受体
　　D. 促进前列腺素的合成和释放
　　E. 直接松弛血管平滑肌
3. 卡巴胆碱临床主要用于治疗
　　A. 室上性心动过速　　　　　　　　　　B. 术后腹气胀和尿潴留
　　C. 青光眼　　　　　　　　　　　　　　D. 有机磷酸酯类农药中毒解救

E. 眼底检查

4. M 受体激动时**不引起**下列哪种作用

  A. 腺体分泌增加    B. 缩瞳、眼压下降    C. 骨骼肌收缩

  D. 胃肠、膀胱平滑肌兴奋  E. 心脏抑制、血管扩张、血压下降

【X 型题】

1. 与毒扁豆碱相比,毛果芸香碱的优点有

  A. 见光易分解     B. 维持时间短     C. 刺激性小

  D. 作用较弱      E. 水溶液稳定

2. 毛果芸香碱和卡巴胆碱的共同点有

  A. 治疗青光眼     B. 治疗术后腹气胀    C. 都属于胆碱受体激动药

  D. 抑制腺体分泌    E. 引起心血管系统兴奋

3. 可用于青光眼治疗的药物有

  A. 卡巴胆碱     B. 毛果芸香碱    C. 毒扁豆碱

  D. 阿托品      E. 氨甲酰甲胆碱

（二）简答题

1. 简述毛果芸香碱对眼睛的作用及作用机制。

2. 简述乙酰胆碱对心血管系统的影响。

# 四、参 考 答 案

（一）选择题

【A 型题】

1. E  2. A  3. C  4. C

【X 型题】

1. BCDE  2. AC  3. ABC

（二）简答题

1. 详见难点解析。

2. 乙酰胆碱通过直接激动 M 受体,对心血管系统产生抑制作用,使心率减慢、心肌收缩力减弱、血管舒张、血压下降等。

（张丹参）

# 第七章
# 抗胆碱酯酶药和胆碱酯酶复活药

## 一、学习重点

掌握新斯的明的药理作用、临床应用、不良反应。熟悉胆碱酯酶水解乙酰胆碱的过程,有机磷酸酯类中毒机制、症状,以及胆碱酯酶复活药的作用和效果。

## 二、难点解析

新斯的明的作用特点是对骨骼肌兴奋作用强,对胃肠道和膀胱平滑肌兴奋作用较强,对眼、心血管、腺体的作用较弱。临床主要用于治疗:①重症肌无力;②术后腹气胀和尿潴留;③阵发性室上性心动过速;④非除极化型肌松药(筒箭毒碱)中毒解救;⑤阿托品中毒解救。治疗量时不良反应较少,过量可产生恶心、呕吐、腹痛、心动过缓、肌束颤动等症状。中毒量可致胆碱能危象。禁用于机械性肠梗阻、尿路梗阻、支气管哮喘患者等。

## 三、习　题

(一) 选择题

【A 型题】

1. 有机磷酸酯类中毒时,下列哪个症状**不会**出现
   - A. 瞳孔缩小
   - B. 大汗淋漓
   - C. 恶心呕吐
   - D. 呼吸加深加快
   - E. 肌肉颤动

2. 新斯的明**禁用于**
   - A. 术后尿潴留
   - B. 机械性肠梗阻
   - C. 高血压
   - D. 青光眼
   - E. 重症肌无力

3. 治疗术后尿潴留可选用
   - A. 乙酰胆碱
   - B. 毛果芸香碱
   - C. 阿托品
   - D. 新斯的明
   - E. 安贝氯铵

4. 治疗重症肌无力选用
   - A. 琥珀胆碱
   - B. 毛果芸香碱
   - C. 安贝氯铵
   - D. 新斯的明
   - E. 阿托品

5. 有机磷酸酯类农药轻度中毒症状主要表现为
   - A. M 样作用
   - B. N 样作用
   - C. M+N 样作用

D. 中枢作用      E. M 样、N 样、中枢样症状都有

6. 解磷定类药物用于有机磷酸酯类农药中毒解救,消失最明显的症状是

     A. 流涎      B. 呼吸困难      C. 大小便失禁

     D. 肌颤      E. 瞳孔缩小

7. 有机磷酸酯类农药中毒的主要死亡原因是

     A. 中枢兴奋,惊厥      B. 肾衰竭      C. 心力衰竭

     D. 呼吸中枢麻痹      E. 血压下降,休克

8. 有机磷酸酯类中毒时,M 样症状产生的原因是

     A. M 胆碱受体敏感性增高      B. 胆碱能神经递质释放增加

     C. 胆碱能神经递质破坏减少      D. 直接兴奋 M 受体

     E. 抑制 ACh 摄取

【X 型题】

1. 在抢救口服敌敌畏农药中毒的患者时,应该做的有

     A. 立即将患者移出有毒场所      B. 使用抗胆碱酯酶药

     C. 洗胃      D. 及早、足量、反复使用阿托品

     E. 使用胆碱酯酶复活药

2. 新斯的明具有很强的兴奋骨骼肌作用,主要机制是

     A. 兴奋运动神经      B. 直接激动骨骼肌运动终板的 $N_m$ 受体

     C. 抑制胆碱酯酶      D. 直接抑制骨骼肌运动终板的 $N_m$ 受体

     E. 促进运动神经末梢释放 ACh

3. 难逆性胆碱酯酶抑制药有

     A. 对硫磷      B. 敌敌畏      C. 溴吡斯的明

     D. 加兰他敏      E. 美曲膦酯

（二）简答题

1. 试述新斯的明的临床应用及其药理学依据?

2. 为什么中度或重度有机磷酸酯类中毒时,必须合用阿托品和解磷定类?

（三）论述题

去除神经支配的眼分别滴入毛果芸香碱和毒扁豆碱,会出现什么结果? 为什么?

# 四、参 考 答 案

（一）选择题

【A 型题】

1. D    2. B    3. D    4. D    5. A    6. D    7. D    8. C

【X 型题】

1. ACDE    2. BCE    3. ABE

（二）简答题

1. 新斯的明的临床应用有:①重症肌无力:属自身免疫性神经肌肉传递功能障碍性疾病,患者血清中存在抗乙酰胆碱受体的抗体,运动终板上 $N_m$ 受体数目减少。临床主要症状为短时间内重复运动后,骨骼肌出现进行性肌无力症状,表现为眼睑下垂、肢体无力、咀嚼和吞咽困难。由于新斯的明对骨骼肌具有选择性兴奋作用,给药后可迅速改善肌无力症状。②术后腹气胀和尿潴留:新斯的明能兴奋胃肠平滑肌及膀胱逼尿肌,松弛括约肌,促进肠排气和排尿。③阵发性室上性心动过速:可通过新斯

的明的拟胆碱作用减慢心率。④非除极化型肌松药(如筒箭毒碱)过量中毒的解救。⑤阿托品中毒解救:可对抗阿托品中毒引起的外周症状。

2. 中度或重度有机磷酸酯类中毒时,中毒者可同时出现 M 样和 N 样症状;严重中毒者除 M 样和 N 样症状外,还可出现明显的中枢神经系统症状。阿托品通过阻断 M 胆碱受体,能迅速对抗体内 ACh 的 M 样作用。较大剂量也可解除中毒引起的部分中枢神经系统症状,兴奋呼吸中枢,使患者苏醒。更大剂量阿托品还能阻断神经节的 Nn 胆碱受体,可对抗有机磷酸酯类对神经节的兴奋作用。故当发生急性中毒时,除采取一般对症治疗(如吸氧、人工呼吸、补液、抗休克等)处理外,应及早、足量、反复注射阿托品以缓解有机磷酸酯类中毒症状和体征。由于阿托品对 $N_m$ 受体无阻断作用,故不能制止骨骼肌震颤,对中毒晚期的呼吸肌麻痹无效;阿托品也无复活 AChE 作用,故疗效不易巩固,对中度或重度中毒患者,必须与胆碱酯酶复活药合用。氯解磷定的酶复活作用在神经肌肉接头处最明显,可迅速对抗肌束震颤。

(三)论述题

毛果芸香碱可直接兴奋 M 胆碱受体,产生与节后胆碱能神经兴奋时相似的效应,即产生缩瞳、降眼压、调节痉挛。而毒扁豆碱可逆性地抑制胆碱酯酶,使胆碱能神经末梢所释放的乙酰胆碱不致被灭活而积聚,间接作用于 M 胆碱受体,呈现与其他拟胆碱药类似的作用。因此,虽然毒扁豆碱药效比毛果芸香碱强,但在失去动眼 N 后,滴毒扁豆碱不会产生缩瞳反应。

(张丹参)

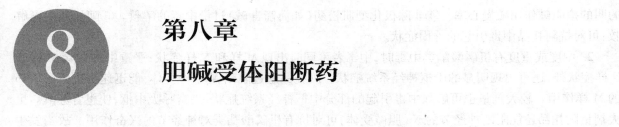

# 第八章
# 胆碱受体阻断药

## 一、学 习 重 点

掌握阿托品的药理作用、作用机制、临床应用与不良反应;山莨菪碱、东莨菪碱的作用特点;两类肌松药作用的异同。熟悉后马托品和溴丙胺太林的用途。

## 二、难 点 解 析

阿托品为非选择性 M 受体阻断药,具有松弛内脏平滑肌,抑制汗腺、唾液腺、呼吸道腺体分泌,扩瞳,升眼压,调节麻痹,加快心率,加速房室传导和血管扩张等作用。主要用于内脏绞痛、麻醉前给药、虹膜睫状体炎、缓慢型心律失常、抗休克和解救有机磷酸酯类中毒。常见不良反应有口干、视近物模糊、畏光、心悸、皮肤干燥潮红、排尿困难和体温升高等,青光眼、前列腺肥大患者禁用。

## 三、习　　题

**（一）选择题**

**【A 型题】**

1. 阿托品对眼睛的作用为
   - A. 缩瞳,眼压升高,调节痉挛
   - B. 扩瞳,眼压降低,调节痉挛
   - C. 缩瞳,眼压降低,调节麻痹
   - D. 扩瞳,眼压升高,调节麻痹
   - E. 缩瞳,眼压升高,调节麻痹

2. 全身麻醉术前给予阿托品的作用是
   - A. 增强麻醉药的作用
   - B. 减少患者对术中不良刺激的记忆
   - C. 减少呼吸道腺体的分泌
   - D. 松弛骨骼肌
   - E. 镇静

3. 胆绞痛发生时可选用下列哪个组合进行治疗
   - A. 阿托品+新斯的明
   - B. 东莨菪碱+毒扁豆碱
   - C. 阿托品+哌替啶
   - D. 阿托品+吗啡
   - E. 东莨菪碱+吗啡

4. 下列胆碱受体阻断药哪种对中枢的抑制作用较强
   - A. 山莨菪碱
   - B. 东莨菪碱
   - C. 阿托品
   - D. 后马托品
   - E. 溴丙胺太林

5. 可用于晕动症和帕金森病治疗的药物是

A. 阿托品　　　　　　B. 后马托品　　　　　　C. 东莨菪碱

D. 哌仑西平　　　　　E. 山莨菪碱

6. 阿托品的哪一药理作用与其阻断 M 受体无关

A. 加快心率　　　　　B. 散大瞳孔　　　　　　C. 松弛内脏平滑肌

D. 抑制腺体分泌　　　E. 扩张血管

7. 下列有关筒箭毒碱叙述正确的是

A. 可促进组胺释放　　B. 剂量过大对呼吸无影响　　C. 无神经节阻断作用

D. 可使血压升高　　　E. 有较强的阿托品样作用

8. 筒箭毒碱中毒时可用什么药物解救

A. 毛果芸香碱　　　　B. 乙酰胆碱　　　　　　C. 琥珀胆碱

D. 新斯的明　　　　　E. 哌仑西平

9. 误食毒蘑菇中毒,可选用(　　　)解救

A. 毛果芸香碱　　　　B. 阿托品　　　　　　　C. 琥珀胆碱

D. 碘解磷定　　　　　E. 新斯的明

【X 型题】

1. 下列哪些属于阿托品的作用

A. 抑制唾液腺分泌　　　　　　　　B. 引起平滑肌痉挛

C. 造成眼睛调节麻痹　　　　　　　D. 作为扩血管药物用于抗休克治疗

E. 加速乙酰胆碱的水解进而出现抗胆碱作用

2. 阿托品体内过程的特点有

A. 口服吸收迅速　　　　　　　　　B. 吸收后中枢神经系统分布较少

C. 体内消除速度快　　　　　　　　D. 对眼睛的作用持续时间久

E. 全部以原形的形式从肾脏排泄

3. 使用阿托品时,可能会出现下列哪些不良反应

A. 恶心呕吐　　　　　B. 视力模糊　　　　　　C. 口干

D. 排尿困难　　　　　E. 心悸

4. 阿托品对内脏平滑肌的作用有

A. 对支气管平滑肌的松弛作用较强

B. 对过度活动或痉挛的平滑肌松弛作用强

C. 对胆道的解痉作用较弱

D. 对子宫平滑肌作用较弱

E. 可降低尿道和膀胱逼尿肌的张力和收缩幅度

5. 阿托品可用于治疗

A. 感染性休克伴高热　　B. 虹膜睫状体炎　　　　C. 窦性心动过速

D. 胃肠绞痛　　　　　　E. 有机磷酸酯类中毒

6. 下列属于山莨菪碱的临床应用的有

A. 晕动症　　　　　　B. 青光眼　　　　　　　C. 感染中毒性休克

D. 胃肠道痉挛　　　　E. 有机磷酸酯类中毒

7. 青光眼患者**不能**用下列哪些药物

A. 阿托品　　　　　　B. 后马托品　　　　　　C. 毛果芸香碱

D. 东莨菪碱　　　　　E. 噻吗洛尔

8. 下列哪些药物可用于麻醉前给药

A. 山莨菪碱        B. 东莨菪碱        C. 阿托品

D. 后马托品        E. 溴丙胺太林

9. 下列哪些是除极化型肌松药的作用特点

A. 阻断神经冲动传递到肌肉        B. 连续给药可产生快速耐受

C. 给药初期可出现短暂的肌束颤动        D. 抗胆碱酯酶药能对抗该类药物的肌松作用

E. 治疗剂量时无神经节阻断作用

**（二）简答题**

1. 叙述阿托品的药理作用及其临床应用。

2. 比较山莨菪碱和东莨菪碱的特点。

3. 比较琥珀胆碱和筒箭毒碱的肌松作用机制和作用特点有何异同。

**（三）论述题**

试述有机磷酸酯类急性中毒时患者的临床表现，解救药物以及解救原理。

# 四、参考答案

**（一）选择题**

【A 型题】

1. D     2. C     3. C     4. B     5. C     6. E     7. A     8. D     9. B

【X 型题】

1. ACD     2. ACD     3. BCDE     4. BCDE     5. BDE     6. CD     7. ABD     8. BC

9. BCE

**（二）简答题**

1. 详见难点解析。

2. 山莨菪碱对胃肠平滑肌、血管平滑肌的解痉作用选择性高，主要用于胃肠绞痛的解痉、感染中毒性休克的治疗。东莨菪碱中枢抑制作用强，能兴奋呼吸中枢，抑制腺体分泌、扩瞳、调节麻痹作用强于阿托品，主要用于麻醉前给药，也可用于晕动病和抗帕金森病的治疗。

3. 作用机制：琥珀胆碱激动 $N_m$ 胆碱受体而产生持久除极化作用，筒箭毒碱则与 ACh 竞争 $N_m$ 胆碱受体，竞争性地阻断 ACh 的除极化作用。

作用特点详见下表：

| | 除极化型肌松药 | 非除极化型肌松药 |
|---|---|---|
| 代表药物 | 琥珀胆碱 | 筒箭毒碱 |
| 作用机制 | 激动 $N_m$ 受体，产生持久除极化 | 阻断 $N_m$ 受体，抑制除极化 |
| 肌松作用 | 发生前有短暂的肌束颤动；可见肌肉酸痛，并导致高血钾 | 发生前无肌束颤动 |
| 作用时间 | 较短 | 较长 |
| 临床应用 | 用于气管内插管等短时操作和外科全麻的辅助用药 | 麻醉辅助药 |
| 神经节阻断 | 治疗剂量无 | 治疗剂量有 |
| 中毒解救 | 用人工呼吸机，禁用新斯的明 | 用新斯的明，也可用人工呼吸机 |

**（三）论述题**

有机磷酸酯类急性中毒症状复杂多样。轻度中毒者以 M 样症状为主，出现瞳孔缩小、视物模糊。唾液腺、汗腺、支气管腺体分泌增多，出现流涎、大汗淋漓和通气障碍。支气管平滑肌痉挛，出现胸闷、呼吸困难。胃肠和膀胱平滑肌兴奋和毒物直接刺激胃黏膜,可引起恶心、呕吐、腹痛、腹泻、大小便失禁。心血管系统可出现心率减慢,血管扩张,血压下降。中度中毒者可同时出现 M 样和 N 样症状;骨骼肌运动终板 $N_m$ 受体激动,表现为肌束颤动,常先从眼睑、颜面等处小肌肉开始,逐渐发展至全身,继而转为肌无力,甚至出现肌麻痹。严重中毒者除 M 样和 N 样症状外,还可出现明显的中枢神经系统症状。中枢症状错综复杂,一般表现为先兴奋后抑制。中枢兴奋症状主要表现有失眠、躁动、不安、幻觉、谵妄,甚至抽搐、惊厥。中枢抑制症状主要表现有头晕、乏力、嗜睡,甚至昏迷。严重中毒晚期,可出现脑干部位的心血管运动中枢和呼吸中枢抑制,甚至导致循环衰竭和呼吸停止。

临床对有机磷酸酯类中毒的治疗应遵循"及早用药,联合用药,足量用药,重复用药"的原则,方可取得良好疗效。①迅速清除毒物,为防止毒物继续吸收,经皮肤吸收中毒者,应用温水或肥皂水清洗染毒皮肤;对经消化道中毒者,一般可用2%碳酸氢钠或1%盐水反复洗胃,直至洗出液中不含有机磷酸酯类味,然后再用硫酸镁导泻。②应用 M 胆碱受体阻断药,如阿托品,通过阻断 M 胆碱受体,能迅速对抗体内 ACh 的 M 样作用。较大剂量也可解除中毒引起的部分中枢神经系统症状,兴奋呼吸中枢,使患者苏醒。更大剂量阿托品还能阻断神经节的 Nn 胆碱受体,可对抗有机磷酸酯类对神经节的兴奋作用。故当发生急性中毒时,除采取一般对症治疗(如吸氧、人工呼吸、补液、抗休克等)处理外,应及早、足量、反复注射阿托品以缓解有机磷酸酯类中毒症状和体征,其剂量视病情轻重而定。一般可给至出现轻度阿托品化(如出现瞳孔扩大、颜面潮红、心率加快、口干、轻度躁动不安等)表现后维持24~48 小时,再酌情逐渐减量。由于阿托品对 $N_m$ 受体无阻断作用,故不能制止骨骼肌震颤,对中毒晚期的呼吸肌麻痹无效;阿托品也无复活 AChE 作用,故疗效不易巩固,对中度或重度中毒患者,必须与胆碱酯酶复活药合用。③应用胆碱酯酶复活药,及时、足量使用胆碱酯酶复活药以恢复胆碱酯酶的活性,既可解救单独应用阿托品不能控制的严重中毒病例,也可显著缩短一般中毒的病程。常用药物有氯解磷定和碘解磷定。

（张丹参）

# 第九章
# 肾上腺素受体激动药

## 一、学习重点

掌握肾上腺素受体激动药各代表药的作用机制与临床应用。熟悉肾上腺素受体激动药的化学结构、构效关系和药物效应特点。

## 二、难点解析

根据激动药对不同肾上腺素受体亚型的选择性而分为三类：①α、β 受体激动药；②α 受体激动药；③β 受体激动药。

去甲肾上腺素（NA）、肾上腺素（AD）和异丙肾上腺素（ISOP）是肾上腺素受体激动剂的代表药，在儿茶酚胺类化学结构上依次增加一个甲基，对受体选择性和效应上分别表现为 α 受体、α、β 受体、β 受体的完全激动药，效应强而短暂。三种儿茶酚胺类代表药相应的替代药属于非儿茶酚胺类，在体内消除慢，作用弱而持久。

## 三、习　　题

（一）选择题

【A 型题】

1. 治疗过敏性休克首选
    A. 肾上腺素　　　　　　　　B. 异丙肾上腺素　　　　　C. 去甲肾上腺素
    D. 多巴胺　　　　　　　　　E. 阿托品
2. 治疗心肌收缩力减弱，尿量减少的休克宜选用
    A. 肾上腺素　　　　　　　　B. 异丙肾上腺素　　　　　C. 去甲肾上腺素
    D. 多巴胺　　　　　　　　　E. 阿托品
3. 主要兴奋 α 受体，强烈收缩血管的药物是
    A. 肾上腺素　　　　　　　　B. 去甲肾上腺素　　　　　C. 异丙肾上腺
    D. 多巴胺　　　　　　　　　E. 多巴酚丁胺
4. 选择性兴奋 $\beta_1$ 受体的药物是
    A. 肾上腺素　　　　　　　　B. 去甲肾上腺素　　　　　C. 异丙肾上腺
    D. 多巴胺　　　　　　　　　E. 多巴酚丁胺
5. 主要兴奋 $\beta_2$ 受体的药物是

A. 肾上腺素      B. 多巴酚丁胺      C. 异丙肾上腺

D. 多巴胺      E. 沙丁胺醇

6. 去甲肾上腺素治疗上消化道出血的给药方法是

A. 静脉注射      B. 静脉滴注      C. 肌内注射

D. 舌下含服      E. 口服给药

7. 支气管哮喘宜选用

A. 肾上腺素      B. 异丙肾上腺素      C. 去甲肾上腺素

D. 沙丁胺醇      E. 阿托品

8. 用异丙肾上腺素治疗支气管哮喘时,常见的不良反应是

A. 体位性低血压      B. 中枢兴奋      C. 心动过速

D. 血压升高      E. 尿量减少

9. 用于减轻鼻黏膜充血水肿的药物

A. 肾上腺素      B. 异丙肾上腺素      C. 去甲肾上腺素

D. 麻黄碱      E. 多巴胺

【X 型题】

用于治疗房室传导阻滞或缓慢型心律失常的药物是

A. 肾上腺素      B. 异丙肾上腺素      C. 去甲肾上腺素

D. 阿托品      E. 多巴胺

（二）论述题

1. 试比较去甲肾上腺素、肾上腺素、异丙肾上腺素的药理作用和临床用途。

2. 对伴有肾功能不全的休克患者,选用多巴胺的理由以及用药注意事项。

3. 治疗支气管哮喘,为什么宜选择 $\beta_2$ 受体兴奋药,有哪些药物?

## 四、参 考 答 案

（一）选择题

【A 型题】

1. A    2. D    3. B    4. E    5. E    6. E    7. D    8. C    9. D

【X 型题】

BD

（二）论述题

1.

| 药物 | 药理作用 | 临床用途 |
| --- | --- | --- |
| 去甲肾上腺素 | α 受体激动药 | 用于休克,上消化道出血 |
| 肾上腺素 | α、β 受体激动药 | 用于心脏停搏,过敏性休克,支气管哮喘,减少局麻药的吸收,局部止血 |
| 异丙肾上腺素 | β 受体激动药 | 用于支气管哮喘,房室传导阻滞,心搏骤停,休克 |

2. 多巴胺为 α、β 受体激动药,主要激动多巴胺受体,也能激动 α 和 $\beta_1$ 受体,用于抗休克,并可与利尿药合用治疗急性肾衰竭。

对肾脏的特色是小剂量直接激动肾脏的多巴胺受体,增加肾脏血流量而对伴有肾功能不全的休

克患者有益。但应用时注意：增大剂量时激动 α 受体，肾脏血管收缩而血流量反而减少；具有排钠利尿作用，抗休克时应补充血容量，纠正酸中毒。

3. 选择性激动 $\beta_2$ 受体药物，对心脏 $\beta_1$ 受体作用较弱，与异丙肾上腺素比较，本类药物具有强大的解除支气管平滑肌痉挛作用，而无明显的心脏兴奋作用。常用有：沙丁胺醇、特布他林、克仑特罗、奥西那林、沙美特罗等药物。

（林明栋）

# 第十章
# 肾上腺素受体阻断药

## 一、学习重点

掌握普萘洛尔的作用机制、临床应用与不良反应。熟悉 β 受体阻断药分类、药理作用及其临床应用。

## 二、难点解析

肾上腺素受体阻断药分为：α 受体阻断药和 β 受体阻断药两大类。

α 受体阻断药是一类可逆或不可逆地与肾上腺素 α 受体结合，阻断 α 型效应的药物。可逆阻断 α 型效应的包括短效类的酚妥拉明和妥拉唑啉。不可逆阻断 α 型效应的是长效类的酚苄明。临床主要用于治疗外周血管痉挛性疾病，亦可用于嗜铬细胞瘤和休克的治疗。主要不良反应是体位性低血压。

肾上腺素作用的翻转是指在足够剂量下，具有 α 受体阻断作用的药物（包括氯丙嗪等）都能使肾上腺素的升压作用翻转为降压作用。

β 受体阻断药普萘洛尔具有 $\beta_1$ 受体 $\beta_2$ 阻断作用。临床用于心绞痛，室上性心律失常，高血压，甲状腺功能亢进。禁用于支气管哮喘，房室传导阻滞和心衰患者。

## 三、习　题

**（一）选择题**

**【A 型题】**

1. 酚妥拉明的药理作用是
   A. 阻断 M 胆碱受体　　　　　B. 激动 α 肾上腺素受体　　　C. 激动 β 肾上腺素受体
   D. 阻断 α 肾上腺素受体　　　E. 阻断 β 肾上腺素受体

2. 普萘洛尔的药理作用是
   A. 阻断 M 胆碱受体　　　　　B. 激动 α 肾上腺素受体　　　C. 激动 β 肾上腺素受体
   D. 阻断 α 肾上腺素受体　　　E. 阻断 β 肾上腺素受体

**【X 型题】**

1. 酚妥拉明的临床应用包括
   A. 外周血管痉挛性疾病　　　　B. 静脉滴注 NA 外漏
   C. 休克　　　　　　　　　　　D. 急性心肌梗死和顽固性充血性心力衰竭

E. 嗜铬细胞瘤

2. 酚妥拉明可引起、诱发或加剧
    A. 体位性低血压　　　　　B. 心动过速　　　　　　C. 心律失常
    D. 心绞痛　　　　　　　　E. 脑出血

3. 短效 α 受体阻断药包括
    A. 妥拉唑林　　　　　　　B. 酚妥拉明　　　　　　C. 酚苄明
    D. 哌唑嗪　　　　　　　　E. 特拉唑嗪

4. 长效的 α 受体阻断药酚苄明具有
    A. 起效慢　　　　　　　　B. 作用强　　　　　　　C. 作用持久
    D. 可阻断 α₁ 和 α₂ 受体　E. 可阻断 5-HT 和抗组胺

5. α₁ 受体阻断药有
    A. 哌唑嗪　　　　　　　　B. 特拉唑嗪　　　　　　C. 多沙唑嗪
    D. 酚苄明　　　　　　　　E. 妥拉唑林

6. 选择性 α₁ 受体阻断药的作用与应用包括
    A. 扩张血管　　　　　　　B. 降低外周阻力　　　　C. 降低血压
    D. 治疗高血压病　　　　　E. 治疗心功能不全

7. β 受体阻断作用包括
    A. 减慢心率　　　　　　　B. 降低心排出量　　　　C. 降低心收缩力
    D. 血压下降　　　　　　　E. 收缩支气管平滑肌

8. β 受体阻断药的临床应用包括
    A. 心律失常　　　　　　　B. 高血压病　　　　　　C. 心绞痛、心肌梗死
    D. 慢性心功能不全　　　　E. 治疗青光眼

9. β 受体阻断药较严重的不良反应有
    A. 诱发或加重支气管哮喘　　　　B. 抑制心脏功能
    C. 外周血管收缩　　　　　　　　D. 停药反跳
    E. 低血糖反应

10. 选择性 β₁ 受体阿替洛尔用于治疗
    A. 高血压　　　　　　　　B. 心绞痛　　　　　　　C. 心律失常
    D. 支气管哮喘　　　　　　E. 糖尿病

（二）论述题

1. 试述 α 受体阻断药酚妥拉明的临床用途和不良反应。

2. 试述 β 受体阻断药普萘洛尔的作用、用途和禁忌证。

# 四、参 考 答 案

（一）选择题

【A 型题】

1. D　　2. E

【X 型题】

1. ABCDE　　2. ABCD　　3. AB　　4. ABCDE　　5. ABC　　6. ABCDE　　7. ABCDE
8. ABCDE　　9. ABCDE　　10. ABC

**（二）论述题**

1. 用于治疗外周血管痉挛性疾病和血栓闭塞性脉管炎，抗休克（需补充血容量），缓解因嗜铬细胞瘤分泌大量肾上腺素而引起的高血压及危象，用于充血性心力衰竭。

不良反应：腹痛，腹泻，恶心，呕吐，胃酸过多等拟 M 样作用。注射量较大时，可引起心动过速及心绞痛、体位性低血压。

2. 普萘洛尔具有 $\beta_1$ 受体 $\beta_2$ 阻断作用。

临床用于：心绞痛，室上性心律失常，高血压，甲状腺功能亢进。

禁用于：支气管哮喘，房室传导阻滞和心衰患者。

（林明栋）

# 第十一章
# 麻 醉 药

## 一、学 习 重 点

　　掌握局部麻醉药的作用原理;掌握普鲁卡因、利多卡因、丁卡因的麻醉作用特点。掌握吸入麻醉药恩氟烷、异氟烷、七氟烷、地氟烷的麻醉作用特点。掌握丙泊酚的静脉麻醉作用特点。熟悉血/气分配系数、脑/血和最小肺泡浓度的意义。

## 二、难 点 解 析

　　1. 局部麻醉药的作用原理　局部麻醉药呈电压依赖性和时间依赖性阻滞神经细胞膜上的电压门控性$Na^+$通道,干扰神经动作电位的形成和大小,从而影响神经冲动沿神经纤维的传导,产生局部麻醉作用。

　　2. 常用局部麻醉药的特点　普鲁卡因穿透力弱,作用弱,起效慢,持续时间短,毒性小,用于除表面麻醉以外的各种局部麻醉方法。利多卡因穿透力强,作用及毒性均比普鲁卡因大,作用快而持久,用于各种局部麻醉方法。丁卡因穿透力强,作用及毒性比利多卡因大,作用慢而持久,用于除浸润麻醉以外的各种局部麻醉方法。

　　3. 常用吸入麻醉药的特点　氧化亚氮(笑气)为气体麻醉药,无刺激性、性质稳定、不易燃易爆、不在体内代谢,麻醉效价强度低,但镇痛作用强。氟烷麻醉效价强度高,麻醉诱导期短,停药后苏醒快,有心血管抑制和肝毒性。异氟烷和恩氟烷理化性质稳定,麻醉效价强度低于氟烷,但麻醉诱导期短而平稳,心血管抑制作用低于氟烷,异氟烷可致惊厥,恩氟烷刺激呼吸道。七氟烷麻醉诱导期短、平稳,停药后苏醒快,心血管抑制作用低于异氟烷和恩氟烷。地氟烷麻醉效价强度低,麻醉诱导期短,苏醒快,刺激呼吸道。

　　4. 吸入麻醉药麻醉作用比较　在麻醉稳定状态时,机体各组织内麻醉药的分压相等,脑内麻醉药浓度相当于肺泡内麻醉药浓度,吸入麻醉药的效价强度常用肺泡气最低有效浓度(MAC)表示。MAC值越小,麻醉作用越强,因此吸入麻醉药麻醉作用强度依次为氟烷(0.78)>异氟烷(1.2)>恩氟烷(1.63)>七氟烷(1.8)>乙醚(2.0)>地氟烷(6.5)>氧化亚氮(104)。

　　5. 常用静脉麻醉药的特点　丙泊酚快速诱导麻醉,作用时间短,苏醒迅速,有呼吸和心血管抑制。硫喷妥钠起效快,作用时间短,抑制呼吸。氯胺酮产生分离麻醉,心率加快,血压和颅内压升高。

## 三、习　　题

（一）选择题
【A 型题】
1. 普鲁卡因**不能**用于哪种局麻

  A. 表面麻醉       B. 浸润麻醉       C. 传导麻醉

  D. 腰麻         E. 硬膜外麻醉

2. 利多卡因**不宜**用于哪种局麻

  A. 表面麻醉       B. 浸润麻醉       C. 传导麻醉

  D. 腰麻         E. 硬膜外麻醉

3. 丁卡因**不宜**用于哪种局麻

  A. 表面麻醉       B. 浸润麻醉       C. 传导麻醉

  D. 腰麻         E. 硬膜外麻醉

4. 为了延长局麻药作用时间,减少其吸收中毒,常在局麻药中加入适量

  A. 肾上腺素       B. 去甲肾上腺素      C. 麻黄碱

  D. 异丙肾上腺素      E. 多巴胺

5. 为了预防腰麻时引起血压下降,最好先肌内注射

  A. 肾上腺素       B. 去甲肾上腺素      C. 麻黄碱

  D. 异丙肾上腺素      E. 多巴胺

6. 普鲁卡因**不宜**用于表面麻醉的原因是

  A. 刺激性大       B. 毒性大        C. 黏膜穿透力弱

  D. 扩散力强       E. 以上都不对

7. 丁卡因常用于表面麻醉是因为

  A. 局麻效力强       B. 毒性较大       C. 黏膜穿透力强

  D. 作用持久       E. 比较安全

8. 局麻药液中加入肾上腺素**禁用于**

  A. 面部手术       B. 指、趾末端手术     C. 头部手术

  D. 腹部手术       E. 颈部手术

9. 可用于抗心律失常的局麻药是

  A. 普鲁卡因       B. 丁卡因        C. 利多卡因

  D. 布比卡因       E. 以上均不是

10. 可出现过敏反应,需作皮肤过敏试验的局麻药是

  A. 普鲁卡因       B. 利多卡因       C. 丁卡因

  D. 布比卡因       E. 以上均不是

11. 浸润麻醉时局麻药中加入肾上腺素的目的是

  A. 预防过敏性休克         B. 防止麻醉过程中产生血压下降

  C. 增强局麻药的扩张血管作用     D. 延长局麻药作用持续时间

  E. 以上都不是

12. 既可用于局麻,又可用于局部封闭的局麻药是

  A. 普鲁卡因       B. 丁卡因        C. 利多卡因

  D. 布比卡因       E. 硫喷妥钠

13. "分离麻醉"现象最常见的药物是

  A. 氯氨酮        B. 普鲁卡因       C. 硫喷妥钠

  D. 异氟烷        E. 布比卡因

14. 主要用于诱导麻醉和基础麻醉的药物是

  A. 氧化亚氮       B. 丁卡因        C. 利多卡因

  D. 硫喷妥钠       E. 氟烷

15. 麻醉效价强度最高的药物是
    A. 恩氟烷　　　　　　　　B. 氟烷　　　　　　　　C. 异氟烷
    D. 乙醚　　　　　　　　　E. 氧化亚氮

16. 效价强度最低的局部麻醉药是
    A. 普鲁卡因　　　　　　　B. 丁卡因　　　　　　　C. 利多卡因
    D. 布比卡因　　　　　　　E. 可卡因

17. 下列麻醉药中易燃易爆的是
    A. 氟烷　　　　　　　　　B. 异氟醚　　　　　　　C. 乙醚
    D. 氧化亚氮　　　　　　　E. 地氟烷

18. 硫喷妥钠麻醉作用特点有
    A. 麻醉作用快　　　　　　B. 维持时间短　　　　　C. 意识丧失而镇痛不全
    D. 存在明显的药物再分布　E. 以上均是

19. 下列麻醉药中与磺胺类药物合用可降低后者的是
    A. 普鲁卡因　　　　　　　B. 利多卡因　　　　　　C. 布比卡因
    D. 罗哌卡因　　　　　　　E. 依替卡因

20. 评价全身麻醉药麻醉强度的最佳指标是
    A. 血/气分布系数　　　　　B. 脑/血分布系数　　　　C. 最小肺泡浓度
    D. A+B　　　　　　　　　E. 以上均不是

【B 型题】
    A. 普鲁卡因　　　　　　　B. 利多卡因　　　　　　C. 丁卡因
    D. 可卡因　　　　　　　　E. 以上皆否

1. 局麻作用时间长的药物是

2. 局麻作用最弱的药物是

3. 局麻作用最强的药物是

4. 麻醉起效最慢的药物是

5. 有成瘾性和心脏毒性的药物是


    A. 乙醚　　　　　　　　　B. 氟烷　　　　　　　　C. 七氟烷
    D. 地氟烷　　　　　　　　E. 氧化亚氮

6. 常温、常压为气体的麻醉药是

7. 血气分配系数最小的药物是

8. MAC 最小的药物是

9. 最易燃烧、爆炸的是

10. 肝毒性最大的是

【X 型题】
1. 在局麻药溶液中加用肾上腺素的主要目的有
    A. 延缓局麻药吸收　　　　B. 降低血内局麻药浓度　C. 完善对神经深层阻滞
    D. 延长局麻药麻醉时间　　E. 减少全身性不良反应

2. 局麻药的不良反应包括
    A. 心血管系统抑制　　　　B. 特异质反应　　　　　C. 变态反应
    D. 肝肾毒性　　　　　　　E. 局部组织损伤

3. 乙醚的作用特点有

A. 对呼吸功能和血压几无影响　　　　　B. 对心肝肾毒性较小

C. 肌肉松弛作用较强　　　　　　　　　D. 麻醉诱导期较长

E. 麻醉苏醒期较长

4. 地氟烷的特点是

A. 油气分配系数小,麻醉效能弱　　　　B. 血/气分配系数小,诱导和苏醒快

C. 气味好,不刺激气道,适于小儿麻醉诱导　D. 蒸气压高,需用特殊挥发器

E. 有冠脉窃血现象

5. 氧化亚氮的作用特点有

A. 麻醉效能高　　　　　　　　　　　　B. 诱导期短、苏醒快

C. 对呼吸和肾功能无不良影响　　　　　D. 肌肉松弛作用差

E. 镇痛作用差

6. 异氟烷的药理特点是

A. 无刺激性　　　　　　　　　　　　　B. 对呼吸抑制轻

C. 代谢率低、毒性小　　　　　　　　　D. 心脏麻醉指数大

E. 血压下降主要系外周血管阻力下降之故

7. 氟烷的优点是

A. 无刺激性　　　　　　　　　　　　　B. 诱导快

C. 不增加心肌对儿茶酚胺的敏感性　　　D. 肝毒性小

E. 不增高血糖

8. 对循环**无**明显影响的静脉全麻醉药有

A. 羟丁酸钠　　　　　B. 硫喷妥钠　　　　　　C. 丙泊酚

D. 依托咪酯　　　　　E. 氯胺酮

9. 依托咪酯的特点是

A. 起效快　　　　　　　　　　　　　　B. 无刺激性

C. 对心血管影响轻微　　　　　　　　　D. 不影响肝肾功能,不释放组胺

E. 不抑制肾上腺皮质功能

10. 丙泊酚的特点是

A. 易溶于水　　　　　B. 起效快　　　　　　　C. 对循环抑制轻

D. 对呼吸抑制轻　　　E. 苏醒迅速完全

（二）填空题

1. 局部麻醉药按化学结构分为＿＿＿＿＿和＿＿＿＿＿两类。

2. 不同部位达到麻醉所需的药物浓度依次为：＿＿＿＿＿＿＜＿＿＿＿＿＜＿＿＿＿＿

＜＿＿＿＿＿＜＿＿＿＿＿。

3. 恶性高热是麻醉期间罕见的严重并发症,以＿＿＿＿和＿＿＿＿合用引起者最多。

4. 丙泊酚诱导时最明显的副作用是＿＿＿＿＿＿＿＿和＿＿＿＿＿＿＿＿＿。

（三）名词解释

1. 局部麻醉药

2. 全身麻醉药

3. 吸入麻醉药

（四）简答题

1. 理想的局部麻醉药的标准。

2. 局部麻醉药中加入肾上腺素的目的。

3. 吸入麻醉药的不良反应。

4. 氯胺酮的作用特点。

（五）论述题

1. 静脉麻醉药与吸入麻醉药相比具有哪些优缺点？

2. 影响吸入麻醉药吸收和分布的因素有哪些？

# 四、参考答案

（一）选择题

【A 型题】

1. A    2. D    3. B    4. A    5. C    6. C    7. C    8. B    9. C    10. A

11. D    12. A    13. A    14. D    15. B    16. A    17. C    18. E    19. A    20. C

【B 型题】

1. C    2. A    3. C    4. B    5. D    6. E    7. D    8. B    9. A    10. B

【X 型题】

1. ADE    2. ABCE    3. ABCDE    4. ABD    5. BCD    6. CDE    7. ABE

8. AD    9. ACD    10. BE

（二）填空题

1. 酯类　酰胺类

2. 坐骨神经丛　臂丛　硬膜外腔　骶管　肋间

3. 氟烷　琥珀胆碱

4. 呼吸抑制　心血管系统抑制

（三）名词解释

1. 局部麻醉药是一类能在用药局部可逆性阻断神经细胞膜上的钠通道，干扰感觉神经冲动的产生和传导，在意识清醒的条件下，暂时消除局部组织痛觉等感觉的药物。

2. 全身麻醉药是一类能抑制中枢神经系统功能，使意识、感觉和反射暂时消失，有利于外科手术进行的药物。

3. 吸入麻醉药是通过肺部吸收而达到麻醉效果的药物。

（四）简答题

1. 理想的局部麻醉药的标准是性质稳定，无明显局部刺激和组织损伤，吸收后无严重全身毒性，麻醉作用发生快和麻醉维持时间长。

2. 局部麻醉药中加入适量肾上腺素，因其收缩血管作用可减慢局麻药从作用部位的吸收，降低血内局麻药的浓度，延长局麻药的作用时间，减少全身的不良反应。

3. 吸入麻醉药的不良反应有：①抑制呼吸、循环；②心律失常；③恶性高热；④吸入性肺炎；⑤肝损害；⑥致手术室工作人员头痛、警觉性降低和孕妇流产。

4. 氯胺酮能产生明显的分离麻醉；麻醉起效快，持续时间短；给药初期对心血管系统有兴奋作用。

（五）论述题

1. 优点：①使用方便，不需要特殊设备；②不刺激呼吸道，病人乐于接受；③无燃烧、爆炸危险；④不污染手术室空气；⑤起效快，甚至在一次臂-脑循环时间内起效。缺点：①麻醉作用不完善，均无肌松作用，除氯胺酮外，其他药物无明显镇痛作用；②消除有赖于肺外器官，剂量过大难以迅速排除，多有蓄积作用，全麻深度不易控制，苏醒较慢，术后有倦怠和嗜睡；③全麻分期不明显，表现不典型，不易识别。

2. 药物的吸收受药物在血中的溶解度(即血/气分配系数)、吸入气内药物浓度和肺通气量的影响。血/气分配系数大、吸入气内药物浓度越高和肺通气量越大,则药物被摄取率越高。血/气分配系数小,则随着吸入气内药物浓度增加和肺通气量增加,药物在血液中的分压上升越快,进入脑内的药物浓度增加,麻醉诱导期短。药物在各组织的分布与局部组织血流量、组织容积和在组织中的溶解度(即组织/血分配系数)有关。组织血流越快(如脑、心、肺和肝),分布越快;组织容积和组织/血分配系数越大,则组织对药物的摄取能力越高。

(杨俊霞)

# 第十二章
# 镇静催眠药

## 一、学习重点

掌握地西泮的药理作用、临床应用、不良反应。了解艾司唑仑及三唑仑的作用特点,巴比妥类药药理作用、临床应用、急性中毒解救。

## 二、难点解析

镇静催眠药是一类对中枢神经系统产生抑制而达到缓解过度兴奋和引起近似生理性睡眠的药物,主要用于治疗焦虑、失眠和惊厥。本类药物主要包括:苯二氮䓬类、巴比妥类和其他类。

### (一)睡眠时相

正常生理性睡眠包括快动眼睡眠(REMS)和非快动眼睡眠(non REMS)两个时相,二者交替出现一次为一个睡眠周期,整个睡眠过程包括4~5个周期。REMS的睡眠特点为动眼活跃、多梦、呼吸和心律不规则、血压升高、骨骼肌极度松弛等,此睡眠时相与智力发育、学习记忆和躯体休息有关。非快动眼睡眠又分为浅睡眠和深睡眠。非快动眼睡眠,特别是深睡眠期间大脑皮质高度抑制,生长激素分泌达高峰,此睡眠时相与大脑皮质休息、躯体生长发育和消耗物质的补充有关,梦境多发生在REMS时相。

现有镇静催眠药或多或少缩短REMS睡眠和(或)深睡眠,主要延长浅睡眠,因此会不同程度地引起某些不良反应,如停药后出现REMS睡眠"反跳"现象,引起多梦、噩梦、加重心血管疾病症状等。

### (二)苯二氮䓬类

1. 地西泮

(1)作用与应用

1)抗焦虑作用:抗焦虑的作用选择性高,低于镇静剂量即可减轻或者消除紧张、忧虑、激动和失眠等症状。对各种原因引起的焦虑症有显著疗效。

2)镇静催眠作用:可明显缩短睡眠诱导时间,延长睡眠持续时间,减少觉醒次数。优点:对REMS影响较小,停药后的REMS代偿性反跳较轻,耐受性、依赖性小,安全范围大,对呼吸抑制小,大剂量不引起麻醉。对各种原因引起的失眠有效。

3)抗惊厥、抗癫痫作用:临床用于辅助治疗破伤风、子痫、药物中毒、小儿高热等所致惊厥。静脉注射地西泮,是目前治疗癫痫持续状态的首选药。

4)中枢性肌肉松弛作用:地西泮具有中枢性肌松作用,特别是静脉给药作用尤为明显。临床上可用于各种原因引起的肌肉僵直和肌肉痉挛。

(2)不良反应:地西泮药物毒性小,安全范围大,很少由于用量过大引起死亡。

2. 氟西泮　作用与地西泮相似,但催眠作用较强。主要短期用于治疗各种类型失眠,尤其适用于对其他催眠药物不能耐受的病人。

3. 三唑仑　有显著的镇静催眠作用。速效、强效和极少蓄积是其优点,临床用于治疗各种类型失眠。常见不良反应是嗜睡、头晕和头疼,应用较大剂量时顺行性记忆缺失和异常行为发生率增高,长期用药可产生依赖性。

### （三）巴比妥类

1. 作用与应用

(1)镇静、催眠:可引起安静,缓解焦虑,加大剂量能引起催眠,但明显缩短 REMS 睡眠和深睡眠,引起非生理性睡眠。久用停药后出现反跳现象明显,进而产生依赖性和成瘾性。巴比妥类已不作镇静催眠药常规使用。

(2)抗惊厥、抗癫痫:可用于小儿高热、子痫、破伤风、脑膜炎、脑炎和药物中毒等各种惊厥。常用苯巴比妥和异戊巴比妥肌内注射或静脉注射。苯巴比妥也可用于抗癫痫或癫痫持续状态。

(3)麻醉和麻醉前给药:硫喷妥钠静脉给药用于麻醉或诱导麻醉。

2. 不良反应

(1)后遗效应:有嗜睡、头晕、乏力、精神不振等。应减少服用剂量。

(2)反常兴奋现象:老年、体弱者服药后,易产生反常兴奋作用,表现为兴奋、欣快、不安。

(3)耐受性和依赖性:巴比妥类久服可产生耐受性,长期应用产生依赖性,突然停药易发生"反跳"现象。成瘾后停药,戒断症状明显,表现为激动、失眠、焦虑,甚至惊厥,故应避免滥用。

(4)呼吸抑制:大剂量对呼吸中枢有明显的抑制作用,静脉注射过快也可引起呼吸抑制,深度呼吸抑制是该类药物致死的主要原因。

(5)急性中毒:一次吞服大量或静脉注射过量过快,均可引起急性中毒,中毒剂量为催眠剂量的 5～10 倍,主要表现为深度昏迷、呼吸抑制、血压下降甚至消失,反射减弱或消失,体温降低等症状,患者多死于呼吸衰竭。解救原则:清除毒物(洗胃或灌肠),维持血压、呼吸和体温,用碳酸氢钠碱化尿液促进药物排泄。严重时可输血,血液透析。

### （四）其他镇静催眠药

水合氯醛:为有刺激性的液体,有特殊的臭味,易引起恶心、呕吐及上腹部不适等,不宜用于胃炎和溃疡患者。临床主要用于顽固性失眠患者。大剂量有抗惊厥作用,可用于小儿高热、子痫以及破伤风等惊厥的治疗。安全范围小。

丁螺环酮:为 5-HT$_{1A}$受体的部分激动剂,激动突触前膜 5-HT$_{1A}$受体,反馈抑制 5-HT 的释放而发挥抗焦虑作用,没有抗惊厥、催眠和中枢性肌松作用。临床上主要用于治疗普通焦虑状态。

佐匹克隆:具有同苯二氮䓬类药物类似的抗焦虑、镇静、抗惊厥和肌松作用。主要用于催眠,长期使用无明显的耐药和停药反跳现象。

## 三、习　　题

（一）选择题

【A 型题】

1. 关于地西泮的描述,**错误**的是
   - A. 具有抗焦虑作用
   - B. 具有镇静催眠作用
   - C. 有中枢性肌肉松弛作用
   - D. 用于破伤风等原因引起的惊厥
   - E. 主要缩短 REMS 睡眠时相
2. 地西泮的抗焦虑作用主要是由于抑制了

A. 大脑皮质      B. 脑干网状结构上行激活系统

C. 延髓网状系统      D. 大脑边缘系统

E. 以上都不是

3. 治疗癫痫持续状态首选下面哪一个药物静脉注射

A. 苯巴比妥      B. 硫喷妥钠      C. 卡马西平

D. 地西泮      E. 丙戊酸钠

4. 能用于麻醉前给药,缓解患者紧张情绪减少麻醉药用量的药物是

A. 氯胺酮      B. 地西泮      C. 苯妥英钠

D. 戊巴比妥      E. 硫喷妥钠

5. 地西泮的作用机制是

A. 直接抑制中枢系统

B. 作用 GABA 受体,增强 γ 氨基丁酸的作用

C. 作用于苯二氮䓬受体,增加 GABA 与 GABA 受体的亲合力

D. 作用于苯二氮䓬受体,增加钙离子内流

E. 以上都不是

6. 苯二氮䓬类药物可促进 GABA 与 GABA 受体的结合,促进下列哪种离子通道的开放

A. $Ca^{2+}$      B. $Na^+$      C. $Cl^-$

D. $K^+$      E. $Mg^{2+}$

7. 口服具有刺激性,溃疡患者慎用的镇静催眠药是

A. 苯巴比妥      B. 地西泮      C. 氟西泮

D. 戊巴比妥钠      E. 水合氯醛

8. 地西泮的临床用途**错误**的是

A. 镇静催眠      B. 抗癫痫      C. 抗惊厥

D. 抗焦虑      E. 抗抑郁

9. 苯巴比妥的临床用途**错误**的是

A. 镇静      B. 催眠      C. 抗惊厥

D. 抗癫痫      E. 静脉麻醉

10. 下列巴比妥类药物中起效最快的是

A. 苯巴比妥      B. 戊巴比妥      C. 司可巴比妥

D. 硫喷妥钠      E. 异戊巴比妥

【B 型题】

A. 地西泮      B. 三唑仑      C. 硫喷妥钠

D. 巴比妥      E. 水合氯醛

1. 属短效苯二氮䓬类(　　　)

2. 用于诱导麻醉(　　　)

3. 静脉注射治疗癫痫持续状态(　　　)

4. 具有刺激性臭味的药物是(　　　)

【X 型题】

1. 有关地西泮的作用和用途,正确的是

A. 是临床上常用的抗焦虑药      B. 是目前首选的镇静催眠药

C. iv 可用于治疗癫痫小发作      D. 可用于治疗小儿高热惊厥

E. 具有外周性肌松作用

2. 关于镇静催眠药说法正确的是
    A. 地西泮药物毒性小,安全范围大
    B. 地西泮长期用药仍可产生耐受性
    C. 硫喷妥钠静脉给药可用于诱导麻醉
    D. 大剂量水合氯醛有抗惊厥作用,但安全范围小
    E. 佐匹克隆临床主要用于静脉麻醉
3. 苯二氮䓬类药物的作用机制包括
    A. 促进 GABA 与 GABA 受体的结合        B. 促进氯离子内流
    C. 促进钾离子内流                  D. 促进氯离子通道开放的频率
    E. 延长氯离子通道开放的时间

**（二）填空题**

1. 常用的镇静催眠药分为_____、_____、_____三类。
2. 地西泮属于_____类镇静催眠药物。
3. 治疗癫痫的持续状态首选的是静脉注射_____。

**（三）名词解释**

镇静催眠药

**（四）简答题**

镇静催眠药可分为哪几类？各举一例代表药。

**（五）论述题**

1. 简述地西泮的药理作用、临床用途和不良反应。
2. 在镇静催眠方面的应用,为什么苯二氮䓬类药物取代了传统的巴比妥类?

# 四、参 考 答 案

**（一）选择题**

**【A 型题】**

1. E    2. D    3. D    4. B    5. B    6. C    7. E    8. E    9. E    10. D

**【B 型题】**

1. B    2. C    3. A    4. E

**【X 型题】**

1. ABDE    2. ABCD    3. ABD

**（二）填空题**

1. 苯二氮䓬类  巴比妥类  其他类

2. 苯二氮䓬

3. 地西泮

**（三）名词解释**

镇静催眠药是一类对中枢神经系统产生抑制而达到缓解过度兴奋和引起近似生理性睡眠的药物,主要用于治疗焦虑、失眠和惊厥。

**（四）简答题**

主要包括:苯二氮䓬类、巴比妥类和其他类。代表药是地西泮、苯巴比妥、水合氯醛等。

**（五）论述题**

1. 地西泮具有抗焦虑作用、镇静催眠作用、抗惊厥、抗癫痫作用、中枢性肌肉松弛作用及其他等作

用临床用于焦虑症,失眠,辅助治疗破伤风、子痫、药物中毒、小儿高热等所致惊厥及治疗癫痫持续状态,用于肌肉僵直缓解肌肉痉挛,用于心脏电击复律及各种内镜检查等。

2. 因巴比妥类药物具有明显缩短 REMS 睡眠和深睡眠,引起非生理性睡眠。久用停药后出现反跳现象明显,伴有多梦、引起睡眠障碍,患者停药困难,被迫继续用药,进而产生依赖性和成瘾性。地西泮对 REMS 影响较小,停药后的 REMS 代偿性反跳较轻,耐受性、依耐性小,安全范围大,对呼吸抑制小,大剂量不引起麻醉。对各种原因引起的失眠有效。

（刘　浩）

# 第十三章
# 抗癫痫药和抗惊厥药

## 一、学 习 重 点

掌握苯妥英钠、苯巴比妥、卡马西平、乙琥胺、丙戊酸钠治疗不同癫痫的作用特点及应用。熟悉硫酸镁的抗惊厥作用和应用。

## 二、难 点 解 析

癫痫是一类慢性、反复性、突作性大脑功能失调,其特征为脑神经元突发性异常高频率放电并向周围扩散。因异常放电神经元所在部位(病灶)和扩散范围不同,临床表现为不同的运动、感觉、意识和自主神经功能紊乱症状。

**(一)癫痫分型**

1. 局限性发作

(1)单纯性局限性发作:又称局灶性癫痫,多无意识障碍,表现为局部肢体运动或感觉异常。

(2)复合性局限性发作(神经运动性发作):冲动性神经异常,伴有意识障碍。表现为突然精神失常,无意识的行为和动作。

2. 全身性发作

(1)小发作(失神性发作):分典型发作或不典型发作,多见于儿童,表现为突然知觉丧失,动作中断。

(2)大发作(全身性发作):表现为意识突然丧失,全身阵挛性抽搐。

(3)肌阵挛性发作:依年龄分为婴儿、儿童和青春期肌阵挛,部分肌群发生短暂的抽动。

(4)癫痫持续状态:大发作持续状态,意识突然丧失,反复抽搐,持续昏迷,不及时解救危及生命。

**(二)主要治疗癫痫的药物**

1. 苯妥英钠

(1)作用机制

1)抑制 $Na^+$ 和 $Ca^{2+}$ 内流,稳定膜电位,导致动作电位不易产生。这种作用也是治疗三叉神经痛等中枢疼痛综合征和抗心律失常的药理基础。

2)大剂量苯妥英钠还能抑制 $K^+$ 外流,延长动作电位时程和不应期,抑制异常高频放电的扩散而达到治疗作用。

(2)临床应用

1)抗癫痫:是治疗大发作和局限性发作的首选药,但对小发作(失神性发作)无效。

2)治疗三叉神经痛和舌咽神经痛等中枢疼痛综合征。

3）抗心律失常：可作为治疗强心苷中毒所致室性心律失常的首选药。

（3）不良反应

1）胃肠反应：可致食欲减退、胃痛、恶心、呕吐。长期用药可致牙龈增生，多见于青少年。

2）神经系统反应：包括眩晕、共济失调、头痛和眼球震颤等，严重者昏睡以致昏迷。

3）造血系统反应：抑制二氢叶酸还原酶，久服可致叶酸吸收及代谢障碍，可发生巨幼细胞贫血。补充甲酰四氢叶酸加维生素 $B_{12}$ 治疗有效。

4）过敏反应：皮疹，偶见严重皮肤反应，如剥脱性皮炎、多形糜烂性红斑、系统性红斑狼疮。

5）其他：长期用药可引起低钙血症、软骨症、佝偻病样改变。偶致畸胎，孕妇慎用。静脉注射过快，可致心律失常、心脏抑制和血压下降。

2. 卡马西平　作用机制与苯妥英钠相似，治疗浓度时能阻滞 $Na^+$ 通道，抑制癫痫病灶异常放电及其周围神经元放电向四周扩散，是一种有效的广谱抗癫痫药物，对复合性局限性发作（如神经运动性发作）和小发作有良好疗效。对大发作和单纯性局限性发作也为首选药之一。对中枢疼痛综合征疗效优于苯妥英钠。

3. 苯巴比妥　作用与苯妥英钠相似，对除失神小发作以外的各型癫痫，包括癫痫持续状态都有效。但因其中枢抑制作用明显，都不作为首选药，仅癫痫持续状态时常用以静脉注射。

4. 乙琥胺　是临床治疗小发作（失神性发作）的首选药，对肌阵挛及婴儿痉挛也有治疗作用。

5. 丙戊酸钠　对于各型癫痫均有不同程度的疗效，尤其对大发作、局限性发作、各型失神性发作和肌阵挛性发作效果较好。

6. 地西泮　静脉给药是控制癫痫持续状态的首选药物。静脉注射见效快，安全性较大。

### （三）抗惊厥药——硫酸镁

硫酸镁口服难吸收，有泻下和利胆作用，外用热敷可消炎去肿。而注射给药则可发挥全身作用。

$Mg^{2+}$ 特异地竞争 $Ca^{2+}$ 受体，拮抗 $Ca^{2+}$ 的作用，干扰 ACh 的释放，使神经肌肉接头处 ACh 减少，骨骼肌紧张性降低，肌肉松弛。也作用于中枢神经系统，引起感觉和意识消失。

临床上主要用于缓解子痫、破伤风等惊厥，也常用于高血压危象。

硫酸镁注射的安全范围很窄，注射过量时，引起呼吸抑制、血压骤降、心动过缓和传导阻滞等，甚至引起死亡。中毒时应立即进行人工呼吸，并缓慢静脉注射氯化钙和葡萄糖酸钙加以对抗。

# 三、习　题

（一）选择题

【A 型题】

1. 治疗癫痫大发作和局限性发作的首选药物是

 A. 苯妥英钠      B. 苯巴比妥      C. 卡马西平

 D. 乙琥胺       E. 丙戊酸钠

2. 关于苯妥英钠的说法，**错误**的是

 A. 呈强碱性       B. 消除速度与血药浓度有关

 C. 个体差异大      D. 可肌内注射

 E. 静脉注射可治疗癫痫持续状态

3. 对于苯妥英钠的作用机制，说法**错误**的是

 A. 对病灶异常高频放电有直接抑制作用    B. 抑制 $Na^+$ 和 $Ca^{2+}$ 的内流

 C. 使 AP 不易产生          D. 大剂量能抑制 $K^+$ 外流

 E. 具有膜稳定作用

4. 治疗癫痫大发作及局限性发作最有效的药是
    A. 地西泮　　　　　　　　　B. 苯巴比妥　　　　　　　　C. 苯妥英钠
    D. 乙琥胺　　　　　　　　　E. 乙酰唑胺

5. 对惊厥治疗无效的治疗是
    A. 口服硫酸镁　　　　　　　B. 注射硫酸镁　　　　　　　C. 静注苯巴比妥
    D. 静注地西泮　　　　　　　E. 口服水合氯醛

6. 硫酸镁中毒引起血压下降时最好选用
    A. Adr　　　　　　　　　　　B. NA　　　　　　　　　　　C. 异丙肾上腺
    D. 葡萄糖　　　　　　　　　E. 氯化钙

7. 一临产孕妇,突感头痛,恶心,相继发生抽搐,查血压为 165/110mmHg,下肢水肿。对此病人最适用哪种抗惊药
    A. 地西泮　　　　　　　　　B. 水合氯醛　　　　　　　　C. 苯巴比妥钠
    D. 硫酸镁　　　　　　　　　E. 硫喷妥钠

8. 对癫痫大、小发作、精神运动性发作均有效的药物是
    A. 苯妥英钠　　　　　　　　B. 苯巴比妥　　　　　　　　C. 乙琥胺
    D. 丙戊酸钠　　　　　　　　E. 硫酸镁

9. 长期用于抗癫痫治疗时会引起牙龈增生的药物是
    A. 苯巴比妥　　　　　　　　B. 地西泮　　　　　　　　　C. 卡马西平
    D. 苯妥英钠　　　　　　　　E. 乙琥胺

10. 治疗三叉神经痛首选的药物是
    A. 地西泮　　　　　　　　　B. 扑米酮　　　　　　　　　C. 巴比妥钠
    D. 卡马西平　　　　　　　　E. 乙琥胺

11. 下列关于苯妥英钠的叙述中**错误**的是
    A. 口服吸收慢而不规则　　　B. 用于癫痫大发作　　　　　C. 呈强酸性
    D. 可抗心律失常　　　　　　E. 长期应用可使齿龈增生

12. 苯妥英钠抗癫痫作用的主要机制是
    A. 抑制病灶本身异常放电　　B. 稳定神经细胞膜　　　　　C. 抑制脊髓神经元
    D. 具有肌肉松弛作用　　　　E. 对中枢神经系统普遍抑制

13. 治疗癫痫小发作的首选药物是
    A. 乙琥胺　　　　　　　　　B. 苯妥英钠　　　　　　　　C. 苯巴比妥钠
    D. 扑米酮　　　　　　　　　E. 地西泮

14. 对癫痫大发作疗效高,且无催眠作用的首选药是
    A. 苯巴比妥　　　　　　　　B. 苯妥英钠　　　　　　　　C. 地西泮
    D. 乙琥胺　　　　　　　　　E. 丙戊酸钠

15. 治疗癫痫大发作或局限性发作,最有效的药物是
    A. 氯丙嗪　　　　　　　　　B. 地西泮　　　　　　　　　C. 乙琥胺
    D. 苯妥英钠　　　　　　　　E. 卡马西平

【B 型题】
    A. 苯妥英钠　　　　　　　　B. 地西泮　　　　　　　　　C. 哌替啶
    D. 水合氯醛　　　　　　　　E. 丙戊酸钠

1. 具有中枢性肌松作用的药物是
2. 强心苷中毒所致的室性心律失常选用

3. 焦虑症可选用

4. 溃疡患者禁用

5. 具有广谱抗癫痫作用的药物是

6. 治疗中枢疼痛综合征的有效药物是

【X 型题】

1. 对癫痫大发作有效的药物有

    A. 卡马西平           B. 地西泮           C. 苯妥英钠

    D. 扑米酮           E. 丙戊酸钠

2. 治疗癫痫小发作有效的药有

    A. 苯巴比妥           B. 苯妥英钠           C. 卡马西平

    D. 乙琥胺           E. 丙戊酸钠

3. 能抗惊厥的药物有

    A. 地西泮           B. 水合氯醛           C. 苯巴比妥

    D. 硫酸镁           E. 苯妥英钠

4. 苯妥英钠的临床应用是

    A. 抗癫痫           B. 治疗中枢疼痛综合征           C. 抗小儿高热引起的惊厥

    D. 抗心律失常           E. 局部麻醉

**（二）填空题**

1. 抗惊厥的药物包括_____、_____、_____和_____。

2. 硫酸镁口服有_____和_____作用,注射给药有_____和_____作用。

3. 苯妥英钠的药理作用基础是_____。

**（三）简答题**

1. 试比较苯巴比妥和苯妥英钠药理作用的区别。

2. 简述抗癫痫药的作用机制。

**（四）论述题**

试述苯妥英钠的不良反应及防治。

# 四、参 考 答 案

**（一）选择题**

【A 型题】

 1. A    2. D    3. A    4. C    5. A    6. E    7. D    8. D    9. D    10. D

11. C    12. B    13. A    14. B    15. D

【B 型题】

 1. B    2. A    3. B    4. D    5. E    6. A

【X 型题】

 1. ACDE    2. CDE    3. ABCD    4. ABD

**（二）填空题**

1. 地西泮  苯巴比妥  水合氯醛  硫酸镁

2. 导泻  利胆  抗惊厥  降压

3. 膜稳定作用

（三）简答题

1. 二者都可用于抗癫痫除小发作外。

（1）苯妥英钠只要用于癫痫大发作和局限性发作，但是对小发作无效，甚至使病情恶化。而苯巴比妥可用于多种类型的癫痫。

（2）苯妥英钠还可用于治疗中枢疼痛综合征和抗心律失常。而苯巴比妥具有镇静催眠作用。

2. 主要是抑制病灶神经元的异常放电以及抑制异常放电向正常组织扩散，还可具有抑制 $Na^+$、$Ca^{2+}$ 内流，抑制 $K^+$ 外流，增强脑内 GABA 介导的抑制作用。

（四）论述题

（1）胃肠反应：可致食欲减退、胃痛、恶心、呕吐。饭后服药可减轻。长期用药可致牙龈增生，注意口腔卫生，经常按摩牙龈，可防止或减轻。

（2）神经系统反应：包括眩晕、共济失调、头痛和眼球震颤等，严重者昏睡以致昏迷。

（3）造血系统反应：久服可致叶酸吸收及代谢障碍，抑制二氢叶酸还原酶，有时可发生巨幼细胞性贫血。补充甲酰四氢叶酸加维生素 $B_{12}$ 治疗有效。

（4）过敏反应：皮疹，偶见严重皮肤反应如剥脱性皮炎、多形糜烂性红斑、系统性红斑狼疮。

（5）其他：长期用药可引起低钙血症、软骨症、佝偻病样改变，可用维生素 D 和维生素 K 加钙剂防治。静脉注射过快，可致心律失常、心脏抑制和血压下降，宜在心电图监护下进行。

（刘　浩）

# 第十四章
# 抗中枢神经系统退行性疾病药

## 一、学习重点

掌握左旋多巴药理作用及其机制、临床应用和不良反应。熟悉卡比多巴、司来吉兰、溴隐亭、金刚烷胺的药理作用及临床应用;治疗阿尔茨海默病药的分类及各药的特点。

## 二、难点解析

**(一)抗帕金森病药**

1. 拟多巴胺类药

(1)左旋多巴

1)作用特点:为多巴胺的前体物质,通过血-脑屏障后,补充纹状体中多巴胺的不足,从而发挥抗帕金森病的作用。左旋多巴的作用特点是:①对轻症及较年轻患者疗效较好,而重症及年老衰弱患者疗效较差;②对肌肉僵直及运动障碍疗效较好,而对肌肉震颤症状疗效差,如长期及较大剂量用药则对肌肉震颤仍可见效;③作用较慢,常需用药 2~3 周才可出现客观体征的改善,1~6 个月以上才可获得最大疗效,但作用持久。

2)不良反应:①胃肠道反应:在治疗初期即出现恶心、呕吐、食欲减退等。②心血管反应:在治疗初期出现轻度体位性低血压。多巴胺作用于心脏的 β 受体,可引起心动过速或心律失常。③非自主异常运动:用药 2~4 个月后出现不随意运动,多见于面部肌群,如张口、咬牙、伸舌、皱眉、头颈部扭动等。也可累及肢体或躯体肌群,偶见喘息样呼吸或过度呼吸。长期用药的患者,还可出现对左旋多巴的耐受,表现为"开-关现象",患者突然多动不安(开),而后又出现全身性或肌强直性运动不能(关),严重的妨碍病人的正常活动。④精神障碍:常出现失眠、多梦、焦虑、狂躁、幻觉、妄想、抑郁等。可能与多巴胺作用于大脑边缘系统有关。

3)药物相互作用:①维生素 $B_6$ 是多巴脱羧酶的辅基,可增强左旋多巴的外周副作用,降低疗效。②抗精神病药,能阻滞黑质-纹状体多巴胺通路功能,利血平能耗竭中枢多巴胺,引起帕金森综合征,对抗左旋多巴的作用,因此禁与左旋多巴合用。③单胺氧化酶(MAO)抑制药如苯乙肼,有一定的抑制 MAO-A 的作用,使血中去甲肾上腺素含量增高,造成血压升高。④拟肾上腺素药可加重左旋多巴引起的心血管方面的不良反应,故不宜合用。⑤外周多巴胺受体阻断剂多潘立酮不能进入中枢,故可用于减少左旋多巴的外周不良反应。

(2)卡比多巴:由于不易通过血-脑屏障,故与左旋多巴合用时,仅能抑制外周多巴脱羧酶的活性,从而减少多巴胺在外周组织的生成,同时提高脑内多巴胺的浓度。既能提高左旋多巴的疗效,又能减轻其外周的副作用,是左旋多巴的重要辅助药。

（3）溴隐亭：能选择性地直接激动纹状体多巴胺受体，可减轻 PD 患者的运动不能、僵直、震颤等症状。对于左旋多巴治疗失败或不能耐受的患者有效，如与左旋多巴合用可延长药物作用时间，减少"开-关"现象。不良反应较多，消化系统、心血管系统、精神系统症状都可出现，比左旋多巴更常见且严重。

（4）金刚烷胺：对各型帕金森病均有缓解症状的作用，其疗效不及左旋多巴，但优于胆碱受体阻断药。对 PD 的肌肉强直、震颤和运动障碍的缓解较好。

（5）司来吉兰：司来吉兰为选择性单胺氧化酶 MAO-B 抑制剂，能迅速通过血-脑屏障，抑制脑内多巴胺的降解代谢，使多巴胺浓度增加，与左旋多巴合用后，能增加疗效，减少外周副作用，并能消除长期使用左旋多巴出现的"开-关反应"。

2. 胆碱受体阻断药　如苯海索、苯扎托品等通过阻断中枢胆碱受体，减弱黑质-纹状体通路中的乙酰胆碱作用，对震颤的效果好，也能改善运动障碍和肌肉强直，不良反应类似阿托品。

**（二）治疗阿尔茨海默病药**

1. 他克林　药理作用：①抑制 AChE 减少 ACh 降解。②可激动 M 型受体和 N 型受体，促进 ACh 的释放。③还可促进脑组织对葡萄糖的利用。最常见的不良反应为肝毒性。

2. 多奈哌齐　对中枢神经系统 AChE 的选择性高，通过抑制 AChE 来增加中枢 ACh 的含量。能改善轻度至中度 AD 患者的认知能力和临床综合功能。用于治疗轻度至中度 AD。具有剂量小、毒性低等优点。外周不良反应较少，患者耐受性较好。

3. 加兰他敏　对神经元中的 AChE 有高度选择性，用于治疗轻、中度 AD，疗效与他克林相当，但没有肝毒性。

4. 石杉碱甲　为强效、可逆性 AChE 抑制药，有很强的拟胆碱活性，能易化神经肌肉接头递质传递。对改善衰老性记忆障碍及老年痴呆患者的记忆功能有良好作用。·常见不良反应有恶心、头晕、多汗、腹痛、视物模糊等。

# 三、习　题

**（一）选择题**

**【A 型题】**

1. 有关卡比多巴的叙述，下述哪项是**错误**的
   A. 是外周多巴脱羧酶抑制剂　　　　　B. 能提高 L-Dopa 的疗效
   C. 单用有抗帕金森病作用　　　　　　D. 能减轻 L-Dopa 外周的副作用
   E. 能提高脑内多巴胺的浓度

2. 治疗帕金森病最佳联合用药是
   A. 左旋多巴+卡比多巴　　　　　　　B. 左旋多巴+卡比多巴+维生素 $B_6$
   C. 左旋多巴+维生素 $B_6$　　　　　　D. 卡比多巴+维生素 $B_6$
   E. 苯海索+卡比多巴

3. 有关苯海索的叙述，下列**错误**的是
   A. 抗震颤疗效好　　　　　　　　　　B. 外周抗胆碱作用弱
   C. 对氯丙嗪引起的帕金森综合征无效　D. 对肌僵直有效
   E. 有口干副作用

4. 某 60 岁男性患者呈典型的"面具脸"及"慌张步态"，确诊为帕金森病，但患者同时又患有青光眼，所以患者最好**不要用**
   A. 苯海索　　　　　　　　B. 左旋多巴　　　　　　　C. 卡比多巴

D. 培高利特　　　　　　　　　E. 金刚烷胺

5. 下列哪项**不属于**左旋多巴的早期反应
  A. 恶心、呕吐　　　　　　B. 直立性低血压　　　　　C. 心律失常
  D. 运动过多症　　　　　　E. 厌食

6. 治疗氯丙嗪引起的帕金森综合征应选用
  A. 地西泮　　　　　　　　B. 左旋多巴　　　　　　　C. 多巴胺
  D. 苯海索　　　　　　　　E. 溴隐亭

7. 下列关于左旋多巴治疗帕金森病的描述哪项**不正确**
  A. 作用慢,要 2~3 周开始改善体征　　　B. 要 1~6 个月才能获得最大疗效
  C. 对肌肉震颤效果好　　　　　　　　　D. 对肌肉僵直及运动困难效果好
  E. 重症及年老体弱者效果

8. 维生素 $B_6$ 与左旋多巴合用,表现为下列哪项作用
  A. 增加左旋多巴的外周副作用　　　　　B. 减少左旋多巴的外周副作用
  C. 减少左旋多巴的中枢作用　　　　　　D. 增加左旋多巴的中枢作用
  E. 以上都不是

【B 型题】
  A. 左旋多巴　　　　　　　B. 司来吉兰　　　　　　　C. 溴隐亭
  D. 苯海索　　　　　　　　E. 金刚烷胺

1. 激动多巴胺受体的是

2. 具有抗病毒作用的是

3. 补充黑质纹状体系统多巴胺不足

4. 阻断中枢胆碱受体

  A. 他克林　　　　　　　　B. 多奈哌齐　　　　　　　C. 加兰他敏
  D. 石杉碱甲　　　　　　　E. 金刚烷胺

5. 既可治疗 AD 又可用于重症肌无力的是

6. 可激动 M 型受体和 N 型受体的是

7. 对大脑皮质及海马神经元的损伤具有保护作用的是

【X 型题】
1. 苯海索抗帕金森病的**不正确**描述有
  A. 适用于早期轻症患者　　　　　　　　B. 可与左旋多巴合用
  C. 疗效比左旋多巴好　　　　　　　　　D. 对抗精神病药引起的帕金森综合征无效
  E. 适用于不能耐受左旋多巴的患者

2. 苯海索抗帕金森病的正确描述有
  A. 作用机制是增加脑内多巴胺神经元活性　　B. 作用机制是在脑内发挥抗胆碱作用
  C. 合并青光眼的患者禁用　　　　　　　　　D. 作用机制是促使脑内多巴胺释放
  E. 易透过血脑屏障

3. 维生素 $B_6$ 降低左旋多巴抗帕金森病疗效的原因是
  A. 加速左旋多巴在外周组织转化成多巴胺　　B. 增加左旋多巴的代谢
  C. 直接对抗左旋多巴的作用　　　　　　　　D. 增加外周多巴脱羧酶的活性
  E. 抑制外周多巴脱羧酶的活性

4. 属于治疗 AD 的胆碱酯酶抑制剂包括

A. 他克林             B. 加兰他敏           C. 多奈哌齐

D. 石杉碱甲         E. 苯海索

**（二）填空题**

1. 经典的抗帕金森病药分为＿＿＿＿＿＿＿＿和＿＿＿＿＿＿＿＿两类。

2. 左旋多巴用药期间应禁用维生素＿＿＿＿＿＿＿＿。

3. 他克林最常见的不良反应是＿＿＿＿＿＿＿＿。

**（三）简答题**

1. 为什么抗精神病药氯丙嗪引起的帕金森综合征不能用左旋多巴进行治疗？

2. 左旋多巴与卡比多巴合用治疗帕金森病的理由。

**（四）论述题**

1. 左旋多巴和苯海索合用为什么能产生协同的治疗帕金森病作用？

2. 试述左旋多巴的不良反应。

# 四、参 考 答 案

**（一）选择题**

**【A 型题】**

1. C    2. A    3. C    4. A    5. D    6. D    7. C    8. A

**【B 型题】**

1. C    2. E    3. A    4. D    5. C    6. A    7. B

**【X 型题】**

1. CD    2. BCE    3. AD    4. ABCD

**（二）填空题**

1. 拟多巴胺类药　胆碱受体阻断药

2. $B_6$

3. 肝脏毒性

**（三）简答题**

1. 正常情况下，黑质纹状体内含有适量的 ACh 和 DA 等神经递质，其中 DA 为对脊髓前角运动神经元起抑制作 ACh 对脊髓前角运动神经元起兴奋作用。正常情况下这两条通路功能处于平衡状态，共同调节机体运动功能。长期应用氯丙嗪由于阻断了多巴胺受体，使 ACh 的作用相对增强，出现锥体外系症状，引起帕金森综合征。此时应该使用中枢抗胆碱药如苯海索进行对抗。因为多巴胺受体被阻断，使用左旋多巴治疗是无效的。

2. 卡比多巴是外周多巴脱羧酶抑制剂，可减少左旋多巴在外周脱羧，使左旋多巴进入中枢的药量增加，增加药效，减少外周的不良反应。

**（四）论述题**

1. 左旋多巴和苯海索都易通过血脑屏障，左旋多巴作为多巴胺的前体物补充纹状体中多巴胺，具有对肌肉强直和运动困难疗效好，对肌肉震颤效果差的特点，而苯海索通过阻断中枢胆碱受体，抗胆碱作用，多巴胺功能相对增强，特点是对震颤效果较好，对肌肉强直和运动困难效果差。

2. （1）胃肠道反应：约 80% 的 PD 患者在治疗初期即出现恶心、呕吐、食欲减退等。继续用药可消失。可服用 $D_2$ 受体阻断剂多潘立酮缓解。

（2）心血管反应：约 30% 的 PD 患者在治疗初期出现轻度体位性低血压，原因未明。少数患者头晕，继续用药可减轻。此外，多巴胺作用于心脏的 β 受体，可引起心动过速或心律失常。可服用 β 受体阻断剂治疗。

（3）非自主异常运动：约50%的PD患者在用药2~4个月后出现不随意运动，多见于面部肌群，如张口、咬牙、伸舌、皱眉、头颈部扭动等。也可累及肢体或躯体肌群。另外，长期用药的患者，还可出现对左旋多巴的耐受，表现为"开-关现象"，患者突然多动不安（开），而后又出现全身性或肌强直性运动不能（关），严重地妨碍病人的正常活动。

（4）精神障碍：常出现失眠、多梦、焦虑、狂躁、幻觉、妄想、抑郁等。减量或停药后可好转，精神病患者慎用。

（5）其他不良反应：散大瞳孔，加重少数患者的痛风症状；出现嗅觉、味觉异常，唾液及尿液呈褐色等。

（刘　浩）

# 第十五章
# 抗精神失常药

## 一、学习重点

掌握氯丙嗪的药理作用、作用机制、临床应用及主要不良反应。熟悉抗精神病药的分类及各类代表药物的药理作用特点。熟悉抗躁狂症药和抗抑郁症药各类代表药物的药理作用特点。

## 二、难点解析

难点:抗精神病药物作用机制。

1. 阻断中脑-边缘系统通路和中脑-皮层通路多巴胺受体 人类中枢神经系统主要存在 4 条 DA 能神经通路,即黑质-纹状体通路、中脑-皮质通路、中脑-边缘系统通路和结节-漏斗通路。黑质-纹状体通路所含有的 DA 占全脑含量的 70% 以上,是锥体外系运动功能的高级中枢。各种原因导致该通路的 DA 功能减弱均可导致帕金森病。反之,该通路的功能亢进时,则出现多动症。中脑-边缘系统通路和中脑-皮质通路主要调控人类的精神活动,前者主要调控情绪反应,后者则主要参与认知、思想、感觉、理解和推理能力的调控。结节-漏斗通路主要调控垂体激素的分泌,如抑制 PRL 的分泌、促进 ACTH 和 GH 的分泌等。

对精神分裂症的病因曾先后提出过许多假说,目前中脑-边缘系统通路和中脑-皮质通路 DA 系统功能亢进的学说得到了广泛的认可。精神分裂症病因的 DA 功能亢进假说认为,精神分裂症(尤其是 I 型)是由于中脑-边缘系统通路和中脑-皮质通路的 $D_2$ 样受体功能亢进所致。需要指出的是,目前临床使用的大多数抗精神病药物并不是选择性 $D_2$ 样受体拮抗剂,因此,在发挥疗效的同时,均可引起不同程度的锥体外系副作用,这是由于药物非特异性拮抗黑质-纹状体通路中的 DA 受体所致。

2. 阻断 5-HT 受体 目前临床上常用的非经典抗精神病药物如氯氮平(clozapine)和利培酮(risperidone)的抗精神病作用主要是通过阻断 5-HT 受体而实现的。其中,氯氮平是选择性 $D_4$ 亚型受体拮抗剂,对其他 DA 亚型受体几无亲合力;利培酮阻断 5-HT 受体的作用显著强于其阻断 $D_2$ 亚型受体的作用。因此,即使长期应用氯氮平和利培酮也较少引起锥体外系不良反应的发生。

## 三、习　题

### (一)填空题

1. 氯丙嗪小剂量时可阻断催吐化学感受区的＿＿＿＿＿＿受体,大剂量时直接抑制＿＿＿＿,所以镇吐作用很＿＿＿＿,但对于＿＿＿＿引起的呕吐无效。

2. 氯丙嗪与_____、_____配伍组成"冬眠合剂"。

3. 碳酸锂主要由_____排泄,体内摄入氯化钠可_____锂盐的排泄。

4. 长期大量使用氯丙嗪,常见而严重的不良反应是_____,产生这一不良反应的原因是_____,此时可选用_____治疗。

5. 能翻转肾上腺素升压作用的药物有_____和_____。

## (二)选择题

### 【A 型题】

1. 抗精神失常药是指
   A. 治疗精神分裂症的药物      B. 治疗精神活动障碍的药物
   C. 治疗躁狂症的药物      D. 治疗抑郁症的药物
   E. 治疗焦虑症的药物

2. 氯丙嗪口服生物利用度低的原因是
   A. 吸收少      B. 首过消除
   C. 排泄快      D. 血浆蛋白结合率高
   E. 分布容积大

3. 可用于治疗精神分裂症阴性症状的药物是
   A. 五氟利多      B. 氯氮平
   C. 奋乃静      D. 氟哌啶醇
   E. 舒必利

4. 下列哪种药物可用于处理氯丙嗪引起的低血压
   A. 肾上腺素      B. 多巴胺
   C. 麻黄碱      D. 去甲肾上腺素
   E. 异丙肾上腺素

5. 氯丙嗪**不应**作皮下注射的原因是
   A. 吸收不规则      B. 局部刺激性强
   C. 与蛋白质结合      D. 吸收太慢
   E. 吸收太快

6. 氯丙嗪引起的视力模糊、心动过速和口干、便秘等是由于阻断
   A. 多巴胺(DA)受体      B. α 肾上腺素受体
   C. β 肾上腺素受体      D. M 胆碱受体
   E. N 胆碱受体

7. 小剂量氯丙嗪镇吐作用的部位是
   A. 呕吐中枢      B. 胃黏膜传入纤维
   C. 黑质-纹状体通路      D. 结节-漏斗通路
   E. 延髓催吐化学感觉区

8. 作用最强的吩噻嗪类药物是
   A. 氯丙嗪      B. 奋乃静
   C. 硫利达嗪      D. 氟奋乃静
   E. 三氟拉嗪

9. 常用于治疗以兴奋躁动、幻觉、妄想为主的精神分裂症的药物
   A. 氟哌啶醇      B. 氟奋乃静
   C. 硫利达嗪      D. 氯普噻吨

E. 三氟拉嗪

10. 可作为神经阻滞镇痛术组成成分的药物是
    A. 氟哌啶醇
    B. 氟奋乃静
    C. 氟哌利多
    D. 氯普噻吨
    E. 五氟利多

11. 氯丙嗪在正常人引起的作用是
    A. 烦躁不安
    B. 情绪高涨
    C. 紧张失眠
    D. 感情淡漠
    E. 以上都不是

12. 丙米嗪最常见的副作用是
    A. 阿托品样作用
    B. 变态反应
    C. 中枢神经症状
    D. 造血系统损害
    E. 奎尼丁样作用

13. 使用胆碱受体阻断药反可使氯丙嗪的哪种不良反应加重
    A. 帕金森综合征
    B. 迟发性运动障碍
    C. 静坐不能
    D. 体位性低血压
    E. 急性肌张障碍

14. 氟奋乃静的作用特点是
    A. 抗精神病和降压作用都强
    B. 抗精神病和锥体外系作用都强
    C. 抗精神病和降压作用都弱
    D. 抗精神病和锥体外系作用都弱
    E. 抗精神现和镇静作用都强

15. 氯丙嗪长期大剂量应用最严重的不良反应是
    A. 胃肠道反应
    B. 体位性低血压
    C. 中枢神经系统反应
    D. 锥体外系反应
    E. 变态反应

16. 可用于治疗氯丙嗪引起的帕金森综合征的药物是
    A. 多巴胺
    B. 地西泮
    C. 苯海索
    D. 左旋多巴
    E. 美多巴

17. 氯丙嗪可引起下列哪种激素分泌
    A. 甲状腺激素
    B. 催乳素
    C. 促肾上腺皮质激素
    D. 促性腺激素
    E. 生长激素

18. 吩噻嗪类药物引起锥体外系反应的机制是阻断
    A. 中脑-边缘叶通路 DA 受体
    B. 结节-漏斗通路 DA 受体
    C. 黑质-纹状体通路 DA 受体
    D. 中脑-皮质通路 DA 受体
    E. 中枢 M 胆碱受体

19. 碳酸锂主要用于治疗
    A. 躁狂症
    B. 抑郁症
    C. 精神分裂症
    D. 焦虑症
    E. 多动症

20. 氯丙嗪对下列哪种病因所致的呕吐无效

A. 癌症      B. 晕动病

C. 胃肠炎      D. 吗啡

E. 放射病

21. **不属于**三环类的抗抑郁药是

    A. 丙米嗪      B. 地昔帕明

    C. 马普替林      D. 阿米替林

    E. 多塞平

22. 氯丙嗪引起的锥体外系反应**不包括**下列哪一项

    A. 迟发性运动障碍      B. 肌张力降低

    C. 帕金森综合征      D. 静坐不能

    E. 急性肌张力障碍

**【X 型题】**

1. 氯丙嗪的药理作用包括

    A. 镇静、安定作用      B. 抑制体温调节中枢

    C. 镇吐作用      D. 抗精神病作用

    E. M 受体激动作用

2. 氯丙嗪的不良反应有

    A. 锥体外系反应      B. 视力模糊,眼压升高

    C. 体位性低血压      D. 内分泌系统功能紊乱

    E. 泌尿系统不良反应

3. 氯丙嗪扩张血管的原因包括

    A. 阻断 α 肾上腺素受体      B. 阻断 M 胆碱受体

    C. 抑制血管运动中枢      D. 减少 NA 的释放

    E. 直接舒张血管平滑肌

4. 氯丙嗪的禁忌证有

    A. 昏迷病人      B. 癫痫

    C. 严重肝功能损害      D. 高血压

    E. 胃溃疡

5. 治疗躁狂症的药物有

    A. 碳酸锂      B. 马普替林

    C. 氯丙嗪      D. 氟哌啶醇

    E. 多塞平

6. 氯丙嗪降温作用特点包括

    A. 抑制体温调节中枢,使体温调节失灵      B. 不仅降低发热体温,也降低正常体温

    C. 临床上配合物理降温用于低温麻醉      D. 对体温的影响与环境温度无关

    E. 作为人工冬眠,使体温、代谢及耗氧量均降低

7. 氯丙嗪可阻断的受体包括

    A. DA 受体      B. 5-HT 受体

    C. M 胆碱受体      D. α 肾上腺素受体

    E. 甲状腺素受体

8. 对抑郁症状有效的药物有

    A. 氯丙嗪      B. 氯普噻吨

C. 丙米嗪          D. 舒必利

E. 碳酸锂

9. 氯丙嗪的锥体外系反应有

  A. 急性肌张力障碍          B. 体位性低血压

  C. 静坐不能          D. 帕金森综合征

  E. 迟发性运动障碍

10. 苯海索对氯丙嗪引起的哪些不良反应有效

  A. 急性肌张力障碍          B. 体位性低血压

  C. 静坐不能          D. 帕金森综合征

  E. 迟发性运动障碍

11. 与氯丙嗪抗精神病作用机制有关的DA神经通路有

  A. 中脑-边缘叶通路          B. 黑质-纹状体通路

  C. 结节-漏斗通路          D. 中脑-皮质通路

  E. 脑干网状结构上行激活系统

### （三）问答题

1. 试述氯丙嗪的药理作用与临床应用。

2. 试述氯丙嗪的不良反应。

3. 氟哌啶醇的作用特点如何？

4. 氯丙嗪过量或中毒所致血压下降，为什么不能应用肾上腺素治疗？

## 四、参考答案

### （一）填空题

1. DA　呕吐中枢　强大　晕动病

2. 异丙嗪　哌替啶

3. 肾脏　促进

4. 锥体外系反应　阻断黑质-纹状体通路$DA_2$受体　苯海索

5. 氯丙嗪　酚妥拉明

### （二）选择题

【A型题】

1. B    2. B    3. E    4. D    5. B    6. D    7. E    8. D    9. A    10. C

11. D    12. A    13. B    14. B    15. D    16. C    17. B    18. C    19. A    20. B

21. C    22. B

【X型题】

1. ABCD    2. ABCD    3. ACD    4. ABC    5. ACD    6. ABCE    7. ACD    8. BCDE

9. ACDE    10. AD    11. AD

### （三）问答题

1.（1）中枢作用

抗精神病作用：用药后幻觉、妄想症状消失，情绪安定，理智恢复，用于精神分裂症。

镇吐作用：对各种原因引起的呕吐（除外晕动病）都有效。

影响体温调节：用药后体温随环境温度而升降。用于低温麻醉与冬眠疗法。

加强中枢抑制药作用，合用时宜减量。

（2）自主神经系统作用：阻断 α、M 受体，主要引起血压下降，口干等副作用。

（3）内分泌系统作用致催乳素分泌增加引起泌乳，促性腺激素、生长素、促肾上腺皮质激素分泌减少。

2.（1）一般反应：①阻断 M 受体引起口干、便秘等。②阻断 α 受体引起体位性低血压。

（2）锥体外系反应（长期大量应用时最常见的不良反应）：①急性锥体外系运动障碍，表现三种形式：帕金森综合征（最常见）；急性肌张力障碍；静坐不能。②迟发生运动障碍（长期用药出现，停药后不消失）。

（3）过敏反应：皮疹、皮炎、微胆管阻塞性黄疸、粒细胞减少。

（4）药源性精神异常，表现抑郁症状等。

（5）猝死：冠心病患者易发生。

（6）急性中毒：表现昏睡休克。

3. 氟哌啶醇抗精神病作用很强，尤以抗躁狂、幻觉、妄想的作用显著，阻断中枢 $D_2$ 受体作用较吩噻嗪类强，镇吐效应亦强，镇静、阻断 α 受体与抗胆碱作用较氯丙嗪弱。

4. 氯丙嗪降压主要是由于阻断 α 受体。肾上腺素可激活 α 和 β 受体产生心血管效应。氯丙嗪中毒时，肾上腺素用后仅表现 β 效应，结果使血压更加降低，故不宜选用，而应选用主要激动 α 受体之去甲肾上腺素。

（弥　曼）

# 第十六章
# 镇 痛 药

## 一、学 习 重 点

熟悉镇痛药的概念、镇痛药的分类、阿片受体的分类与功能、疼痛发生的机制、疼痛的类型。掌握阿片生物碱类镇痛药、人工合成镇痛药、其他镇痛药的药理作用、作用特点、作用机制、体内过程、临床应用、典型不良反应及监护要点。了解疼痛的临床意义、镇痛药应用的基本原则、适应证以及阿片受体阻断药的特点。

## 二、难 点 解 析

镇痛药是指可以作用于中枢神经系统,选择性抑制痛觉,缓解和制止疼痛的药物。作用强大,适用于剧烈疼痛。多数药物连续应用可产生依赖性。

### (一)镇痛药的分类

镇痛药可以分为麻醉性镇痛药和非麻醉性镇痛药。其中麻醉性镇痛药包括:阿片生物碱类、半合成吗啡类和合成阿片类;合成阿片类又可分为苯哌啶类、二苯甲烷类、吗啡烷类和苯并吗啡烷类。而非麻醉性镇痛药可分为非甾体抗炎药和中枢性镇痛药。

### (二)主要镇痛药的药理作用和注意事项

1. 吗啡　为强效镇痛药。可缓解或消除严重创伤、烧伤、手术等引起的剧痛和晚期癌症疼痛;静脉注射吗啡常可迅速缓解心源性哮喘病人气促和窒息感;加用解痉药可缓解内脏平滑肌痉挛;同时还适用于急、慢性消耗性腹泻,以减轻症状。治疗量吗啡可引起眩晕、恶心、呕吐、便秘、呼吸抑制、尿少、排尿困难(老年多见)、胆道压力增高,甚至胆绞痛、直立性低血压(低血容量者易发生)等;长期应用阿片类药物易产生耐受性和药物依赖性;吗啡过量可引起急性中毒,主要表现为昏迷、深度呼吸抑制、瞳孔缩小,可静脉注射纳洛酮解救。吗啡能通过胎盘进入胎儿体内以及对抗缩宫素对子宫的兴奋作用,故禁用于分娩止痛;吗啡可经乳汁分泌,也禁用于哺乳妇女止痛;由于抑制呼吸、抑制咳嗽反射以及释放组胺,可致支气管收缩,禁用于支气管哮喘及肺心病患者;颅脑损伤所致颅内压升高的患者、肝功能严重减退患者及新生儿和婴儿禁用。

吗啡与氮芥、环磷酰胺合用,增加氮芥、环磷酰胺的毒性。与二甲双胍合用,增加乳酸性酸中毒的危险性。与 M 胆碱受体阻断剂(尤其是阿托品)合用,便秘加重,增加麻痹性肠梗阻和尿潴留的危险性。与胍乙啶、美卡拉明、金刚烷胺、溴隐亭、左旋多巴、利多卡因、普鲁卡因胺、奎尼丁、亚硝酸盐、利尿药合用发生体位性低血压。与生长抑素、利福平、利福布汀合用降低吗啡的疗效。与美西律合用抑制并延迟美西律的吸收。与艾司洛尔合用使艾司洛尔的血药浓度升高。与纳洛酮、烯丙吗啡合用拮抗吗啡的作用。与西咪替丁合用出现呼吸暂停、精神错乱和肌肉抽搐。与纳曲酮、卡马西平合用出现阿片戒断症状。与香草醛合用增加香草醛的抗凝血作用。

2. 可待因　有镇咳、镇痛作用。用于各种原因引起的剧烈干咳,对干咳伴胸痛者尤为适用。治疗剂量不良反应少见,偶有恶心、呕吐、便秘及眩晕等。过量能明显抑制呼吸,也可致兴奋、烦躁不安。反复应用可产生耐受性和成瘾性。

可待因可通过胎盘屏障,使用后致胎儿产生药物依赖,故妊娠期间禁用。分娩期应用本品可引起新生儿呼吸抑制。可待因可经乳汁分泌,也禁用于哺乳妇女止痛。痰多黏稠者禁用,以防因抑制咳嗽反射,使大量痰液阻塞呼吸道,继发感染而加重病情。可待因与抗胆碱药合用时,可加重便秘或尿潴留的不良反应。与美沙酮或其他吗啡类药合用时,可加重中枢性呼吸抑制作用。与肌肉松弛药合用时,呼吸抑制作用更为显著。

3. 哌替啶　主要激动 $\mu$ 型阿片受体,药理作用与吗啡基本相同,镇痛作用为吗啡的 $1/10 \sim 1/7$,持续时间短,为 $2 \sim 4$ 小时。镇静、呼吸抑制、致欣快和扩血管作用与吗啡相当。也能兴奋平滑肌,提高平滑肌和括约肌的张力。大剂量哌替啶可引起支气管平滑肌收缩。可替代吗啡用于创伤、术后以及晚期癌症等引起的各种剧痛;用于内脏绞痛须与解痉药如阿托品合用;辅助心源性哮喘治疗;与氯丙嗪、异丙嗪组成人工冬眠合剂,用于麻醉前给药。

治疗量不良反应与吗啡相似,可致眩晕、出汗、口干、恶心、呕吐,心悸和直立性低血压等。剂量过大可明显抑制呼吸。室上性心动过速、颅脑损伤、颅内占位性病变、慢性阻塞性肺疾患、支气管哮喘、严重肺功能不全等禁用。严禁与单胺氧化酶抑制剂同用。本品与单胺氧化酶抑制药合用可引起谵妄、高热、多汗、惊厥、严重呼吸抑制、昏迷甚至死亡;氯丙嗪、异丙嗪、三环类抗抑郁药加重哌替啶的呼吸抑制,可加强双香豆素等抗凝血药的作用,合用时应酌情减量。与氨茶碱、肝素钠、磺胺嘧啶、呋塞米、头孢哌酮等药配伍,易产生浑浊或沉淀。

4. 美沙酮　适用于创伤、手术及晚期癌症等所致剧痛,亦可用于吗啡、海洛因等成瘾的脱毒治疗。可致恶心、呕吐、便秘、头晕、口干和抑郁等。长期用药易致多汗、淋巴细胞数增多、血浆白蛋白和糖蛋白以及催乳素含量升高。皮下注射有局部刺激作用,可致疼痛和硬结。禁用于分娩止痛,以免影响产程和抑制胎儿呼吸。

本品可导致呼吸抑制,过量中毒的主要原因是肺水肿,故呼吸功能不全者禁用;忌作麻醉前和麻醉中用药;美沙酮过量中毒时可应用纳洛酮注射剂抢救。对于阿片依赖脱毒治疗和替代维持治疗者,应遵循不同的治疗原则,此外,根据患者药物依赖严重程度和其生理状况进行个体化用药。美沙酮与西咪替丁复合可增强其镇痛作用,与利福平、苯妥英钠复合可加快其代谢而诱发戒断反应,服药期间慎用镇静、催眠药。异烟肼、吩噻嗪类、尿液碱化剂可减少美沙酮排泄,复合时需酌情减量。与抗高血压药合用可致血压下降过快,严重的可发生晕厥。

5. 喷他佐辛　适用于各种慢性疼痛,对剧痛的止痛效果不及吗啡。常见不良反应有镇静、嗜睡、眩晕、出汗、轻微头痛,恶心、呕吐少见。大剂量应用喷他佐辛可引起呼吸抑制、血压上升及心率加速。喷他佐辛加强括约肌对胆汁流出的阻力,因此胆道内镜检查时或患有胆道疾病的病人慎用。可升高肺动脉压和中心静脉压,加重心脏的负荷,不可用于缓解心肌梗死的疼痛。因拮抗 $\mu$ 型受体,本品与吗啡合用可加重吗啡的戒断症状。

6. 芬太尼　主要用于麻醉辅助用药和静脉复合麻醉或与氟哌利多合用产生神经阻滞镇痛。亦可通过硬膜外或蛛网膜下腔给药治疗急性术后痛和慢性痛。不良反应可见眩晕、恶心、呕吐及胆道括约肌痉挛。大剂量产生明显肌肉僵直,静脉注射过快可致呼吸抑制。反复用药易产生依赖性。不宜与单胺氧化酶抑制药合用。禁用于支气管哮喘、重症肌无力、颅脑肿瘤或颅脑外伤引起昏迷的患者以及 2 岁以下儿童。

7. 曲马多　中枢性镇痛药,镇痛效力与喷他佐辛相当,镇咳效力为可待因的 $1/2$,呼吸抑制作用弱,对胃肠道无影响,也无明显的心血管作用。适用于中度以上的急、慢性疼痛,如手术、创伤、分娩及晚期肿瘤疼痛等。不良反应和其他镇痛药相似,偶见多汗、头晕、恶心、呕吐、口干、疲劳等。

8. 纳洛酮  对各型阿片受体都有竞争性拮抗作用,作用强度依次为 μ>κ>δ 型受体。口服易吸收,首过消除明显,故常静脉给药。临床用于阿片类药急性中毒,解救呼吸抑制及其他中枢抑制症状。

【延伸阅读】

### 镇痛药的用药监护

使用成瘾性镇痛药时,需按患者个体情况及所存在的病理生理情况调整用药量;硬膜外与蛛网膜下隙给药不得使用含防腐剂的制剂;门诊患者的镇痛,按需宜选用本类药与对乙酰氨基酚等非甾体抗炎药组成的复方制剂为宜;哌替啶不适于广泛用于晚期癌性疼痛。

镇痛药的使用原则:①口服给药,尽可能避免创伤性给药;②"按时"给药而不是"按需"给药,即所谓只在疼痛时给药;③按阶梯给药;④用药应个体化。

## 三、习　　题

(一) 选择题

【A 型题】

1. 吗啡镇痛作用的机制是

    A. 阻断脑室、导水管周围灰质的阿片受体

    B. 激动脑室、导水管周围灰质的阿片受体

    C. 抑制前列腺素合成,降低对致痛物质的敏感性

    D. 阻断大脑边缘系统的阿片受体

    E. 阻断钠离子通道

2. 吗啡的适应证是

    A. 分娩止痛　　　　　　　　B. 支气管哮喘　　　　　　　　C. 心源性哮喘

    D. 颅脑外伤止痛　　　　　　E. 感染性腹泻

3. 下列叙述中,**错误**的是

    A. 可待因的镇咳作用比吗啡强

    B. 等效镇痛剂量的哌替啶对呼吸的抑制程度与吗啡相等

    C. 喷他佐辛久用不易成瘾

    D. 吗啡是阿片受体的激动剂

    E. 吗啡和哌替啶都能用于心源性哮喘

4. 吗啡**不用于**慢性钝痛是因为

    A. 治疗量就能抑制呼吸　　　　　　　　B. 对钝痛的效果欠佳

    C. 连续多次应用易成瘾　　　　　　　　D. 引起体位性低血压

    E. 引起便秘和尿潴留

5. 吗啡对中枢神经系统的作用是

    A. 镇痛,镇静,催眠,呼吸抑制,止吐　　　　B. 镇痛,镇静,镇咳,呼吸兴奋

    C. 镇痛,镇静,镇咳,缩瞳,呕吐　　　　　　D. 镇痛,镇静,止吐,呼吸抑制

    E. 镇痛,镇静,扩瞳,呼吸抑制

6. 阿片类镇痛药的特点是

    A. 有镇痛、解热作用　　　　　　　　　　B. 有镇痛、抗炎作用

C. 有镇痛、解热、抗炎作用      D. 有强大的镇痛作用,无成瘾性

     E. 有强大的镇痛作用,反复应用容易成瘾

7. **不属于**吗啡的中枢神经系统作用的是

     A. 抑制呼吸            B. 镇咳            C. 缩瞳

     D. 镇静            E. 颅内压升高

8. 吗啡抑制呼吸的主要原因是

     A. 作用于导水管周围灰质      B. 作用于蓝斑核

     C. 降低呼吸中枢对血液 $CO_2$ 张力的敏感性      D. 作用于脑干极后区

     E. 作用于迷走神经背核

9. "冬眠合剂"是指下述哪一组药物

     A. 苯巴比妥+异丙嗪+吗啡      B. 苯巴比妥+氯丙嗪+吗啡

     C. 氯丙嗪+异丙嗪+吗啡      D. 氯丙嗪+异丙嗪+哌替啶

     E. 氯丙嗪+阿托品+哌替啶

10. 产妇临产前 2~4 小时**不宜**用哌替啶的原因是

     A. 产妇对哌替啶的抑制呼吸作用极为敏感

     B. 新生儿对哌替啶的呼吸抑制作用极为敏感

     C. 易致眩晕、恶心、呕吐

     D. 可致体位性低血压

     E. 可使脑血管扩张而致脑脊液压力升高

11. 主要激动阿片 κ 受体,又可拮抗 μ 受体的药物是

     A. 美沙酮            B. 吗啡            C. 喷他佐辛

     D. 曲马多            E. 洛沙酮

12. 药物作用与阿片受体**无关**的是

     A. 哌替啶            B. 纳洛酮            C. 可待因

     D. 海洛因            E. 罗通定

13. 哌替啶**不能**直接用于治疗胆绞痛的原因是

     A. 对胆道平滑肌无解痉作用      B. 引起胆道括约肌痉挛

     C. 易成瘾      D. 抑制呼吸

     E. 镇痛作用不如吗啡

14. 服用阿片过量引起最严重的不良反应是

     A. 呼吸抑制      B. 排尿困难、尿潴留

     C. 心动过速      D. 视力模糊

     E. 血压升高

15. 吗啡用于止痛的常用剂量是

     A. 5~10mg            B. 5~10μg            C. 0.1~0.2g

     D. 10~20g            E. 100mg

16. 阿片受体部分激动剂是

     A. 吗啡            B. 纳洛酮            C. 哌替啶

     D. 美沙酮            E. 喷他佐辛

17. 吗啡主要用于

     A. 急性锐痛            B. 胃肠绞痛            C. 肾绞痛

     D. 慢性钝痛            E. 分娩镇痛

18. 胆绞痛时止痛应选用

    A. 哌替啶　　　　　　　　B. 吗啡　　　　　　　　C. 哌替啶+阿托品

    D. 可待因　　　　　　　　E. 烯丙吗啡+阿托品

19. 心源性哮喘应选用

    A. 哌替啶　　　　　　　　B. 麻黄碱　　　　　　　　C. 异丙肾上腺素

    D. 肾上腺素　　　　　　　E. 氢化可的松

20. 对癌症疼痛的病人应用镇痛药的原则哪项是**错误**的

    A. 根据疼痛程度选择不同的药物　　　B. 对轻度疼痛选用解热镇痛药

    C. 只有在疼痛时才给药　　　　　　　D. 对重度疼痛应当用强阿片类镇痛药

    E. 保证病人不痛,不考虑成瘾的问题

21. 癌痛治疗三阶段方法中哪项是**错误**的

    A. 根据癌痛程度选药　　　　　　　　B. 用药剂量要个体化

    C. 要按时,而不按需(只在痛时)给药　D. 对轻度疼痛选用镇痛解热药

    E. 不宜用强阿片药物,以免成瘾

**【X 型题】**

1. 下列各种原因引起的剧痛,吗啡适用于

    A. 心肌梗死性心前区剧痛　　　　　　B. 癌症引起的剧痛

    C. 大面积烧伤引起的剧痛　　　　　　D. 严重创伤引起的剧痛

    E. 颅脑外伤引起的剧痛

2. 吗啡可用于治疗

    A. 急性锐痛　　　　　　　　　　　　B. 心源性哮喘

    C. 急慢性消耗性腹泻　　　　　　　　D. 心肌梗死

    E. 肺源性心脏病

3. 吗啡对中枢神经系统的药理作用包括

    A. 镇痛镇静　　　　　　　B. 镇咳　　　　　　　　C. 抑制呼吸

    D. 缩瞳　　　　　　　　　E. 恶心呕吐

4. 关于可待因的描述,正确的是

    A. 镇痛强度为吗啡的 1/12　　　　　　B. 镇咳强度为吗啡的 1/4

    C. 无成瘾性　　　　　　　　　　　　D. 中枢镇咳药

    E. 用于重度疼痛

**(二)填空题**

1. 吗啡有明显的_____呼吸作用,它通过直接抑制_____中枢和抑制_____对_____的敏感性而产生作用,吗啡急性中毒死于_____。

2. 吗啡禁用于_____哮喘,而适用于_____哮喘,对季节性哮喘、阿司匹林性哮喘_____效。

3. 吗啡可使胃肠道平滑肌_____增加,胃排空时间_____,肠道蠕动_____,故可引起_____。

4. 纳洛酮是阿片受体的_____剂,可翻转_____药物的药理作用,可使吗啡成瘾者出现_____症状。

**(三)简答题**

简述哌替啶用于心血管哮喘的机制。

1. 论述哌替啶的临床应用。

2. 吗啡和肾上腺素各用于何种哮喘？

# 四、参考答案

（一）选择题

【A 型题】

　1. B　　　2. C　　　3. A　　　4. C　　　5. C　　　6. E　　　7. E　　　8. C　　　9. D　　　10. B

11. C　　12. E　　13. B　　14. A　　15. A　　16. E　　17. A　　18. C　　19. A　　20. C

21. E

【X 型题】

1. ABCD　　2. ABCD　　3. ABCDE　　4. ABDE

（二）填空题

1. 抑制　　脑桥呼吸调节　　脑干呼吸中枢　　$CO_2$　　呼吸麻痹

2. 支气管　　心源性　　无

3. 张力　　延迟　　减弱　　便秘

4. 拮抗　　阿片类　　戒断

（三）简答题

扩张外周阻力血管。降低外周阻力，减轻心脏前后负荷，有利于肺水肿的消除，降低呼吸中枢 $CO_2$ 的敏感性，减弱过度的反射性呼吸兴奋作用，使急促或浅表呼吸得以缓解。

（四）论述题

1. （1）镇痛：可替代吗啡用于创伤、术后以及晚期癌症等各种剧痛；用于内脏绞痛须与解痉药合用；用于产妇分娩止痛，考虑到新生儿对哌替啶抑制呼吸极为敏感，临产前 2~4 小时内不宜使用；成瘾性比吗啡轻，产生也较慢。

（2）心源性哮喘：可替代吗啡治疗心源性哮喘，且效果良好。

（3）麻醉前给药及人工冬眠：麻醉前给予哌替啶，能使病人安静，消除患者手术前紧张和恐惧情绪，减少麻醉药用量及缩短诱导期。

2. （1）吗啡用于心源性哮喘，其机制为：可降低呼吸中枢对 $CO_2$ 的敏感性，使急促浅表的呼吸得以缓解；扩张外周血管，降低外周阻力，减少回心血量，减轻心脏负担，消除肺水肿；中枢镇静作用，减少病人的焦虑、恐惧，减轻心负荷。吗啡因可收缩支气管故禁用于支气管哮喘。

（2）肾上腺素可用于支气管哮喘，其机制为：兴奋支气管平滑肌的 $\beta_2$ 受体，使平滑肌内 cAMP 增多而舒张；作用于支气管黏膜和黏膜下层肥大细胞的 β 受体，抑制肥大细胞释放组胺等过敏物质。兴奋 $\alpha_1$ 受体，使支气管黏膜血管收缩，减轻水肿和充血。因肾上腺素可兴奋心脏，增加心肌耗氧量，引起严重心律失常，故禁用于心源性哮喘。

（李　俊）

# 第十七章
# 中枢兴奋药

## 一、学 习 重 点

了解中枢兴奋药的药理作用特点。

## 二、难 点 解 析

中枢兴奋药是一类能提高中枢神经系统功能活动的药物。用于各种危重疾患所致的呼吸抑制及呼吸衰竭。根据作用部位主要分为三类：

主要兴奋大脑皮质的药物：如咖啡因、哌甲酯。

直接兴奋延髓呼吸中枢的药：尼克刹米、二甲弗林。

刺激主动脉体和颈动脉体化学感受器而反射性兴奋呼吸中枢的药：如洛贝林。

**（一）主要兴奋大脑皮质的药物——咖啡因**

1. 作用特点和应用

（1）中枢神经系统：①小剂量选择性兴奋大脑皮质，使精神振奋，睡意消失，改善思维，提高效应。②较大剂量兴奋呼吸中枢和血管运动中枢，可用于治疗中枢性呼吸衰竭。

（2）心血管系统：能收缩脑动脉，减轻血管搏动，故可与解热镇痛药合用治疗一般性头痛，与麦角胺合用治疗偏头痛。

2. 不良反应　中枢兴奋症状，中毒可致惊厥。甲氯芬酯（遗尿丁）能促进脑细胞代谢，增加糖的利用，兴奋中枢神经系统。可用于脑外伤性昏迷；中毒、脑动脉硬化，癫痫等引起的意识障碍；儿童精神迟钝，老年痴呆，小儿遗尿。哌甲酯（利他林）对精神活动有选择性兴奋作用，可用于呼吸抑制，小儿遗尿症、多动症、轻度抑郁症。

**（二）主要兴奋延髓呼吸中枢的药物**

1. 尼可刹米（可拉明）

作用特点和应用：①作用温和，安全范围较大，最常用。②作用机制：通过直接和间接（刺激颈动脉体化学感受器反射性）兴奋呼吸中枢，通过呼吸中枢对 $CO_2$ 敏感性。③可用于各种原因所致的中枢性呼吸抑制。

2. 山梗菜碱（洛贝林）

作用特点和应用：①作用快、弱、短，安全范围大。②作用机制是刺激颈动脉体和主动脉体化学感受器，反射性地兴奋呼吸中枢。③可用于新生儿窒息、一氧化碳中毒和小儿传染病引起的呼吸衰竭。二甲弗林直接兴奋呼吸中枢，作用强，安全范围较小，过量易引起惊厥。可用于严重感染或药物中毒引起的呼吸抑制。

# 三、习　题

## （一）选择题

### 【A型题】

1. 临床上用于轻度抑郁及小儿遗尿症的药物是
　　A. 咖啡因　　　　　　　　B. 哌甲酯　　　　　　C. 尼可刹米
　　D. 贝美格　　　　　　　　E. 二甲弗林

2. 用作巴比妥类中毒解救的辅助药物是
　　A. 尼可刹米　　　　　　　B. 二甲弗林　　　　　C. 洛贝林
　　D. 贝美格　　　　　　　　E. 吡拉西坦

3. **不**直接兴奋呼吸中枢的药物是
　　A. 尼可刹米　　　　　　　B. 二甲弗林　　　　　C. 洛贝林
　　D. 贝美格　　　　　　　　E. 咖啡因

4. **不**引起惊厥的呼吸兴奋药物是
　　A. 咖啡因　　　　　　　　B. 尼可刹米　　　　　C. 贝美格
　　D. 二甲弗林　　　　　　　E. 洛贝林

5. 用于治疗儿童多动症的药物是
　　A. 咖啡因　　　　　　　　B. 哌甲酯　　　　　　C. 二甲弗林
　　D. 洛贝林　　　　　　　　E. 甲氯芬酯

6. 有关咖啡因的描述**错误**的是
　　A. 小剂量兴奋大脑皮质　　B. 中毒可致惊厥　　　C. 能拮抗体内腺苷受体
　　D. 治疗中枢抑制状态　　　E. 能扩张脑血管

7. 中枢兴奋药主要应用于
　　A. 惊厥后出现的呼吸抑制　B. 呼吸衰竭　　　　　C. 中枢性呼吸抑制
　　D. 低血压状态　　　　　　E. 支气管哮喘所致的呼吸抑制

8. 吗啡急性中毒引起的呼吸抑制,最宜选用的中枢兴奋药是
　　A. 咖啡因　　　　　　　　B. 二甲弗林　　　　　C. 甲氯苯酯
　　D. 洛贝林　　　　　　　　E. 尼可刹米

9. 临床上用于轻度抑郁及小儿遗尿症的药物是
　　A. 咖啡因　　　　　　　　B. 哌甲酯　　　　　　C. 尼可刹米
　　D. 贝美格　　　　　　　　E. 二甲弗林

### 【B型题】

　　A. 咖啡因　　　　　　　　B. 洛贝林　　　　　　C. 尼可刹米
　　D. 哌甲酯　　　　　　　　E. 二甲弗林

1. 不易致惊厥的药物是(　　　)
2. 能扩张冠脉血管和肾血管的药物是(　　　)
3. 能升高血压的药物是(　　　)
4. 用于治疗偏头痛的药物是(　　　)

　　A. 尼可刹米　　　　　　　B. 洛贝林　　　　　　C. 二甲弗林
　　D. 贝美格　　　　　　　　E. 哌甲酯

5. 不能直接兴奋延髓呼吸中枢的是（　　　）

6. 不属于呼吸兴奋剂的是（　　　）

7. 既可以直接、又能反射性兴奋呼吸中枢的是（　　　）

8. 可用于巴比妥类中毒者辅助用药的是（　　　）

**【X型题】**

1. 能兴奋脊髓引起惊厥的药物有

 A. 尼可刹米      B. 二甲弗林      C. 洛贝林

 D. 贝美格       E. 咖啡因

2. 可直接兴奋呼吸中枢的药物有

 A. 咖啡因       B. 尼可刹米      C. 二甲弗林

 D. 洛贝林       E. 贝美格

3. 哌甲酯的描述正确的是

 A. 临床用于轻度抑郁和小儿遗尿症    B. 大剂量可使血压升高

 C. 对儿童多动症有效       D. 大剂量可引起惊厥

 E. 可用于治疗脑外伤后昏迷

4. 咖啡因的药理作用有

 A. 小剂量减轻疲劳,振奋精神

 B. 较大剂量可直接兴奋延髓呼吸中枢和血管运动中枢

 C. 中毒量可兴奋脊髓

 D. 反射性引起心脏兴奋,血管扩张

 E. 治疗偏头痛

5. 哌甲酯的临床应用有

 A. 轻度抑郁       B. 小儿遗尿症      C. 治疗偏头痛

 D. 儿童多动症       E. 中枢呼吸抑制

**（二）填空题**

1. 主要兴奋大脑皮质的药物是＿＿＿＿＿＿、＿＿＿＿＿＿和＿＿＿＿＿＿。

2. 中枢兴奋药中能够直接兴奋呼吸中枢的药物有＿＿＿＿＿＿、＿＿＿＿＿＿和＿＿＿＿＿＿等。

3. 通过刺激＿＿＿＿＿＿和＿＿＿＿＿＿化学感受器反射性兴奋延髓呼吸中枢的药物是＿＿＿＿＿＿。

4. 咖啡因较大剂量时可直接兴奋＿＿＿＿＿＿和＿＿＿＿＿＿,使呼吸＿＿＿＿＿＿,血压＿＿＿＿＿＿,中毒剂量时则兴奋＿＿＿＿＿＿。

5. 咖啡因配伍＿＿＿＿＿＿治疗偏头痛,配伍＿＿＿＿＿＿治疗一般性头痛。

6. 尼可刹米又名＿＿＿＿＿＿,可直接兴奋＿＿＿＿＿＿,也可刺激＿＿＿＿＿＿和＿＿＿＿＿＿化学感受器,并能提高呼吸中枢对＿＿＿＿＿＿的敏感性。

7. 临床常用于治疗新生儿窒息的药物是＿＿＿＿＿＿。安全范围大,不易致惊厥的药物是＿＿＿＿＿＿。

**（三）名词解释**

中枢兴奋药

**（四）简答题**

简述中枢兴奋药的分类及代表药物。

**（五）论述题**

试述咖啡因的药理作用及临床应用。

# 四、参考答案

**（一）选择题**

**【A 型题】**

1. B    2. D    3. C    4. E    5. B    6. E    7. C    8. E    9. B

**【B 型题】**

1. B    2. A    3. D    4. A    5. B    6. E    7. A    8. D

**【X 型题】**

1. ABDE    2. ABCE    3. ABCD    4. ABCE    5. ABD

**（二）填空题**

1. 咖啡因　哌甲酯　甲氯芬酯

2. 咖啡因　尼可刹米　二甲弗林

3. 颈动脉体　主动脉体　洛贝林

4. 呼吸中枢　血管运动中枢　加深加快　升高　脊髓

5. 麦角胺　解热镇痛药

6. 可拉明　延髓呼吸中枢　颈动脉体　主动脉体　$CO_2$

7. 洛贝林　洛贝林

**（三）名词解释**

中枢兴奋药是一类能够提高中枢神经系统功能活动的药物。

**（四）简答题**

①主要兴奋大脑皮质的药物,如咖啡因。②主要兴奋延髓呼吸中枢的药物,如尼可刹米。③主要兴奋脊髓的药物,如士的宁。

**（五）论述题**

咖啡因的药理作用:①小剂量兴奋大脑皮质,消除疲劳,振奋精神。②较大剂量兴奋延髓呼吸中枢和血管运动中枢,使呼吸加深加快,血压升高。③中毒剂量时兴奋脊髓。④舒张支气管平滑肌;利尿;刺激胃酸分泌。

咖啡因的临床应用:①治疗中枢抑制状态,严重传染病、镇静催眠药过量引起的昏睡及呼吸抑制等,肌注苯甲酸那咖啡因可缓解。②治疗头痛,配伍麦角胺治疗偏头痛,配伍解热镇痛药治疗一般性头痛。

（李　俊）

# 第十八章
# 解热镇痛抗炎药

## 一、学习重点

掌握解热镇痛抗炎药和抗痛风药的药理作用、作用机制、体内过程、临床应用及不良反应。熟悉解热镇痛抗炎药和抗痛风药的药物分类;解热镇痛抗炎药、环氧合酶、前列腺素的概念,以及环氧合酶、前列腺素与炎症、发热、炎性疼痛的关系。

## 二、难点解析

解热镇痛抗炎药是一类具有解热、镇痛,而且大多数还有抗炎、抗风湿作用的药物。主要共同作用机制是抑制体内环氧化酶(cycloxygenase,COX)活性而减少局部组织前列腺素(prostaglandin,PG)的生物合成。阿司匹林(aspirin)是这类药物的代表,所以又被称为阿司匹林类药物。为了与糖皮质激素类区别,将这类药又称为非甾体抗炎药(non-steroidal anti-inflammatory drugs,NSAIDs)。

其主要药理作用如下:

1. 抗炎作用 大多数解热镇痛药都具有抗炎作用,对控制风湿性及类风湿性关节炎的症状有肯定疗效,但不能根治,也不能防止疾病发展及并发症的发生。各种化学、物理性损伤和生物因子激活磷脂酶 $A_2$(phospholipase $A_2$,$PLA_2$)水解细胞膜磷脂,生成花生四烯酸(arachidonic acid,AA),经 COX-2 催化加氧生成前列腺素(prostaglandins,PGs),PG 是参与炎症反应的活性物质,可致血管扩张和组织水肿,与缓激肽等协同致炎。损伤性因子也诱导多种细胞因子,如 IL-1、IL-6、IL-8、TNF 等的合成,这些因子又能诱导 COX-2 表达,增加 PGs 合成。来自循环血液中的血管内皮细胞的黏附分子(E-selectin、P-selectin 和 L-selectin)、细胞间黏附分子(intracellular adhesion molecule,ICAM)、血管细胞黏附分子-1(vascular cell adhesion molecule,VCAM-1)和白细胞整合素(leukocyte integrin),是炎症反应初期的关键性因素。NSAIDs 的抗炎作用与抑制 PGs 合成,同时抑制某些细胞黏附分子的活性与表达有关。

2. 镇痛作用 疼痛及炎症部位 PGs 使局部痛觉感受器对缓激肽等致痛物质的敏感性提高,其本身也有一定的致痛作用。NSAIDs 通过抑制疼痛及炎症部位 PGs 的生成而发挥外周镇痛作用,对临床常见的慢性钝痛如头痛、牙痛、神经痛、肌肉或关节痛、痛经等有良好镇痛效果,不产生欣快感与成瘾性;而对尖锐的一过性刺痛(直接刺激感觉神经末梢引起)无效。此外,NSAIDs 能进入脂质双层,阻断信号转导,从而抑制疼痛。部分 NSAIDs 能在中枢神经系统产生镇痛作用,可能与其阻碍中枢神经系统 PGs 的合成或干扰伤害感受系统的介质和调质的产生及释放有关。

3. 解热作用 下丘脑体温调节中枢通过对产热及散热两个过程的精细调节,使体温维持于相对恒定的水平。当体温升高时,NSAIDs 能促使升高的体温恢复到正常水平,而 NSAIDs 对正常的体温没有明显的影响。感染、组织损害、炎症或其他疾病状态促进机体内热源(如 IL-1β，IL-6，IFN-α，INF-β、TNF-α 等细胞因子)产生，从而促使下丘脑视前区附近合成 $PGE_2$，通过 cAMP 触发下丘脑的体温调节中枢增加产热，使体温升高。NSAIDs 对内热原引起的发热有解热作用，但对直接注射 PG 引起的发热则无效。因此认为 NSAIDs 是通过抑制中枢 PG 合成而发挥解热作用的。

非甾体抗炎免疫药的不良反应：①胃肠道损伤；②肾损害；③肝损害；④变态反应等。

【延伸阅读】

### 非甾体抗炎免疫药分类

这是一类非同质且具有相似药理作用的化合物(表 18-1)。从化学结构上看，此类药包括羧酸类、烯酸类、磺酰丙胺类，其中羧酸类又包括水杨酸类、丙酸类、乙酸类、灭酸类；烯酸类包括昔康类和吡唑酮类等。磺酰丙胺类包括尼美舒利、塞来昔布、罗非昔布及其衍生物。根据其对 COX、脂氧酶的作用强度分为 COX 抑制剂、COX/脂氧酶抑制药。根据其对 COX-1 和 COX-2 作用的不同将其分为选择性 COX-1 抑制剂(如低剂量阿司匹林)、非选择性 COX-1 抑制剂(如吲哚美辛、吡罗昔康、双氯芬酸等)、选择性 COX-2 抑制剂(如尼美舒利、美洛昔康等)及高度选择性 COX-2 抑制剂(塞来昔布、罗非昔布等)。

表 18-1　非甾体抗炎免疫药物的化学分类

| 化学分类 | | | 代表性药物 |
|---|---|---|---|
| 羧酸类 | 甲酸类 | 水杨酸类 | 阿司匹林、二氟尼柳 |
| | 乙酸类 | 吲哚乙酸类 | 吲哚美辛、阿西美辛 |
| | | 苗乙酸类 | 舒林酸 |
| | | 萘乙酸类 | 萘丁美酮 |
| | | 邻氨苯乙酸类 | 双氯芬酸 |
| | | 苯乙酸 | 芬布芬 |
| | 丙酸类 | 苯丙酸类 | 布洛芬、酮洛芬 |
| | | 杂环芳酸类 | 噻洛芬酸、噁丙嗪 |
| | | 萘丙酸类 | |
| | 灭酸类 | | 甲芬那酸、氯芬那酸 |
| 烯酸类 | 苯并噻嗪类 | 昔康类 | 吡罗昔康、美洛昔康 |
| | 吡唑酮类 | | 保泰松、对乙酰氨基酚 |
| 磺酰丙胺类 | 磺酰丙胺 | | 尼美舒利 |
| | 苯磺酰胺 | | 塞来昔布 |
| | | | 罗非昔布 |

# 三、习　题

## (一) 选择题

【A 型题】

1. 解热镇痛抗炎药的作用机制是

A. 直接抑制中枢神经系统　　　　B. 抑制 PG 的生物合成

C. 减少 PG 的分解代谢　　　　　D. 减少缓激肽分解代谢

E. 直接抑制 PG 的生物效应

2. 下列有关阿司匹林解热镇痛作用的描述,**错误**的是

A. 直接作用于体温调节中枢

B. 通过抑制前列腺素(PGS)的合成发挥解热作用

C. 只降低发热者的体温

D. 对直接注射 PGS 引起的发热无效

E. 其退热作用为非特异性的

3. 小剂量阿司匹林预防血栓形成的机制是

A. 抑制磷脂酶　　　　　　　　　B. 抑制 $TXA_2$ 的合成

C. 减少 $PGI_2$ 的合成　　　　　D. 抑制凝血酶原

E. 减少花生四烯酸的合成

4. 保泰松的特点是

A. 解热镇痛作用弱,抗炎作用强,毒性较小

B. 解热镇痛作用弱,抗炎作用强,毒性较大

C. 解热镇痛作用强,抗炎作用弱,毒性较小

D. 解热镇痛作用强,抗炎作用弱,毒性较大

E. 解热镇痛作用强,抗炎作用强,毒性较大

5. 解热镇痛作用强而抗炎作用很弱的药物是

A. 吲哚美辛　　　　　　　　　　B. 吡罗昔康

C. 布洛芬　　　　　　　　　　　D. 双氯芬酸

E. 对乙酰氨基酚

6. 下列哪一项**不是**阿司匹林的不良反应

A. 胃黏膜糜烂及出血　　　　　　B. 出血时间延长

C. 溶血性贫血　　　　　　　　　D. 诱发哮喘

E. 血管神经性水肿

7. 阿司匹林哪组作用与相应机制**不符**

A. 解热作用是抑制中枢 PG 合成　　　B. 抗炎作用主要是抑制炎症局部 PG 合成

C. 镇痛作用主要是抑制中枢 PG 合成　　D. 水杨酸反应是过量中毒的表现

E. 预防血栓形成是抑制 $TXA_2 > PGI_2$

8. 能引起溶血的药物是

A. 阿司匹林　　　　　　　　　　B. 对乙酰氨基酚

C. 保泰松　　　　　　　　　　　D. 布洛芬

E. 吲哚美辛

9. 抗炎作用最强的是

A. 氢化可的松　　　　　　　　　B. 可的松

C. 泼尼松　　　　　　　　　　　D. 泼尼松龙

E. 地塞米松

10. **除**哪个药**外**其余均用于治疗痛风

A. 阿司匹林　　　　　　　　　　B. 吲哚美辛

C. 别嘌醇　　　　　　　　　　　D. 秋水仙碱

E. 丙磺舒

11. 胃溃疡病人宜选用何种解热镇痛药

    A. 对乙酰氨基酚
        B. 布洛芬

    C. 阿司匹林
        D. 吲哚美辛

    E. 保泰松

12. 阿司匹林可抑制下列哪一种酶

    A. 磷脂酶 $A_2$
        B. 二氢叶酸合成酶

    C. 过氧化酶
        D. 环氧酶

    E. 胆碱酯酶

13. 治疗慢性痛风的药是

    A. 别嘌醇
        B. 保泰松

    C. 呋塞米
        D. 氢氯噻氢

    E. 以上均不是

14. 解热镇痛药的解热机制是

    A. 抑制外周 PG 合成
        B. 抑制中枢 PG 合成

    C. 抑制中枢 PG 降解
        D. 抑制外周 PG 降解

    E. 增加中枢 PG 合成

15. 何种药物对阿司匹林引起的出血最有效

    A. 维生素 C
        B. 氨甲苯酸

    C. 维生素 K
        D. 巴曲酶

    E. 酚磺乙胺

【X 型题】

1. 下列哪些做法能避免阿司匹林诱发的胃溃疡和胃出血

    A. 饭后服用
        B. 将药片嚼碎

    C. 同服碳酸钠
        D. 服用肠溶片

    E. 同服酸奶

2. 下列哪些是已应用于临床的高选择性 COX-2 抑制剂

    A. 塞来昔布
        B. 尼美舒利

    C. 罗非昔布
        D. 吲哚美辛

    E. 布洛芬

（二）填空题

1. 小剂量阿司匹林可_____血栓形成,原因是减少血小板中_____生成。高浓度时可_____血栓形成,原因是减少了_____的合成。

2. 久服或使用大剂量水杨酸类药可引起_____,其原因是由于_____胃黏膜,抑制_____的生成,降低胃黏膜的_____作用。

3. 环氧酶（COX）分为_____和_____两种同工酶。塞来昔布抑制_____的作用较_____高 375 倍,是选择性的_____抑制药。

（三）简答题

简述解热镇痛药的分类。

（四）问答题

1. 试述非甾体抗炎药的不良反应。

2. 试述阿司匹林的药理作用及临床应用。

## 四、参考答案

（一）选择题

【A 型题】

1. B     2. A     3. B     4. B     5. E     6. C     7. C     8. B     9. E     10. A

11. A     12. D     13. A     14. B     15. C

【X 型题】

1. ABCD     2. AC

（二）填空题

1. 抑制    $TXA_2$    促进    $PGI_2$

2. 胃肠道反应    刺激    前列腺素    保护

3. COX-1    COX-2    COX-2    COX-1    COX-2

（三）简答题

从化学结构上看,非甾体抗炎免疫药分为羧酸类、烯酸类、磺酰丙胺类,其中羧酸类又包括水杨酸类(如阿司匹林)、丙酸类(如萘普生、布洛芬)、乙酸类(如吲哚美辛)、灭酸类(如甲芬那酸);烯酸类包括昔康类(如吡罗昔康)和吡唑酮类(如保泰松)等。根据其对环氧酶(COX)、脂氧酶的作用强度分为 COX 抑制剂、COX/脂氧酶抑制药。根据其对 COX-1 和 COX-2 的作用的不同将其分为选择性 COX-1 抑制剂(如低剂量阿司匹林)、非选择性 COX-1 抑制剂(如吲哚美辛、吡罗昔康、双氯芬酸等)、选择性 COX-2 抑制剂(如尼美舒利、美洛昔康等)及高度选择性 COX-2 抑制剂(塞来昔布、罗非昔布等)。

（四）问答题

1. 由于非甾体抗炎免疫药(NSAIDs)抑制了前列腺素(PG)的生理作用,故不良反应较多,尤其是长期大剂量应用(如风湿病时),不良反应发生率更高。包括:①胃肠道损伤。这是最常见的不良反应。主要表现为胃肠黏膜损伤、胃十二指肠溃疡、出血甚至穿孔。②肾损害。NSAIDs 致肾损害表现为急性肾衰竭、肾病综合征、肾乳头坏死、水肿、高血钾和(或)低血钠等。由于 NSAIDs 抑制肾脏 PG 合成,使肾血流量减少,肾小球滤过率降低,故易导致肾功能异常。吲哚美辛可致急性肾衰竭和水肿,非诺洛芬、布洛芬及萘普生可致肾病综合征,酮洛芬偶可致膜性肾病。③肝损害。几乎所有的 NSAIDs 均可致肝损害,从轻度的肝酶升高到严重的肝细胞损害致死。④对血液系统的影响。几乎所有 NSAIDs 都可抑制血小板聚集,使出血时间延长。但除阿司匹林外,其他 NSAIDs 对血小板的影响是可逆的。NSAIDs 可致再生障碍性贫血及粒细胞减少。⑤变态反应。变态反应可表现为皮疹、荨麻疹、瘙痒及光敏、支气管哮喘等,也有中毒表皮坏死松解及多型红斑。⑥其他不良反应。NSAIDs 也可出现中枢神经系统症状,如头痛、头晕、耳鸣、耳聋、视神经炎和球后神经炎。综合分析表明,NSAIDs 还可能通过多种 PG 依赖性调节机制而使血压升高。

2. 阿司匹林的药理作用包括:①抗炎作用。本品具有较强的抗炎抗风湿作用,且其作用可随剂量增加而增强。对控制风湿性和类风湿关节炎的症状有肯定疗效,是抗炎抗风湿药物中的首选药物。但不能阻止风湿疾病病程的发展及并发症的出现。阿司匹林的抗炎作用主要是由于其抑制前列腺素(PG)合成酶,减少 PG 的生成。此外,阿司匹林通过抑制白细胞凝聚、减少激肽的形成、抑制透明质酸酶、抑制血小板聚集及钙的移动而发挥抗炎作用。②解热作用。由于抑制 PGs 合成而发挥解热作用,能降低发热者的体温,而对体温正常者几乎无影响,仅对症治疗,不能对因治疗。③镇痛作用。本品由于减少炎症部位 PGs 的生成,故有明显镇痛作用。对慢性疼痛效果良好,对尖锐性一过性刺痛无效。④影响血栓形成。本品能抑制环氧酶(COX)的活性,减少血小板中血栓烷 $A_2$($TXA_2$)的生成,有抗血小板聚集和抗血栓形成作用。高浓度时,本品抑制血管壁中 $PGI_2$ 生成。由于 $PGI_2$ 是 $TXA_2$ 的生理对抗剂,它的合成减少反而促进血栓形成。

临床上阿司匹林主要用于治疗:①镇痛。对钝痛特别是伴有炎症者,小剂量即有效,镇痛作用温和,无任何中枢作用,是治疗头痛和短暂肌肉骨骼痛的首选药物,也常用于神经痛、月经痛、关节痛、牙痛等。对创伤性剧痛和其他平滑肌痉挛的绞痛无效。②退热。对温度过高或持久发热或小儿高热者可降低体温,缓解并发症,抢救生命。但其退热作用为非特异性的,对于疾病的进程没有影响,只能在短时间内使患者主观感觉有所改变。③急性风湿热。本品能控制急性风湿热的渗出性炎症过程。给以足量 24~28 小时,受损关节的红、肿、热、痛可明显减轻,关节活动范围加大,体温降至正常范围。继续服药可预防受损关节的恶化,但对关节外的损害无改变,对整个疾病的病程亦无改进。④类风湿关节炎。本品为治疗类风湿性关节炎的经典药物,可迅速镇痛,关节炎症消退,减轻或延缓关节损伤的发展。⑤冠心病。本品可通过抑制血小板的凝集而减低心肌梗死的速度和死亡率。⑥胆道蛔虫症。⑦癌痛。本品能缓解癌痛,机制可能是直接作用于痛觉感受器,从而阻止致痛物质形成或对抗组织损害时致痛物质的释放。

（李　俊）

# 第十九章
# 钙通道阻滞药

## 一、学 习 重 点

　　掌握 L-型钙通道阻滞药的分类。掌握二氢吡啶类药物硝苯地平、氨氯地平、尼莫地平、尼群地平的药理作用、临床应用和主要不良反应。熟悉其他钙通道阻滞药的药理作用、临床应用和不良反应。

## 二、难 点 解 析

　　L-型钙通道阻滞药分为 3 类:①二氢吡啶类:硝苯地平;②苯烷胺类:维拉帕米;③苯硫氮䓬类:地尔硫䓬。注意这 3 类药物对血管和心脏的作用强度不同:扩血管作用依次为硝苯地平>地尔硫䓬>维拉帕米;抑制心脏作用依次为维拉帕米>地尔硫䓬>硝苯地平,故硝苯地平以扩血管作用占优势,临床主要用于高血压和心绞痛,而维拉帕米和地尔硫䓬则对心律失常有较好的治疗作用。

　　钙通道阻滞药的主要药理作用有:①扩血管和松弛其他平滑肌;②对心脏有负性频率、负性传导和负性肌力作用;③延缓钙超载,保护缺血缺氧组织;④其他:排钠利尿,抑制血小板聚集,抗动脉粥样硬化。主要用于心绞痛、心律失常、高血压及外周血管痉挛性疾病(注意硝苯地平、氨氯地平对外周血管的扩张作用强,用于高血压和心绞痛的治疗,而尼莫地平、尼卡地平、氟桂利嗪对脑血管有较高的选择性,可用于脑血管疾病的治疗)。

## 三、习　　题

**(一)选择题**

**【A 型题】**

1. 关于硝苯地平的作用,叙述**错误**的是
　　A. 减慢心率,治疗窦性心动过速　　　　B. 减少细胞内钙量,保护心肌缺血
　　C. 抑制血小板聚集　　　　　　　　　　D. 作用于 L 型钙通道 $\alpha_1$ 亚型
　　E. 抗动脉粥样硬化

2. 具有选择性扩张脑血管作用的钙拮抗药是
　　A. 硝苯地平　　　　　　B. 尼莫地平　　　　　　C. 尼群地平
　　D. 维拉帕米　　　　　　E. 地尔硫䓬

3. 维拉帕米**不能**用于治疗
　　A. 心绞痛　　　　　　　B. 慢性心功能不全　　　C. 高血压

D. 室上性心动过速　　　　　　E. 心房纤颤

4. 半衰期最长的二氢吡啶类钙拮抗药是

    A. 硝苯地平　　　　　　　　B. 尼莫地平　　　　　　C. 氨氯地平

    D. 尼群地平　　　　　　　　E. 尼索地平

5. 下述哪一种情况不属于硝苯地平的适应证

    A. 高血压危象　　　　　　　B. 稳定型心绞痛　　　　C. 变异型心绞痛

    D. 慢性心功能不全　　　　　E. 不稳定型心绞痛

6. 女性,45 岁,近来常觉头痛,今日测量血压为 21.3/14.6kPa(160/110mmHg),根据病人情况,应选择下列何种钙拮抗药进行治疗最为适合

    A. 维拉帕米　　　　　　　　B. 硝苯地平　　　　　　C. 尼莫地平

    D. 地尔硫草　　　　　　　　E. 尼群地平

7. 女性,62 岁,有高血压病史 14 年伴变异型心绞痛,最近频繁发生阵发性室上性心动过速,宜选用

    A. 维拉帕米　　　　　　　　B. 尼莫地平　　　　　　C. 硝苯地平

    D. 氨氯地平　　　　　　　　E. 以上均可

8. 下列药物中对心脏抑制作用最强的钙拮抗药是

    A. 地尔硫草　　　　　　　　B. 尼群地平　　　　　　C. 尼莫地平

    D. 硝苯地平　　　　　　　　E. 维拉帕米

9. 下列药物中对血管平滑肌松弛作用最强的钙拮抗药是

    A. 地尔硫草　　　　　　　　B. 尼群地平　　　　　　C. 尼莫地平

    D. 硝苯地平　　　　　　　　E. 维拉帕米

10. 硝苯地平**不适用于**不稳定型心绞痛是因为

    A. 加快心率　　　　　　　　B. 抑制心肌收缩性　　　C. 促进侧枝循环

    D. 血压下降　　　　　　　　E. 增强心肌收缩性

【X 型题】

1. 硝苯地平的不良反应有

    A. 心率加快　　　　　　　　B. 体位性低血压　　　　C. 心肌收缩力降低

    D. 面红、踝部水肿　　　　　E. 房室传导阻滞

2. 维拉帕米对心脏的药理作用是

    A. 负性频率、负性传导和负性肌力作用　　　B. 减轻钙超载,保护缺血心肌

    C. 延缓和逆转心肌肥厚　　　　　　　　　　D. 反射性心率加快

    E. 降低心肌耗氧量

（二）论述题

1. L 型钙通道阻滞药的分类,每类举出一个代表药,并比较 3 类药对血管和心脏的作用。

2. 钙通道阻滞药的药理作用及临床用途。

3. 硝苯地平的临床应用及其不良反应。

# 四、参考答案

（一）选择题

【A 型题】

1. A　　2. B　　3. B　　4. C　　5. E　　6. C　　7. A　　8. E　　9. D　　10. A

【X 型题】

1. ABD    2. ABCE

（二）论述题

1. L-型钙通道阻滞药的分为 3 类：二氢吡啶类，代表药为硝苯地平；苯烷胺类，代表药为维拉帕米；苯硫氮䓬类，代表药为地尔硫䓬。这 3 类药物对血管和心脏的作用强度不同：扩血管作用依次为硝苯地平>地尔硫䓬>维拉帕米；抑制心脏作用依次为维拉帕米>地尔硫䓬>硝苯地平。

2. 钙通道阻滞药的药理作用：①对平滑肌的作用：松弛血管平滑肌，舒张血管，主要舒张动脉，对静脉影响较小；其他平滑肌，对支气管平滑肌松弛较明显，大剂量也能松弛胃肠道，输尿管和子宫平滑肌。②对心肌的作用：负性肌力作用，负性频率和负性传导作用。③其他：抗动脉粥样硬化作用；抑制血小板聚集；排钠利尿。临床应用：高血压，心绞痛，心律失常，脑血管病，其他如外周血管痉挛性疾病，预防动脉粥样硬化，支气管哮喘，偏头痛等。

3. 硝苯地平选择性阻断血管平滑肌钙通道，主要用于高血压和变异型心绞痛治疗；对稳定型心绞痛常需与 β 受体阻断药合用；也用于改善雷诺病的临床症状。不良反应主要与快速扩张周围血管有关，如头痛、面部潮红、眩晕、体位性低血压、反射性心率加快、踝部水肿等。连续使用 2 周后，上述不良反应大多减弱或自行消失。

（杨俊霞）

# 第二十章
# 抗心律失常药

## 一、学习重点

掌握抗心律失常药的作用机制及其分类,各代表药的作用特点。

熟悉奎尼丁、普鲁卡因胺、利多卡因、苯妥英钠、普萘洛尔的作用特点和临床用途。

## 二、难点解析

抗心律失常药通过影响心肌细胞膜的离子通道改变离子流,从而改变细胞的电生理特征。针对心律失常发生的机制,抗心律失常药的基本电生理作用有:

1. **降低自律性**  药物抑制快反应细胞 4 相 $Na^+$ 内流或抑制慢反应细胞 4 相 $Ca^{2+}$ 内流就能降低自律性;药物促进 $K^+$ 外流而增大最大舒张电位,使其较远离阈电位,也将降低自律性。

2. **减少后除极和触发活动**

(1)减少早后除极,可通过促进或加速复极以减少早后除极的发生,或抑制早后除极上升支的内向离子流或提高其阈电位水平,或增加外向复极电流以增大最大舒张电位等三种方式。

(2)减少迟后除极,主要是减少细胞内钙的蓄积,钙拮抗药能有效地发挥这一作用;另外,能抑制一过性钠内流的药物也能减少迟后除极,如钠通道阻滞药利多卡因等。

3. **改变膜反应性而改变传导性,终止或取消折返激动**  增强膜反应性改善传导或减弱膜反应性而减慢传导都能取消折返激动,前者因改善传导而取消单向阻滞,因此停止折返激动,某些促 $K^+$ 外流加大最大舒张电位的药物如苯妥英钠有此作用;后者因减慢传导而使单向传导阻滞发展成双向阻滞,从而停止折返激动,某些抑制 $Na^+$ 内流的药如奎尼丁有此作用。

4. **改变 ERP 及 APD 终止及防止折返的发生**  一般认为 ERP 对 APD 的比值(ERP/APD)在抗心律失常作用中有一定意义,比值较正常为大,即说明在一个 APD 中 ERP 占时增多,冲动将有更多机会落入 ERP 中,折返易被取消。影响不应期的三种情况如下:

(1)延长 APD、ERP,而以延长 ERP 更为显著,(ERP/APD)比值增大,奎尼丁类药物能抑制 $Na^+$ 通道,使其恢复重新开放的时间延长,即延长 ERP,为绝对延长 ERP。

(2)缩短 APD、ERP,而以缩短 APD 更为显著,利多卡因类药物有此作用。因缩短 APD 更明显,所以 ERP/APD 比值仍较正常为大,这称相对延长 ERP,同样能取消折返(图 20-5B)。

(3)促使邻近细胞 ERP 的不均一(长短不一)趋向均一也可防止折返的发生。一般延长 ERP 的药物,使 ERP 较长的细胞延长较少,ERP 较短者延长较多,从而使长短不一的 ERP 较为接近。反之亦然,缩短 ERP 的药物,使 ERP 短者,缩短少些;ERP 长者,缩短多些。所以在不同条件下,这些药物都能发挥促使 ERP 均一的效应。

根据 Vaughan Williams 分类法,将治疗快速心律失常的药物分成以下几类:

1. Ⅰ类药　钠通道阻滞药,根据阻滞钠通道程度的不同又将其分为Ⅰ$_A$、Ⅰ$_B$、Ⅰ$_C$三个亚类。

（1）Ⅰ$_A$类:适度阻滞钠通道,对 V$_{max}$中等抑制,约为 30%,可减慢传导,延长复极。代表药有奎尼丁、普鲁卡因胺。

（2）Ⅰ$_B$类:轻度阻滞钠通道,对 V$_{max}$的抑制小于 10%,传导略减慢或不变,加速复极。代表药有利多卡因、苯妥英钠。

（3）Ⅰ$_C$类:重度阻滞钠通道,对 V$_{max}$的抑制达 50%以上,明显减慢传导,对复极影响小。代表药有氟卡尼、普罗帕酮。

2. Ⅱ类药　β-肾上腺素受体阻断药,代表药有普萘洛尔、美托洛尔。

3. Ⅲ类药　选择性延长复极的药物,代表药有胺碘酮、索他洛尔。

4. Ⅳ类药　钙拮抗药,代表药有维拉帕米、地尔硫䓬。

# 三、习　　题

**（一）填空题**

1. 后除极有_____、_____两种类型。

2. 抗心律失常药通过_____、_____、_____三种方式影响不应期。

3. 早后除极发生在完全复极化的_____或_____相中,主要是由于_____增多所致,迟后除极发生在完全复极化_____相中,是细胞内_____过多而诱发_____短暂内流所致。

4. 治疗缓慢型心律失常宜选用_____、_____。

**（二）选择题**

**【A 型题】**

1. 对强心苷类药物中毒所致的快速型心律失常宜选用

    A. 奎尼丁　　　　　　　　B. 普鲁卡因胺　　　　　　C. 胺碘酮

    D. 苯妥英钠　　　　　　　E. 妥卡尼

2. 阵发性室上性心动过速宜选用

    A. 美西律　　　　　　　　B. 维拉帕米　　　　　　　C. 利多卡因

    D. 妥卡尼　　　　　　　　E. 苯妥英钠

3. 下列哪种是**禁用于**慢性阻塞性支气管病患者的抗心律失常药物

    A. 普萘洛尔　　　　　　　B. 普鲁卡因胺　　　　　　C. 胺碘酮

    D. 苯妥英钠　　　　　　　E. 利多卡因

4. 胺碘酮属于

    A. 选择性延长复极药　　　B. 轻度钠通道阻断药　　　C. β 受体阻断药

    D. 钙拮抗剂　　　　　　　E. 中度钠通道阻断药

5. 奎尼丁对动作电位时程的影响是

    A. 延长 APD　　　　　　　B. 缩短 APD　　　　　　　C. 缩短 APD,缩短 ERP

    D. 缩短 APD,延长 ERP　　E. 延长 APD,延长 ERP

6. 甲状腺功能亢进引起的窦性心动过速应选用

    A. 普鲁卡因胺　　　　　　B. 普罗帕酮　　　　　　　C. 普萘洛尔

    D. 利多卡因　　　　　　　E. 苯妥英钠

7. 关于后除极的描述,下列哪项是正确的

A. 早后除极不引起触发活动  B. 早后除极发生在 4 相中

C. 迟后除极发生在 2 相或 3 相中  D. 早后除极的发生与 $Ca^{2+}$ 内流增多有关

E. 钙拮抗药对迟后除极无效

8. 抗心律失常药的基本电生理作用是

A. 延长或相对延长 ERP 而取消折返  B. 加快或减慢传导而取消折返

C. 降低异位节律点的自律性  D. 抑制后去极和触发活动

E. 以上均是

9. 下列属于适度阻滞钠通道的药物

A. 利多卡因  B. 普鲁卡因胺  C. 氟卡尼

D. 胺碘酮  E. 维拉帕米

10. 奎尼丁治疗折返激动的机制

A. 加快传导,消除单向阻滞  B. 减慢传导,消除单向阻滞

C. 加快传导,变单向阻滞为双相阻滞  D. 减慢传导,变单向阻滞为双相阻滞

E. 以上都不是

【X 型题】

1. 普萘洛尔可应用于

A. 阵发性室上性心动过速  B. 交感神经过度兴奋或甲亢所致的窦性心动过速

C. 室性期前收缩  D. 病窦综合征

E. 房扑、房颤

2. 心律失常伴有严重房室传导阻滞、心力衰竭或低血压患者**禁用**

A. 美西律  B. 利多卡因  C. 苯妥英钠

D. 奎尼丁  E. 丙吡胺

3. 下列属于 I 类抗心律失常药的是

A. 普鲁卡因胺  B. 普萘洛尔  C. 利多卡因

D. 维拉帕米  E. 奎尼丁

4. I$_B$ 类抗心律失常药的作用特点是

A. 轻度阻滞 $Na^+$ 通道  B. 促进 $K^+$ 外流,缩短 APD  C. 适度抑制 0 相除极

D. 轻度抑制 0 相除极  E. 对传导略减慢或不变

5. 室性心律失常患者宜选用

A. 美西律  B. 普萘洛尔  C. 利多卡因

D. 地尔硫䓬  E. 普鲁卡因胺

（三）问答题

1. 试述抗心律失常药的分类及代表药物。

2. 试述抗心律失常药的基本电生理作用。

# 四、参 考 答 案

（一）填空题

1. 早后除极  迟后除极

2. 延长 APD、ERP,而以延长 ERP 更为显著  缩短 APD、ERP,而以缩短 APD 更为显著  促使邻近细胞 ERP 的不均一(长短不一)趋向均一

3. 2  3  $Ca^{2+}$ 内流  4  $Ca^{2+}$  $Na^+$

4. 阿托品　异丙肾上腺素

（二）选择题

【A 型题】

1. D　　2. B　　3. A　　4. A　　5. E　　6. C　　7. D　　8. E　　9. B　　10. D

【X 型题】

1. ABCE　　2. DE　　3. ACE　　4. ABDE　　5. ACE

（三）问答题

1. 抗心律失常药的分类及主要代表药（根据 Vaughan Williams 分类法）：①Ⅰ类　钠通道阻滞药，分为ⅠA、ⅠB、ⅠC 三个亚类，代表药分别为：ⅠA 类奎尼丁、普鲁卡因胺；ⅠB 类利多卡因、苯妥英钠；ⅠC 类普罗帕酮。②Ⅱ类　β-肾上腺素受体阻断药，代表药有普萘洛尔。③Ⅲ类　延长动作电位时程药，代表药有胺碘酮。④Ⅳ类　钙通道阻滞药，代表药有维拉帕米。

2. 抗心律失常的基本电生理作用

（1）降低自律性：通过增加最大舒张电位、减慢 4 相自动除极速率、上移阈电位、延长动作电位时程即延长心动周期等方式。

（2）减少后除极和触发活动：通过加速复极、提高阈电位水平、增加最大舒张电位等三种方式。

（3）改变膜反应性而改变传导性，终止或取消折返激动：通过增加或降低膜反应性而改变传导性，延长不应期等方式。

（4）改变 ERP 及 APD 终止及防止折返的发生：①延长 APD、ERP，而以延长 ERP 更为显著；②缩短 APD、ERP，而以缩短 APD 更为显著；③促使邻近细胞 ERP 的不均一（长短不一）趋向均一也可防止折返的发生。

（何　明）

# 第二十一章
# 抗高血压药

## 一、学 习 重 点

掌握抗高血压药物的分类,常用的抗高血压药的作用特点,熟悉抗高血压药的应用原则。

## 二、难 点 解 析

血压形成的基本因素包括心输出量和外周血管阻力,参与血压调节的器官主要为脑、心、血管、肾,而心血管活动的调节涉及许多神经、体液因素。高血压病发生发展的病理生理过程中涉及多种因素,包括交感神经系统、肾素-血管紧张素-醛固酮系统、血管平滑肌细胞内的离子浓度、血管内皮 L-精氨酸-NO 途径、血管舒缓肽-激肽-前列腺素系统等。抗高血压药物通过作用于上述器官,影响不同的环节,调节神经、体液功能紊乱,减少心输出量和(或)降低外周血管阻力而发挥降压作用。

## 三、习 题

（一）选择题

【A 型题】

1. 下列哪种药在扩张血管降压时**不**加快心率
    A. 肼屈嗪　　　　　　　　　B. 酚妥拉明　　　　　　　　C. 硝酸甘油
    D. 硝苯地平　　　　　　　　E. 拉贝洛尔

2. 兼患消化性溃疡的高血压者,宜选的降压药是
    A. 哌唑嗪　　　　　　　　　B. 甲基多巴　　　　　　　　C. 硝苯地平
    D. 可乐定　　　　　　　　　E. 肼屈嗪

3. 血管紧张素 I 转化酶抑制剂是
    A. 硝普钠　　　　　　　　　B. 卡托普利　　　　　　　　C. 肼屈嗪
    D. 哌唑嗪　　　　　　　　　E. 尼群地平

4. 可乐定的降压作用主要是
    A. 阻断延髓孤束核次一级神经元的突触后膜 $\alpha_2$ 受体
    B. 激动延髓孤束核次一级神经元的突触后膜 $\alpha_2$ 受体
    C. 阻断延髓孤束核次一级神经元的突触后膜 $\alpha_1$ 受体
    D. 激动延髓孤束核次一级神经元的突触后膜 $\alpha_1$ 受体
    E. 直接抑制血管平滑肌

5. 高血压合并消化性溃疡者宜**不用**
    A. 甲基多巴                B. 利血平                C. 硝普钠
    D. 酚妥拉明               E. 依那普利

6. 通过直接阻断 $\alpha_1$ 受体而降压的药物是
    A. 利血平                  B. 甲基多巴            C. 哌唑嗪
    D. 硝苯地平              E. 氢氯噻嗪

7. 中枢性降压药是
    A. 可乐定                  B. 利血平              C. 拉贝洛尔
    D. 肼屈嗪                E. 硝苯地平

8. 通过阻断 $\alpha_1$ 和 $\beta$ 受体而发挥抗高血压作用的药物是
    A. 哌唑嗪                 B. 普萘洛尔           C. 硝苯地平
    D. 卡托普利             E. 拉贝洛尔

9. 通过抑制血管紧张素转化酶而发挥抗高血压的药物是
    A. 可乐定                  B. 依那普利           C. 利血平
    D. 硝普钠                E. 哌唑嗪

10. 伴有肾功能不全的高血压病人最好选用的降压药是
    A. 氢氯噻嗪              B. 利血平              C. 可乐定
    D. $\alpha$-甲基多巴          E. 硝普钠

11. 通过影响肾素-血管紧张素-醛固酮系统而发挥降低血压作用的药物是
    A. 利血平                  B. 哌唑嗪             C. 甲基多巴
    D. 卡托普利             E. 肼屈嗪

12. 利血平的降压机制是
    A. 阻止囊泡对 NA 的再摄取
    B. 激动延髓孤束核抑制性神经元突触后膜的 $\alpha_2$ 受体
    C. 直接舒张血管平滑肌
    D. 激动外周肾上腺素能神经元突触前膜 $\alpha_2$ 受体
    E. 耗竭去甲肾上腺素能神经末梢递质

13. 高血压合并心力衰竭**不宜**用下哪种药物
    A. 普萘洛尔             B. 卡托普利           C. 哌唑嗪
    D. 氢氯噻嗪             E. 依那普利

14. 关于硝苯地平与普萘洛尔合用治疗高血压病的描述哪项是**错误**的
    A. 可用于伴有稳定型心绞痛的高血压患者     B. 防止反射性心率加快
    C. 防止血浆肾素活性增高            D. 防止反跳现象
    E. 合用时注意酌情减量,防止过度抑制心脏

15. 在机体内经过转化才能出现效应的药物是
    A. 多巴胺                  B. $\alpha$-甲基多巴        C. 异丙肾上腺素
    D. 青霉素                 E. 去甲肾上腺素

16. 卡托普利可致
    A. 血钾升高              B. 红斑狼疮样综合征     C. 反射性心率升高
    D. 过敏性休克            E. 牙龈增生

17. 哌唑嗪的降压机制是
    A. 抑制肾素释放                              B. 抑制心脏使心输出量降低

C. 激动突触前膜的 $\alpha_2$ 受体减少 NA 释放　　D. 阻断突触后膜 $\alpha_1$ 受体、舒张血管

E. 抑制心肌细胞 $Ca^{2+}$ 内流

18. 以下的论述哪项是**错误**的

A. 普萘洛尔可抑制肾素的分泌

B. 氢氯噻嗪不可与普萘洛尔合用于治疗高血压

C. 硝普钠可用于高血压危象和慢性心功能不全

D. 氢氯噻嗪作为基础降压药可单用于轻度高血压,也可与其他降压药合用,提高疗效,减少不良反应

E. 尼群地平可与 $\beta$ 受体阻断药合有提高降压作用

19. 下列哪种降压药易引起"首剂现象"

A. 氢氯噻嗪　　　　　　B. 卡托普利　　　　　　C. 哌唑嗪

D. 普萘洛尔　　　　　　E. 硝普钠

20. 对心脏抑制作用较弱、扩张血管作用较强的钙拮抗剂是

A. 硝苯地平　　　　　　B. 维拉帕米　　　　　　C. 地尔硫䓬

D. 尼群地平　　　　　　E. 美卡拉明

**【X 型题】**

1. 下列对卡托普利降压作用的描述**错误**的是

A. 激动延髓弧束核次一级神经元突触后膜 $\alpha_2$ 受体

B. 耗竭交感神经末梢囊泡中的递质

C. 阻断肾上腺素能 $\beta_1$ 受体

D. 抑制血管紧张素 I 转化酶

E. 直接舒张血管平滑肌

2. 下列对利血平的描述哪几项是正确的

A. 降压作用特点为缓慢、温和、持久

B. 能抑制胃肠道的运动和分泌

C. 能透过血脑屏障,对中枢神经系统产生抑制作用

D. 能使去甲肾上腺素能神经末梢递质耗竭

E. 可反射性地引起心率加快

3. 肼屈嗪可能引起的不良反应有

A. 水钠潴留　　　　　　B. 诱发心绞痛　　　　　C. 全身性红斑狼疮

D. 诱发胃溃疡　　　　　E. 体位性低血压

4. 通过阻断肾上腺素能受体降低血压的药物有

A. 利血平　　　　　　　B. 拉贝洛尔　　　　　　C. 普萘洛尔

D. 哌唑嗪　　　　　　　E. 尼群地平

5. 肾功能不良的高血压患者可选用

A. 甲基多巴　　　　　　B. 依那普利　　　　　　C. 利血平

D. 卡托普利　　　　　　E. 可乐定

6. 钙拮抗药可用于治疗

A. 高血压　　　　　　　B. 脑水肿　　　　　　　C. 心律失常

D. 心绞痛　　　　　　　E. 充血性心力衰竭

7. 抗 NA 能神经末梢的降压药是

A. 利血平　　　　　　　B. 胍乙啶　　　　　　　C. 拉贝洛尔

D. 美卡拉明　　　　　　　　　　　E. 哌唑嗪

**（二）判断题**

1. 利血平通过耗竭肾上腺素能神经末梢递质而发挥降压作用。（　　）

2. 依那普利通过抑制血管紧张素转化酶产生降压作用。（　　）

3. 硝普钠可治疗高血压危象及高血压脑病。（　　）

4. 高血压伴有糖尿病或痛风者不宜用氢氯噻嗪。（　　）

5. 普萘洛尔可减少肾素的释放。（　　）

6. 拉贝洛尔可阻断肾脏 β 受体、减少肾素的分泌。（　　）

**（三）填空题**

1. 利血平降低血压的机制是_____，哌唑嗪可通过选择性阻断_____而降压，与酚妥拉明不同的是，其降压的同时不引起_____。

2. 氢氯噻嗪的降压机制是_____和_____。

3. 高血压合并溃疡病者宜选用的抗高血压药是_____而不用_____；合并心绞痛者宜选_____或_____，禁用_____；合并心衰者宜选_____或_____，不用_____。

4. 拉贝洛尔通过阻断_____受体而发挥降压作用。

5. 直接扩张血管平滑肌的降压药有_____和_____。

6. 高血压危象可选用_____、_____和_____等。

**（四）问答题**

1. 简述抗高血压药的分类及其代表药。

2. 直接扩张血管的降压药有哪些不良反应？如何克服？

3. 分别简述普萘洛尔和卡托普利的降压机制。

4. 哌唑嗪降压作用特点有哪些？

# 四、参 考 答 案

**（一）选择题**

**【A 型题】**

1. E　　　2. D　　　3. B　　　4. B　　　5. B　　　6. C　　　7. A　　　8. E　　　9. B　　　10. D

11. D　　12. E　　13. A　　14. D　　15. B　　16. A　　17. D　　18. B　　19. C　　20. A

**【X 型题】**

1. ABCE　　2. ACD　　3. ABC　　4. BCD　　5. ABD　　6. ACDE　　7. AB

**（二）判断题**

1. √　　2. √　　3. √　　4. √　　5. √　　6. √

**（三）填空题**

1. 耗竭递质　突触后膜 $\alpha_1$ 受体　心率升高

2. 早期与排钠利尿有关　长期使小动脉壁内 $Na^+$ 浓度下降，降低血管平滑肌对缩血管物质的敏感性

3. 可乐定　利血平（或含有利血平的制剂）　普萘洛尔　硝苯地平（尼群地平）　肼屈嗪　氢氯噻嗪　卡托普利　普萘洛尔

4. $\alpha$、$\beta$ 受体

5. 肼屈嗪　硝普钠

6. 拉贝洛尔　美卡拉明　硝普钠

**（四）问答题**

1. 抗高血压药分类及代表药如下：

Ⅰ 中枢性交感神经抑制药：可乐定；甲基多巴。

Ⅱ 神经节阻断药：咪噻吩。

Ⅲ 外周抗去甲肾上腺素能神经末梢药：利血平。

Ⅳ 肾上腺素受体阻断药：①α受体阻断药：哌唑嗪；②β受体阻断药：普萘洛尔；③αβ受体阻断药：拉贝洛尔。

Ⅴ 钙拮抗药：尼群地平。

Ⅵ 直接扩张血管药：肼屈嗪；硝普钠。

Ⅶ 血管紧张素转换酶抑制药：卡托普利。

Ⅷ 血管紧张素Ⅱ受体（AT1）阻断药：氯沙坦。

Ⅸ 利尿降压药：氢氯噻嗪。

2. 由于扩张血管（尤其是小动脉）、血压下降，致：①反射性兴奋交感心脏兴奋、心输血量增加，外周阻力增高；②肾素活性增加，致水钠潴留。

克服方法：合用β受体阻断药和利尿药。

3. （1）普萘洛尔：①阻断心肌 $\beta_1$ 受体，心脏抑制、心输出量降低。②阻断肾脏β受体，肾素释放减少，使 ATⅢ和醛固酮形成减少。③阻断肾上腺素能神经末梢突触前膜 $\beta_2$ 受体，取消递质释放的正反馈调节。④中枢β受体阻断，降低外周交感神经紧张力。

（2）卡托普利：抑制血管紧张素转化酶致：①减少血管紧张素Ⅱ形成，血管收缩作用减弱。②减少缓激肽水解，使之扩血管的作用加强。③PGE2、PGI2 形成增加，血管舒张。④醛固酮释放减少，水钠潴留减轻。

4. 由于哌唑嗪对小动脉及静脉均有舒张作用，故可降低心脏前、后负荷，有利于心功能的恢复。这类药物的降压特点是：

（1）降压时对心率与心输出量无明显影响。

（2）对肾血流量和肾小球滤过率无明显影响，不损害肾功能，不增加肾素分泌。

（3）长期用药还可显著降低血浆总胆固醇、甘油三酯、低密度脂蛋白和极低密度脂蛋白的含量，升高高密度脂蛋白的含量。

（4）对糖耐量无影响，因而可用于伴有糖尿病的高血压患者。

（黄仁彬）

# 第二十二章
# 抗慢性心功能不全药

## 一、学 习 重 点

掌握 ACEI 及 AT_1 受体阻断药治疗 CHF 的药理作用,强调预防及逆转心肌重构作用。强心苷的药理作用,作用机制及中毒机制,临床应用,心脏毒性及神经系统的不良反应,中毒的防治。熟悉 β 受体阻断药、利尿药治疗心衰的作用机制。

## 二、难 点 解 析

1. 强心苷治疗作用机制与中毒机制均为抑制 $Na^+$-$K^+$-ATP 酶。
2. 强心苷对心脏的正性肌力作用可以提高心衰时的心输出量,改善代偿性心肌损伤;提高心衰心肌工作效率,但不相应提高心肌耗氧量。
3. ACEI 及 AT_1 受体阻断药预防及逆转心肌重构作用。

## 三、习 题

(一) 选择题

【A 型题】

1. ACEI 治疗 CHF 的机制的描述,**不正确**的是
   A. 减少 Ang Ⅱ 生成
   B. 减少缓激肽降解
   C. 抑制心肌重构
   D. 兴奋交感神经活性
   E. 降低心脏负荷

2. ACEI 的主要不良反应是
   A. 刺激性干咳
   B. 各种类型的心律失常
   C. 中枢神经系统反应
   D. 粒细胞减少
   E. 黄视、绿视症

3. 下列哪种情况**禁用** ACEI
   A. 严重 CHF
   B. CHF 合并高血压
   C. CHF 合并双侧肾动脉狭窄
   D. 轻度 CHF
   E. CHF 合并水肿

4. 下列何药属于 ARB
   A. 地高辛
   B. 米力农

C. 氯沙坦　　　　　　　　　　　　　D. 普萘洛尔

　　E. 卡托普利

5. 螺内酯属于

　　A. 扩血管药　　　　　　　　　　B. 强心药

　　C. 醛固酮受体拮抗药　　　　　　D. ACEI

　　E. β受体阻断药

6. 利尿药治疗 CHF 的作用机制,**错误**的是

　　A. 扩张血管　　　　　　　　　　B. 减少血容量

　　C. 减轻心脏负荷　　　　　　　　D. 减少细胞内 $Ca^{2+}$

　　E. 阻断 β受体

7. β受体阻断药主要用于

　　A. 重度 CHF　　　　　　　　　　B. 扩张型心肌病及缺血性 CHF

　　C. CHF 合并双侧肾动脉狭窄　　　D. CHF 伴有哮喘

　　E. CHF 合并水肿

8. 对强心苷药理作用的描述正确的是

　　A. 正性频率作用　　　　　　　　B. 负性肌力作用

　　C. 有利尿作用　　　　　　　　　D. 兴奋交感神经中枢

　　E. 加快房室传导

9. 地高辛正性肌力作用的机制是

　　A. 激活心肌细胞膜的 $Na^+$-$K^+$-ATP 酶

　　B. 促进去甲肾上腺素的释放

　　C. 减慢方式传导

　　D. 抑制心肌细胞膜的 $Na^+$-$K^+$-ATP 酶活性

　　E. 缩短 ERP

10. 能治疗充血性心力衰竭及心律失常的强心苷类药物是

　　A. 地高辛　　　　　　B. 米力农　　　　　　　　C. 氯沙坦

　　D. 普萘洛尔　　　　　E. 硝普钠

11. 关于地高辛的叙述哪项是**错误**的

　　A. 加强心肌收缩力　　　　　　　B. 增强迷走神经的张力

　　C. 主要经肝脏代谢　　　　　　　D. 口服 $t_{1/2}$ 为 36 小时

　　E. 属于中效强心苷

12. 强心苷的药理作用**不包括**

　　A. 正性肌力作用　　　　　　　　B. 抑制交感神经的活性

　　C. 增强迷走神经的活性　　　　　D. 对心衰者有利尿作用

　　E. 治疗量可轻度抑制 $Na^+$-$K^+$-ATP 酶

13. 地高辛治疗心房纤颤的机制是通过

　　A. 抑制 $Na^+$-$K^+$-ATP 酶　　　 B. 兴奋迷走神经,抑制房室结传导

　　C. 延长不应期　　　　　　　　　D. 降低窦房结自律性

　　E. 缩短不应期

14. 地高辛的 $t_{1/2}$ 为 36 小时,若每日给予维持量,达到稳步血浓度约需

　　A. 10 天　　　　　　　B. 12 天　　　　　　　　C. 9 天

　　D. 3 天　　　　　　　E. 6 天

15. 强心苷治疗心力衰竭的主要作用是
  A. 缩小心室容积
  B. 减慢心率
  C. 降低心肌耗氧量
  D. 正性肌力作用
  E. 负性传导

16. 地高辛中毒与下列哪种离子变化有关
  A. 心肌细胞内 $K^+$ 浓度过低
  B. $Na^+$ 浓度过低
  C. $Ca^{2+}$ 浓度过低
  D. 心肌细胞内 $Ca^{2+}$ 浓度过高,$K^+$ 浓度过低
  E. 心肌细胞内 $K^+$ 过高,$Ca^{2+}$ 过低

17. 下列哪项**不是**强心苷的毒性反应
  A. 胃肠道反应
  B. 各种类型的心律失常
  C. 中枢神经系统反应
  D. 粒细胞减少
  E. 黄视、绿视症

18. 强心苷中毒引起的过速型心律失常最好选用
  A. 阿托品
  B. 苯妥英钠
  C. 呋塞米
  D. 硫酸镁
  E. 氯化钠

19. 急性充血性心力衰竭应选用
  A. 洋地黄毒苷
  B. 毒毛花苷 K
  C. 地高辛
  D. 异丙肾上腺素
  E. 米力农

20. 血管扩张药治疗心力衰竭的机制是
  A. 减轻心脏的前后负荷
  B. 增加心肌供氧量
  C. 降低血压
  D. 减少心排出量
  E. 减慢心率

21. 属磷酸二酯酶抑制药的是
  A. 米力农
  B. 地高辛
  C. 毒毛花苷 K
  D. 毛花苷 C
  E. 依那普利

22. 地高辛对心衰心脏的作用**不包括**下列
  A. 加强心肌收缩力
  B. 减慢心率
  C. 加快房室传导
  D. 心排出量增加
  E. 降低心肌耗氧量

23. 肾功能不全患者最易蓄积中毒的药物是
  A. 毛花苷 C
  B. 洋地黄毒苷
  C. 哌唑嗪
  D. 地高辛
  E. 氨氯地平

24. 强心苷最严重的不良反应是下列哪一种
  A. 胃肠道反应
  B. 刺激性干咳
  C. 低血压
  D. 黄视、绿视
  E. 心脏毒性

25. 能降低地高辛血浓度的药物是
  A. 奎尼丁
  B. 氨氯地平

C. 硝苯地平        D. 醛固酮

E. 苯妥英钠

26. 治疗慢性心功能不全**不宜**选用下列哪一种药物
    A. 利尿药                 B. 异丙基肾上腺素
    C. 卡托普利             D. 氯沙坦
    E. 硝普钠

27. 强心苷引起房室传导阻滞时应选用下列何药治疗
    A. 苯妥英钠             B. 口服氯化钾
    C. 阿托品               D. 维拉帕米
    E. 利多卡因

28. 可用于治疗慢性心功能不全及心房纤颤和心房扑动的药物是
    A. 利多卡因        B. 维拉帕米        C. 强心苷
    D. 苯妥英钠        E. 硝苯地平

29. 下列哪种药物能增强地高辛的毒性
    A. 氯化钾           B. 阿托品          C. 苯妥英钠
    D. 奎尼丁           E. 地高辛抗体 Fab 片段

30. 可用于治疗心力衰竭的 $\beta_1$ 受体激动药为
    A. 多巴酚丁胺      B. 卡维地洛       C. 米力农
    D. 地高辛           E. 普萘洛尔

31. 主要在肝中代谢灭活的治疗心衰的药物是
    A. 地高辛           B. 毒毛花苷 K     C. 洋地黄毒苷
    D. 去乙酰毛花苷     E. 氢氯噻嗪

32. 强心苷治疗心衰时较早出现的心电图变化为
    A. P-P 间隔延长           B. T 波低平 S-T 段成鱼钩状
    C. Q-T 间期所短          D. P-R 间期延长
    E. 心电图无变化

33. 强心苷降低心房纤颤患者的心室率是因为
    A. 降低心室自律性        B. 改善心肌缺血状态
    C. 降低心房自律性        D. 兴奋迷走神经和抑制房室传导
    E. 抑制迷走神经

34. 强心苷中毒**不引起**下列哪种心律失常
    A. 窦房结的自律性升高       B. 浦肯野纤维的自律性升高
    C. 迟后除极触发活动          D. 房室传导阻滞
    E. 窦房结的自律性降低

【B 型题】

（1~4 题共用备选答案）
    A. 卡托普利            B. 米力农           C. 地高辛
    D. 毒毛花苷 K        E. 卡维地洛

1. $\beta$ 受体阻断剂是

2. 属磷酸二酯酶抑制药的是

3. 通过抑制磷酸二酯酶 Ⅲ 而治疗心力衰竭的药物是

4. 静注后起效最快的强心苷是

（5~8题共用备选答案）

  A. 奎尼丁      B. 阿托品      C. 苯妥英钠

  D. 地高辛抗体的 Fab 片段  E. 厄贝沙坦

5. 强心苷中毒引起的心动过缓应选用

6. 强心苷中毒引起的过速型心律失常应选用

7. 能使强心苷从 $Na^+$-$K^+$-ATP 酶的结合中解离出来的药是

8. 拮抗 $AT_1$ 受体而治疗心衰的药物是


（9~10题共用备选答案）

  A. 抑制窦房结        B. 抑制房室结传导

  C. 加强心肌收缩力      D. 缩短心房有效不应期

  E. 降低普肯野纤维自律性

9. 强心苷治疗心力衰竭的作用基础是

10. 强心苷治疗心房纤颤的机制是

11. 使用强心苷后见心电图 P-R 间期延长是由于

12. 强心苷减慢心率是由于

【X 型题】

1. 强心苷的正性肌力作用表现为

  A. 心排血量减少    B. 提高心肌收缩速率    C. 心脏容积缩小

  D. 每搏排出量增加    E. 室壁张力降低

2. 强心苷的临床应用有

  A. 心房纤颤      B. 心房扑动      C. 慢性心功能不全

  D. 室性心动过速    E. 心室颤动

3. 强心苷的主要不良反应有

  A. 胃肠道反应     B. 过敏反应      C. 视觉异常

  D. 心脏毒性      E. 粒细胞减少

4. 能提高地高辛血药浓度的药物有

  A. 氯沙坦      B. 硝苯地平     C. 奎尼丁

  D. 普罗帕酮     E. 苯妥英钠

5. 强心苷对下列何种原因引起的心力衰竭疗效较好

  A. 轻度二尖瓣狭窄   B. 先天性心脏病    C. 缩窄性心包炎

  D. 高血压      E. 严重贫血

6. 用于治疗强心苷中毒的药物有

  A. 阿托品      B. 胺碘酮      C. 苯妥英钠

  D. 氯化钾      E. 地高辛抗体的 Fab 片段

7. 强心苷对心脏电生理特性的影响是

  A. 降低窦房结的自律性     B. 降低浦肯野纤维自律性

  C. 增加浦肯野纤维自律性    D. 减慢房室结的传导

  E. 缩短心房肌不应期

8. β 受体阻断药治疗心力衰竭的依据是

  A. 降低交感神经张力     B. 上调心肌的受体

  C. 抑制 RAS 系统      D. 加强心肌收缩力

E. 减慢心率,减少心肌耗氧量

9. 强心苷中毒时可作为停药指征的先兆症状是

A. 窦性心动过缓                  B. 室性期前收缩

C. 视觉障碍如黄、绿视           D. 心电图 ST 段下降

E. 尿量增多

## (二) 填空题

1. 目前治疗 CHF 的常用药物类别有_____、_____、_____等。

2. 常用于治疗 CHF 的醛固酮受体拮抗药是_____。

3. 强心苷正性肌力作用机制是要通过_____,中毒机制是通过_____。

4. 强心苷的主要不良反应有_____、_____、_____三个方面。

5. 常用于治疗心力衰竭的血管扩张药有_____、_____、_____、_____。

6. 左西孟旦属于_____类治疗 CHF 药物。

## (三) 问答题

1. 简述强心苷正性肌力作用的特点及机制。

2. 血管紧张素转化酶抑制药治疗 CHF 的机制是什么?

3. 试述强心苷的临床用途及主要不良反应。

# 四、参 考 答 案

## (一) 选择题

### 【A 型题】

1. D     2. A     3. C     4. C     5. C     6. E     7. B     8. C     9. D     10. A

11. C    12. E    13. B    14. E    15. D    16. D    17. D    18. B    19. B    20. A

21. A    22. C    23. D    24. E    25. E    26. B    27. C    28. C    29. D    30. A

31. C    32. B    33. D    34. A

### 【B 型题】

1. E     2. B     3. B     4. D     5. B     6. C     7. D     8. E     9. C     10. B

11. B    12. A

### 【X 型题】

1. BDE    2. ABC    3. ACD    4. BCD    5. ABD    6. ACDE    7. ACDE    8. ABCE

9. ABC

## (二) 填空题

1. 抑制肾素-血管紧张素-醛固酮系统药    利尿药    β 受体阻断药    强心苷类等任三类

2. 螺内酯

3. 抑制 $Na^+$-$K^+$-ATP 酶    抑制 $Na^+$-$K^+$-ATP 酶

4. 胃肠道反应    神经系统及视觉障碍    心脏毒性

5. 硝酸酯类    肼屈嗪    硝普钠    哌唑嗪

6. 钙增敏药

## (三) 问答题

1. 强心苷通过抑制 $Na^+$-$K^+$-ATP 酶的活性,抑制 $Na^+$-$K^+$ 交换,导致心肌细胞内 $Na^+$ 增多,促进了 $Na^+$-$Ca^{2+}$ 交换机制,使细胞内 $Ca^{2+}$ 增加,$Ca^{2+}$ 使肌浆网释放 $Ca^{2+}$,最终使细胞内可利用的 $Ca^{2+}$ 增加,心肌收缩力增强。强心苷增强心肌收缩力的同时伴有收缩速率的提高、心排出量增加、降低心衰心脏的

耗氧量。

2. ①抑制心肌和血管重构:ACEI 减少血液及局部组织中 Ang Ⅱ 和醛固酮,增加缓激肽,促进 NO 和 PGI$_2$ 生成,防止和逆转心肌和血管重构,提高心血管的顺应性,改善心功能。②抑制交感神经活性:ACEI 通过减少 Ang 生成而发挥抗交感作用。③改善血流动力学:Ang Ⅱ 对动脉及静脉有直接收缩作用,并通过促进 NA、AVP、ET 的释放、降低缓激肽浓度等产生间接缩血管作用。同时,Ang Ⅱ 通过促进醛固酮释放导致水钠潴留。ACEI 减少 Ang Ⅱ 生成,降低心脏负荷及心肌耗氧量,改善心肌舒张功能,缓解症状。

3. 强心苷临床用途有:慢性心功能不全、心房纤颤、心房扑动、阵发性室上性心动过速。主要不良反应有:①胃肠道反应;②中枢神经系统反应和视觉障碍:眩晕、头痛、失眠及黄视、绿视、视力模糊等;③心脏反应表现为各种类型的心律失常。

（王金红）

# 第二十三章
# 抗心绞痛药物

## 一、学 习 重 点

掌握硝酸酯类抗心绞痛作用及机制、临床用途、主要不良反应。β受体阻断药和钙通道阻滞药的抗心绞痛的机制、作用特点及临床用途。熟悉抗心绞痛药物联合应用的机制。

## 二、难 点 解 析

1. 硝酸酯类与β受体阻断药　硝酸酯类与β受体阻断药联合应用可协同降低心肌耗氧量,相互取长补短。β受体阻断药通过阻断心脏β$_1$受体可对抗硝酸酯类引起的反射性心率加快和心肌收缩力增强;硝酸酯类则通过减少静脉回流而对抗β受体阻断药引起的心室容积扩大和心室射血时间延长。两药合用疗效增加,用量减少,不良反应减少。由于两类药物都可降低血压,合用时应监测血压,以免因过度降压导致冠脉血流减少,加重心绞痛。

两类药物合用宜选择作用时间相近的药物,通常用硝酸异山梨酯与普萘洛尔联合应用,一般口服给药。因个体差异大,给药剂量应从小量开始并逐渐增加至合适剂量。

2. 硝酸酯类与钙通道阻滞药　合用后扩血管作用增加,硝酸酯类主要扩张静脉,钙通道阻滞药主要扩张小动脉,且又有较强的扩张冠脉作用。可用于解除严重的稳定型和变异型心绞痛,但应注意监测血压。

3. 钙通道阻滞药与β受体阻断药　钙通道阻滞药硝苯地平与β受体阻断药合用可增加疗效,对降低心肌耗氧量起协同作用。β受体阻断药可消除硝苯地平引起的反射性心动过速,硝苯地平可抵消β受体阻断药的血管收缩作用。临床心绞痛伴有高血压及心率过快患者,尤其是硝酸酯类与β受体阻断药联合应用效果不佳及有明显冠状动脉痉挛的患者。维拉帕米与β受体阻断药合用起协同作用,但是可显著抑制心肌收缩力和心脏传导系统,合用要慎重。

抗心绞痛药物联合应用时,要考虑心绞痛的分型及具体病情,分析各类药物作用的特点,并考虑患者其他伴随疾病的情况,如伴有心衰、高血压、心律失常、肺动脉高压、支气管哮喘、外周血管疾病等,合理选择治疗药物。

## 三、习　　题

（一）选择题

【A型题】

1. 下列关于硝酸甘油的论述,**错误**的是

A. 降低左心室舒张末期压力　　　　B. 舒张冠状血管侧支血管　　　　C. 扩张容量血管

D. 改善心内膜供血作用较差　　　　E. 能降低心肌耗氧量

2. 下列哪一项**不是**硝酸甘油的不良反应

A. 晕厥　　　　　　　　　B. 搏动性头痛　　　　　　　C. 水肿

D. 头颈皮肤潮红　　　　　E. 直立性低血压

3. 关于普萘洛尔的哪项叙述是**错误**的

A. 对稳定性、变异性、不稳定性心绞痛都有良好疗效

B. 可影响脂肪和糖类代谢

C. 生物利用度个体差异大, 宜从小剂量开始, 以后逐渐增加

D. 阻断心脏 β 受体而使心率减慢, 心肌收缩力降低, 心肌耗氧量降低

E. 与硝酸酯类药物合用可增强疗效, 互补不良反应

4. 对强心苷药理作用的描述正确的是

A. 可降低不良反应　　　　　　　　　B. 防止反射性心率加快

C. 降低心肌耗氧量有协同作用　　　　D. 避免心室容积增加

E. 避免普萘洛尔引起的降压作用

5. 硝酸甘油用于防治心绞痛时, 下列哪种给药途径**不能**应用

A. 口服　　　　　　　　　B. 软膏涂于皮肤上　　　　　C. 雾化吸入

D. 直肠　　　　　　　　　E. 舌下

6. 普萘洛尔用于下列哪种疾病

A. 甲状腺亢进　　　　　　B. 阵发性室上性心动过速　　C. 原发性高血压

D. 稳定型心绞痛　　　　　E. 变异性心绞痛

7. 硝酸甘油对哪类血管扩张作用最弱

A. 小动脉　　　　　　　　B. 冠状动脉　　　　　　　　C. 小静脉

D. 毛细血管括约肌　　　　E. 毛细血管后静脉

8. 临床最常用的硝酸酯类药物是

A. 硝酸异山梨酯　　　　　B. 硝酸甘油　　　　　　　　C. 单硝酸异山梨酯

D. 戊四硝酯　　　　　　　E. 亚硝酸异戊酯

9. 硝酸酯类舒张血管的机制是

A. 直接松弛血管平滑肌　　　　　　　B. 阻断 α 受体

C. 在平滑肌细胞及血管内皮细胞中产生 NO　　D. 阻断 $Ca^{2+}$ 通道

E. 阻断血管平滑肌 $β_2$ 受体

10. 关于硝酸甘油的叙述哪项是**不正确**的

A. 扩张动脉血管, 降低心脏后负荷　　　B. 扩张静脉血管, 降低心脏前负荷

C. 加快心率, 增加心肌收缩力　　　　　D. 降低室壁张力及耗氧量

E. 减慢心率, 减弱心肌收缩力

11. 变异型心绞痛患者**不宜**应用

A. 硝酸甘油　　　　　　　B. 普萘洛尔　　　　　　　　C. 维拉帕米

D. 硝苯地平　　　　　　　E. 硝酸异山梨酯

12. 硝酸甘油与普萘洛尔合用治疗心绞痛的共同药理基础是

A. 减慢心率　　　　　　　B. 抑制心肌收缩力　　　　　C. 降低心肌耗氧量

D. 缩小心室容积　　　　　E. 缩短射血时间

13. 常用于终止心绞痛发作的药物是

A. 硝酸甘油　　　　　　　　B. 普萘洛尔　　　　　　　　C. 维拉帕米

D. 阿替洛尔　　　　　　　　E. 硝普钠

14. 普萘洛尔治疗心绞痛的缺点是

A. 抑制心肌收缩性,增大心室容积　　　　B. 降低心肌耗氧量

C. 改善缺血区血流供应　　　　　　　　　D. 增加冠脉的灌流时间

E. 促进氧自血红蛋白的解离

15. 下列哪项**不属于**硝酸甘油的不良反应

A. 心率加快　　　　　　　　B. 搏动性头痛　　　　　　　C. 眼压升高

D. 体位性低血压　　　　　　E. 支气管哮喘

16. 下列哪项**不是**决定心肌耗氧量的主要因素

A. 每分钟射血时间　　　　　B. 侧支循环　　　　　　　　C. 心率

D. 心肌收缩性　　　　　　　E. 心室壁张力

17. 对冠状血管有直接扩张作用的抗心绞痛药是

A. 硝苯地平　　　　　　　　B. 维拉帕米　　　　　　　　C. 普萘洛尔

D. 硝酸甘油　　　　　　　　E. 硝酸异山梨酯

18. 钙拮抗剂治疗心绞痛下列叙述哪项是**不正确**的

A. 减慢心率　　　　　　　　B. 减慢心肌收缩力　　　　　C. 改善缺血区的供血

D. 增加室壁张力　　　　　　E. 扩张小动脉而降低后负荷

19. 关于硝酸酯类的叙述中**错误**的是

A. 通过释放 NO 来发挥扩血管效应

B. 硝酸异山梨酯的代谢物仍然具有活性

C. 剂量不当可由于血压下降过度而引起反射性交感神经兴奋

D. 舌下含化可避免口服后的首过消除

E. 连续用药不产生耐受性

20. 下列哪种不良反应与硝酸甘油的扩血管作用**无关**

A. 直立性低血压　　　　　　B. 搏动性头痛　　　　　　　C. 心率加快

D. 升高眼压　　　　　　　　E. 高铁血红蛋白血症

21. 阵发性室上性心动过速并发变异型心绞痛,宜采用下列哪种药物治疗

A. 维拉帕米　　　　　　　　B. 奎尼丁　　　　　　　　　C. 普鲁卡因胺

D. 利多卡因　　　　　　　　E. 普萘洛尔

22. 女,55 岁,由于过度兴奋而突发心绞痛,请问下列哪种药物效果最好

A. 口服盐酸普鲁卡因胺　　　B. 舌下含服硝酸甘油　　　　C. 注射盐酸利多卡因

D. 口服硫酸奎尼丁　　　　　E. 注射苯妥英钠

23. 普萘洛尔**没有**下列哪一项作用

A. 减低心肌耗氧量　　　　　B. 减慢心率　　　　　　　　C. 减慢心肌收缩力

D. 降低室壁张力　　　　　　E. 改善缺血区的供血

24. 关于硝酸酯类药物作用的叙述,**错误**的是

A. 扩张容量血管降低心脏前负荷　　　　B. 改善缺血区的供血

C. 重新分配冠状动脉血流量　　　　　　D. 增加心率

E. 增加室壁张力

25. 变异性心绞痛最好选用哪一种药物

A. 硝酸异山梨酯　　　　　　B. 吲哚洛尔　　　　　　　　C. 硝苯地平

D. 普萘洛尔　　　　　　　　　E. 洛伐他汀

26. 与硝酸甘油防治心绞痛无关的作用是
    A. 开放侧支循环　　　　　　　B. 增加心内膜下的血液供应
    C. 扩张外周血管,减轻心脏的前、后负荷　　D. 反射性的心率加快作用
    E. 增加缺血区的血液供应

27. 对变异性心绞痛无效并可使其病情加剧的药物是
    A. 硝酸甘油　　　　　　　　B. 普萘洛尔　　　　　　　C. 硝苯地平
    D. 哌克昔林　　　　　　　　E. 硝酸异山梨酯

28. 为克服硝酸酯类药物的耐受性,下列哪项抗心绞痛措施**不恰当**
    A. 减少给药频率　　　　　　　B. 适当调整给药剂量
    C. 可根据病情,采用最小剂量　　D. 间歇给药
    E. 限制使用含巯基的药物,如卡托普利等

【C 型题】
    A. 硝苯地平　　　　B. 普萘洛尔　　　　C. 两者均有　　　　D. 两者均无
1. 治疗稳定型心绞痛
2. 治疗变异型心绞痛
3. 治疗高血压


    A. 硝苯地平　　　　B. 硝酸甘油　　　　C. 两者均有　　　　D. 两者均无
4. 可用于伴有哮喘病的心绞痛病人
5. 不宜用于伴有心衰的心绞痛病人
6. 与 β 受体阻断剂合用治疗心绞痛可以提高疗效

【B 型题】
    A. 硝酸甘油　　　　　　　　B. 普萘洛尔　　　　　　　C. 硝苯地平
    D. 维拉帕米　　　　　　　　E. 地尔硫䓬

1. 通过释放 NO 产生扩血管的药物是
2. 对变异性心绞痛疗效最好的药物是
3. 通过阻断 β 受体阻断剂合用治疗心绞痛可以提高疗效
4. 连续用药易产生耐受性的药物是


    A. 硝酸甘油　　　　　　　　B. 普萘洛尔　　　　　　　C. 维拉帕米
    D. 地尔硫䓬　　　　　　　　E. 硝苯地平

5. 不宜用于变异性心绞痛的药物是
6. 可引起高铁血红蛋白血症的药物是


    A. 硝酸甘油　　　　　　　　B. 维拉帕米　　　　　　　C. 普萘洛尔
    D. 地尔硫䓬　　　　　　　　E. 硝苯地平

7. 不具有扩张冠状动脉的抗心绞痛药是
8. 对毛细血管后静脉扩张作用较强的药物是
9. 口服后生物利用度较低的药物是


    A. 普萘洛尔　　　　　　　　B. 硝酸甘油　　　　　　　C. 美托洛尔

D. 维拉帕米　　　　　　　　E. 地尔硫䓬

10. 能增大心室容积的药物是

11. 可引起搏动性头痛,眼压升高的药物是

12. 引起心率加快的药物是

**【X 型题】**

1. nitroglycerin 抗心绞痛作用的机制是

    A. 扩张容量血管,降低前负荷

    B. 扩张冠状血管及侧支血管,增加缺血区血流量

    C. 减弱心肌收缩力,减慢心率,降低耗氧量

    D. 扩张动脉血管,降低心脏后负荷

    E. 降低左室舒张末期压,减轻心内膜下血管所受的挤压,增加心内膜的供血

2. nifedipine 的临床适应证有

    A. 稳定型心绞痛　　　　　　B. 高血压　　　　　　　C. 变异型心绞痛

    D. 胆绞痛　　　　　　　　　E. 脑血管病

3. 伴有心力衰竭的心绞痛患者**不宜**选用

    A. 硝酸甘油　　　　　　　　B. 普萘洛尔　　　　　　C. 维拉帕米

    D. 地尔硫䓬　　　　　　　　E. 硝酸异山梨酯

4. 硝酸甘油与普萘洛尔合用于心绞痛因为

    A. 协同降低心肌耗氧量

    B. 两药均可扩张冠状动脉

    C. 普萘洛尔可取消硝酸甘油引起的心率加快

    D. 硝酸甘油可缩小普萘洛尔引起的心室容积扩大

    E. 普萘洛尔收缩外周血管作用可被硝酸甘油取消

5. 普萘洛尔抗心绞痛的作用机制为

    A. 扩张外周血管,降低心脏负荷

    B. 减慢心率,减少心肌耗氧量

    C. 减弱心肌收缩力,降低耗氧量

    D. 促进氧自血红蛋白的解离增加心肌的供氧

    E. 延长舒张期,促进血流从心外膜流向易缺血区的心内膜

6. 钙拮抗剂抗心绞痛的作用机制为

    A. 减慢心率　　　　　　　　B. 松弛血管平滑肌　　　　C. 降低心肌收缩性

    D. 增加冠脉流量　　　　　　E. 增加室壁张力

7. 硝酸甘油可治疗

    A. 变异型心绞痛　　　　　　B. 不稳定型心绞痛　　　　C. 稳定型心绞痛

    D. 顽固性心绞痛　　　　　　E. 急性心肌梗死

8. 硝酸甘油的不良反应包括

    A. 搏动性头痛　　　　　　　B. 体位性低血压　　　　　C. 眼压升高

    D. 心率加快　　　　　　　　E. 面颊部皮肤发红

9. 加快心率的抗心绞痛药有

    A. 硝苯地平　　　　　　　　B. 维拉帕米　　　　　　　C. 硝酸甘油

    D. 普萘洛尔　　　　　　　　E. 地尔硫䓬

10. 普萘洛尔可产生哪些**不利于**缓解心绞痛的作用

A. 降低心室压力　　　　　B. 增加心室容积　　　　　C. 延长射血时间

D. 减弱心肌收缩力　　　　E. 减慢心率

11. 抗心绞痛药物治疗的机制有

A. 舒张冠状动脉　　　　　B. 促进侧支循环的形成　　C. 降低心脏的前、后负荷

D. 减慢心率　　　　　　　E. 降低心肌收缩性

12. 伴有哮喘的心绞痛病人可选用

A. 普萘洛尔　　　　　　　B. 硝酸甘油　　　　　　　C. 硝苯地平

D. 硝酸异山梨酯　　　　　E. 维拉帕米

**（二）填空题**

1. 硝酸甘油舒张血管的机制是在平滑肌细胞和血管内皮细胞产生_____,在血管平滑肌细胞中激活_____,增加细胞内_____含量,降低胞浆中_____浓度而松弛平滑肌。

2. 普萘洛尔不宜用于_____心绞痛。

3. 抗心绞痛药物一般可通过_____、_____、_____三个环节发挥疗效。

4. 硝酸甘油的临床应用有_____、_____、_____、_____。

5. 常用于抗心绞痛的钙拮抗剂有_____、_____、_____等。

6. 心绞痛可以分为_____、_____、_____三种类型。

7. 硝酸甘油的给药途径包括_____、_____、_____。

**（三）简答题**

1. 简述硝酸酯类与普萘洛尔联合应用的抗心绞痛作用基础。

2. 从分子水平简述硝酸酯类药物抗心绞痛的作用机制。

3. 简述普萘洛尔抗心绞痛的机制及不利因素。

# 四、参 考 答 案

（一）选择题

【A 型题】

1. D　2. C　3. A　4. E　5. D　6. E　7. D　8. B　9. C　10. E

11. B　12. C　13. A　14. A　15. E　16. B　17. D　18. D　19. E　20. E

21. A　22. B　23. D　24. E　25. C　26. D　27. B　28. E

【C 型题】

1. C　2. A　3. C　4. C　5. A　6. C

【B 型题】

1. A　2. C　3. B　4. A　5. B　6. A　7. C　8. A　9. A　10. A

11. B　12. B

【X 型题】

1. ABDE　2. ABC　3. BCD　4. ACD　5. BCDE　6. ABCD　7. ABCDE

8. ABCDE　9. AC　10. BC　11. ABCDE　12. BCDE

（二）填空题

1. NO　鸟苷酸环化酶　cGMP　$Ca^{2+}$

2. 变异型

3. 增加冠状动脉供血　舒张动、静脉　降低前后负荷

4. 心绞痛　急性心肌梗死　慢性心功能不全　抗血小板、抗血栓形成

5. 维拉帕米　地尔硫䓬　硝苯地平

6. 劳累型　自发型　混合型

7. 静脉滴注　口腔喷雾　经皮给药　舌下含服

（三）简答题

1. 两药联合应用可产生协同作用,硝酸酯类扩张小动脉和小静脉,减少回心血量,心室容积缩小,室壁张力及外周阻力下降,心肌耗氧量减少。普萘洛尔抑制心肌收缩力,减慢心率,降低心肌耗氧量,故可产生协同作用。但硝酸酯类有反射性引起心率加快的缺点,普萘洛尔有引起心室增大和射血时间延长的不足。两药联合用药又可相互取长补短,普萘洛尔可消除硝酸甘油引起的反射性心率加快;而硝酸甘油可缩小普萘洛尔引起的心室容积扩大和射血时间延长。所以,联合应用可达到消除各自不良反应并协同降低心肌耗氧量,增强抗心绞痛作用的目的。

2. 硝酸酯类药物作为前药,在平滑肌细胞及血管内皮细胞中经谷胱甘肽转移酶的催化释放出NO,直接或间接激活鸟苷酸环化酶,使细胞内 cGMP 含量增加,激活 cGMP 依赖性蛋白激酶,降低胞浆中 $Ca^{2+}$ 浓度,促使肌球蛋白轻链去磷酸化,而松弛血管平滑肌。

3. 通过阻断 β 受体,抑制心脏活动,使心脏收缩力减弱,心率减慢,冠脉的灌流时间延长,降低心肌耗氧,改善缺血区的供血。此外,促进氧自血红蛋白的解离而增加组织供氧,也是其抗心绞痛机制之一。普萘洛尔可抑制心肌收缩性,增大心室容积,延长射血时间,相对增加耗氧量使其不利因素。

（王金红）

# 第二十四章
# 抗动脉粥样硬化药

## 一、学习重点

掌握他汀类药物的药理作用、临床应用及不良反应；考来烯胺的药理作用、临床应用及不良反应；吉非贝齐的药理作用与机制、临床应用及不良反应。熟悉烟酸的药理作用、临床应用及不良反应；普罗布考、维生素 E、多烯脂肪酸的药理学特点；常用他汀类药物各自的药理学特点。

## 二、难 点 解 析

高脂血症、HDL 降低和脂蛋白(a)的增加，均是引起动脉粥样硬化的危险因素。改善脂代谢异常，可以有效地降低动脉粥样硬化的危险。目前临床常用的调血脂药主要是他汀类及胆汁酸结合树脂等。

### （一）他汀类药理作用及机制

1. 他汀类竞争性抑制 HMG-CoA 还原酶，使胆固醇合成受阻，降低血浆胆固醇，并导致肝细胞表面 LDL 受体代偿性增加或活性增强，加速 LDL 分解，进一步降低血浆 LDL，VLDL 代谢加快；肝合成及释放 VLDL 减少，导致 VLDL 相应下降。

2. 他汀类还具有多种非调血脂作用　①改善血管内皮功能，提高血管内皮对扩血管物质的反应性；②抑制血管平滑肌细胞的增殖，促进 VSMCa 凋亡；减少动脉壁巨噬细胞及泡沫细胞的形成，并抑制单核-巨噬细胞的黏附和化泌功能、降低血小板聚集和血浆纤维蛋白原水平使动脉粥样硬化斑块稳定和缩小；③降低血浆 C 反应蛋白，减轻动脉粥样硬化过程的炎性反应；④降低脂蛋白对氧化的敏感性、清除自由基，发挥抗氧化作用。其非调血脂作用也有利于改善对动脉粥样硬化。

### （二）胆汁酸结合树脂的调血脂作用

药物在肠道通过离子交换与胆汁酸结合后，阻断胆汁酸的肠肝循环，阻滞胆汁酸在肠道的重吸收；胆汁酸是肠道胆固醇吸收所必需，故胆固醇的吸收减少；胆汁酸的丢失，使肝内胆固醇经 7-α 羟化酶的作用转化为胆汁酸并经肠道排出，肝胆固醇进一步下降；肝胆固醇减少导致肝细胞表面 LDL 受体增加或活性增强，从而增加 LDL 的清除；以上作用使血浆 TC 和 LDL-C 水平降低。此过程中 HMG-CoA 还原酶可有继发活性增加，但不能补偿胆固醇的减少，若与他汀类合用则有协同作用。

### （三）贝特类调血脂作用

贝特类通过激活 PPARα，诱导 LPL 的表达、抑制 apoCⅢ基因的转录，促进 TG 分解及含 TG 脂蛋白的清除，降低 TG；诱导肝脏特异性脂肪酸转运蛋白和乙酰辅酶 A 合成酶，促进肝脏摄取脂肪酸，并转化为乙酰辅酶 A；同时减少乙酰辅酶 A 羧化酶的合成，使游离脂肪酸的代谢方向从合成 TG 转化为脂肪酸的分解；诱导肝细胞 apoAⅠ、apoAⅡ的基因表达，促进肝脏的分泌，提高血浆 HDL 浓度，促进

HDL 合成和胆固醇的逆转运;促进 LDL 的清除。PPAR-α 也是一种炎性调节因子,能降低动脉粥样硬化过程中的炎症反应,抑制血管平滑肌细胞增殖和血管成形术的再狭窄。

# 三、习 题

## (一) 填空题

1. 调血脂药有_____、_____、_____和_____等(任意四类)。

2. 他汀类药物为_____酶抑制剂,主要降低_____和_____,用于_____、_____、_____等。

3. 考来烯胺在胃肠道可与_____结合而阻碍其吸收,降低血浆_____和_____水平。

## (二) 选择题

### 【A 型题】

1. 下面哪种药物通过抑制 HMG-CoA 还原酶而降低胆固醇的合成
   A. 烟酸　　　　　　　　　B. 考来烯胺　　　　　　　C. 辛伐他汀
   D. 吉非贝齐　　　　　　　E. 维生素 E

2. 主要降低胆固醇和 LDL 的药物是
   A. 吉非贝齐　　　　　　　B. 非诺贝特　　　　　　　C. 烟酸
   D. 普伐他汀　　　　　　　E. 阿昔莫司

3. 对苯氧酸类药物的描述哪项**错误**
   A. 降低血浆 TG 和 VLDL　　B. 可增加 HDL　　　　　　C. 抗血栓形成
   D. 降低血压作用　　　　　　E. 降低血浆黏度

4. 他汀类主要用于治疗
   A. 高 TG 症　　　　　　　B. 高 Ch 症　　　　　　　C. 心绞痛
   D. 高磷脂血症　　　　　　E. 心律失常

5. 下列药物中抑制胆固醇吸收的药物是
   A. 烟酸　　　　　　　　　B. 洛伐他汀　　　　　　　C. 普罗布考
   D. 吉非贝齐　　　　　　　E. 依泽替麦

### 【B 型题】

   A. 洛伐他汀　　　　　　　B. 考来替泊　　　　　　　C. 烟酸
   D. 依泽替麦　　　　　　　E. 普罗布考
   F. 吉非贝齐
   G. 苯扎贝特

1. 选择性抑制 3-羟基-3 甲基戊二酰基辅酶 A 还原酶的药物是

2. 碱性阴离子交换树脂类药是

3. 升高 HDL 最好的药物是

4. 选择性抑制胆固醇吸收的药物是

5. 能抑制 ox-LDL 生成的抗氧化剂是

### 【X 型题】

1. 能明显降低血浆胆固醇的药物是
   A. 贝特类　　　　　　　　B. 胆汁酸结合树脂　　　　C. 烟酸
   D. 抗氧化剂　　　　　　　E. 他汀类

2. 能明显降低血浆三酰甘油的药物是

    A. 胆汁酸结合树脂　　　　　　B. 贝特类　　　　　　　　　C. 烟酸

    D. 洛伐他汀　　　　　　　　　E. 阿伐他汀

3. 关于他汀类药物正确的是

    A. 有明显的调血脂作用　　　　　　　　　B. 降低 LDL 作用明显

    C. 可引起肌痛　　　　　　　　　　　　　D. 常见不良反应是胃肠道反应

    E. 与胆汁酸结合树脂合用可妨碍其吸收而疗效降低

4. 下列属于调血脂药物的是

    A. 辛伐他汀　　　　　　　　　B. 考来烯胺　　　　　　　　C. 阿昔莫司

    D. 非诺贝特　　　　　　　　　E. 普罗布考

5. 下列属于抗氧化剂的药物是

    A. 普罗布考　　　　　　　　　B. 维生素 E　　　　　　　　C. 吉非贝齐

    D. 考来替泊　　　　　　　　　E. 洛伐他汀

（三）**判断题**（判断下列各题正误，正者在括号内打"√"，误者在括号内打"×"）

1. 他汀类药物可用于预防脑卒中等心脑血管急性事件。（　　　）

2. 他汀类与贝特类合用显著降低高三脂酰甘油血症和高 LDL-C 水平，同时肌病的危险性也可降低。（　　　）

3. 考来烯胺对家族性杂合子高脂蛋白血症和纯合子高脂蛋白血症均有效。（　　　）

4. 吉非贝齐用于治疗Ⅱb、Ⅲ、Ⅳ型高脂血症及家族性高乳糜微粒血症。（　　　）

5. 维生素 E 具有很强的抗氧化作用，还具有抗血小板聚集作用。（　　　）

（四）**问答题**

1. 他汀类药物调血脂的作用机制是什么？主要适用于哪些高脂血症？

2. 贝特类主要临床应用有哪些？

3. 临床常用的调血脂药有哪几类？每类的常用药有哪些？

# 四、参 考 答 案

（一）填空题

1. 他汀类　胆汁酸结合树脂　烟酸　贝特类

2. HMG-CoA 还原　LDL　TG　原发性高脂血症　杂合子家族Ⅱa、Ⅱb、Ⅲ型高脂血症　Ⅱ型糖尿病及肾病综合征引起的高脂血症

3. 胆汁酸　TC　LDL

（二）选择题

【A 型题】

1. C　　2. D　　3. D　　4. B　　5. E

【B 型题】

1. A　　2. B　　3. C　　4. D　　5. E

【X 型题】

1. DE　　2. BC　　3. ABCD　　4. ABCD　　5. AB

（三）判断题

1. √　　2. ×　　3. ×　　4. ×　　5. √

**（四）问答题**

1. 他汀类药物调血脂的作用机制：胆固醇在肝脏的合成过程中，HMG-CoA 还原酶使 HMG-CoA 转换为中间产物甲羟戊酸，他汀类药物甲羟戊酸样结构与 HMG-CoA 结构非常相似，可以与 HMG-CoA 还原酶的活性部位结合，竞争性抑制胆固醇的合成；使血浆和组织中的胆固醇浓度降低，进一步促使 LDL 受体代偿性活性增强、数量增加，而加速 LDL 的分解，也能通过增加 LDL 前体 VLDL 和 IDL，清除和降低肝 VLDL 的生成而降低 LDL 水平。

他汀类药物的适应证：原发性高脂血症、杂合子家族性和非家族性Ⅱa、Ⅱb、Ⅲ型高脂血症，Ⅱ型糖尿病及肾病综合征引起的高脂血症。预防脑卒中等心脑血管急性事件、防止经皮穿刺冠状动脉内球囊面形术后再狭窄、肾病综合征、降低器官移植的排异发生率、治疗骨质疏松、预防老年性痴呆等。

2. 贝特类的临床应用：用于治疗以 TG 和 VLDL 升高为主的高脂血症，如Ⅱb、Ⅲ、Ⅳ型高脂血症，Ⅱ型糖尿病的高脂血症。

3. 常用调血脂药：①他汀类：洛伐他汀、辛伐他汀、普伐他汀等；②胆汁酸结合树脂：考来烯胺、考来替泊；③烟酸及其衍生物：烟酸、阿昔莫司等；④贝特类：吉非贝齐、非诺贝特、苯扎贝特等；⑤酰基辅酶 A 胆固醇酰基转移酶抑制药；⑥选择性胆固醇吸收抑制药：依泽替麦；⑦泛硫乙胺。

（李锦平）

# 第二十五章
# 利尿药和脱水药

## 一、学 习 重 点

掌握常用利尿药和脱水药的作用特点及用药注意事项。熟悉利尿药的分类。

## 二、难 点 解 析

利尿药对尿液的稀释和浓缩功能的影响:髓袢升支粗段髓质部和皮质部重吸收原尿中 20%～30% 的 $Na^+$,NaCl 的重吸收依赖于管腔膜上的 $Na^+$-$K^+$-2$Cl^-$ 共转运子。进入细胞内的 $Na^+$ 由基底侧膜上的 $Na^+$-$K^+$-ATP 酶主动转运至组织间液,$Cl^-$ 依据电位差进入组织间液。此段不伴有水的重吸收,因此,随着小管液离子逐渐减少,渗透压也随之逐渐降低,原尿被逐渐稀释,即肾脏稀释功能。同时,因大量 $Na^+$、$Cl^-$ 等离子进入髓质间液,使髓质间液呈高渗状态,越近内髓部,渗透压越高,靠皮质区域方向顺次递减。当原尿流经集合管时,在抗利尿激素(ADH)作用下,小管液中的水依管腔内外渗透压差被大量重吸收,使尿液浓缩,即肾脏浓缩功能。袢利尿药如呋塞米就是作用于此段,通过抑制 NaCl 的重吸收,一方面降低了肾脏的稀释功能,另一方面髓质间液高渗状态无法维持,也使肾脏的浓缩功能降低,排出大量接近于等渗的尿液,产生强大的利尿作用。

远曲小管近端重吸收原尿中约 10% 的 $Na^+$,吸收方式依赖于 $Na^+$-$Cl^-$ 共转运子,将 $Na^+$、$Cl^-$ 从管腔内转运至上皮细胞内,与髓袢升支粗段相似,此段对水通透性极低,$Na^+$、$Cl^-$ 的重吸收使小管液进一步稀释。噻嗪类利尿药可作用于该段,阻断 $Na^+$-$Cl^-$ 共转运子,产生中等强度的利尿作用。

## 三、习 题

### (一)选择题
### 【A 型题】
1. 噻嗪类利尿药的作用部位
    A. 近曲小管               B. 远曲小管近端            C. 远曲小管远端和集合管
    D. 髓袢升支粗段       E. 髓袢降支细段
2. 呋塞米的利尿作用部位
    A. 髓袢升支粗段       B. 近曲小管              C. 髓袢降支细段
    D. 远曲小管远端和集合管     E. 远曲小管近端
3. 螺内酯的利尿作用部位
    A. 远曲小管近端        B. 近曲小管              C. 髓袢降支细段

D. 髓袢升支粗段　　　　　　　　E. 远曲小管远端和集合管

4. 噻嗪类利尿药临床应用**错误**的是
   A. 各种原因引起的水肿　　　B. 高血压　　　　　　C. 肾性尿崩症
   D. 原发性醛固酮增多症　　　E. 高尿钙伴有肾结石

5. 肺水肿合并左心衰宜选用
   A. 氢氯噻嗪　　　　　　　　B. 氨苯蝶啶　　　　　C. 呋塞米
   D. 甘露醇　　　　　　　　　E. 吲哒帕胺

【B 型题】
   A. 呋塞米　　　　　　　　　B. 氢氯噻嗪　　　　　C. 氨苯蝶啶
   D. 螺内酯　　　　　　　　　E. 甘露醇

1. 抑制 $Na^+$-$K^+$-$2Cl^-$ 共转运子的药物是

2. 抑制远曲小管近端 $Na^+$-$Cl^-$ 共转运子的药物是

【C 型题】
   A. 低钾血症　　　　　　　　　　　B. 低氯性碱血症
   C. 两者均有　　　　　　　　　　　D. 两者均无

1. 氢氯噻嗪可致

2. 氨苯蝶啶可致

【X 型题】
1. 高效能利尿药呋塞米的不良反应有
   A. 水、电解质紊乱　　　　　B. 高尿酸血症　　　　C. 耳毒性
   D. 过敏反应　　　　　　　　E. 高脂血症

2. 呋塞米临床上可用于
   A. 心、肝、肾性水肿　　　　B. 急、慢性肾衰竭　　C. 急性肺水肿
   D. 急性脑水肿　　　　　　　E. 巴比妥类药物中毒的抢救

3. 关于脱水药甘露醇,描述正确的是
   A. 静脉给药后不易进入组织细胞　　　B. 口服易吸收
   C. 在体内不被代谢　　　　　　　　　D. 易经肾小球滤过
   E. 不易被肾小管重吸收

4. 能引起高钾血症的药物有
   A. 呋塞米　　　　　　　　　B. 螺内酯　　　　　　C. 氯噻酮
   D. 氨苯蝶啶　　　　　　　　E. 阿米洛利

5. 长期大剂量应用噻嗪类利尿药可引起
   A. 低血钾　　　　　　　　　B. 低血钠　　　　　　C. 低血镁
   D. 低血糖反应　　　　　　　E. 高脂血症

（二）填空题

1. 氢氯噻嗪的主要作用有_____、_____、_____。

2. 氢氯噻嗪与强心苷类药物合用时更应注意及时_____,以减轻药物的_____反应。

3. 呋塞米可增加肾血流量和肾小球滤过率,防止肾小管的萎缩和坏死,可用于_____ _____的治疗。

4. 可引起高钾血症的利尿药有_____、_____、_____等。

（三）名词解释

1. 利尿药

2. 脱水药

**（四）简答题**

1. 高效能利尿药应用注意事项有哪些?

2. 保钾利尿药的代表药及作用机制。

**（五）论述题**

1. 试述噻嗪类利尿药的不良反应及用药注意事项。

2. 试述呋塞米的药理作用及临床应用。

# 四、参考答案

**（一）选择题**

**【A型题】**

1. B　　2. A　　3. E　　4. D　　5. C

**【B型题】**

1. A　　2. B

**【C型题】**

1. C　　2. D

**【X型题】**

1. ABCDE　　2. ABCDE　　3. ACDE　　4. BDE　　5. ABCE

**（二）填空题**

1. 利尿作用　抗利尿作用　降压作用

2. 补钾　心脏毒性

3. 急、慢性肾衰竭

4. 螺内酯　氨苯蝶啶　阿米洛利

**（三）名词解释**

1. 利尿药是一类选择性作用于肾脏,增加水和电解质的排泄,使尿量增多的药物。

2. 脱水药又称渗透性利尿药,是指能提高血浆渗透压及肾小管腔液渗透压,产生组织脱水和渗透性利尿作用的药物。

**（四）简答题**

1. 应用高效能利尿药应注意:①水、电解质紊乱;②耳毒性;③长期用药可致高尿酸血症;④无尿或严重肝肾功能损害、糖尿病、高脂血症、冠心病、高尿酸血症或有痛风病史者慎用,老年患者及哺乳期妇女慎用,孕妇禁用。

2. 保钾利尿药的代表药为螺内酯和氨苯蝶啶,通过干扰远曲小管远端和集合管的 $Na^+$-$K^+$ 交换,在增加 $Na^+$ 排出的同时减少 $K^+$ 的排泄,产生弱的利尿作用。螺内酯通过竞争性拮抗醛固酮发挥作用,氨苯蝶啶的保钾利尿作用与醛固酮拮抗无关。

**（五）论述题**

1. 噻嗪类利尿药的不良反应及用药注意事项:

不良反应有:①水、电解质紊乱,可引起低血钾、低血钠、低血镁、低氯性碱血症等;②高尿酸血症;③长期应用可致血糖升高,也可致高脂血症;④过敏反应。

用药注意事项:①用药应从小剂量开始,长期应用时应注意适当补钾;②与强心苷类药物合用时更应注意及时补钾,以减轻药物的心脏毒性反应;③痛风、糖尿病、高脂血症、高钙血症、严重肝肾功能不全等患者应慎用,孕妇慎用,哺乳期妇女不宜服用;④用药期间应注意监测血清电解质含量;⑤应注意药物相互作用。

2. 呋塞米的药理作用及临床应用：主要作用于髓袢升支粗段髓质部和皮质部，特异性与管腔膜侧的 $Na^+$-$K^+$-$2Cl^-$ 共转运子结合，抑制 $Na^+$、$K^+$、$Cl^-$ 的重吸收，降低肾脏的稀释和浓缩功能，排出大量接近于等渗的尿液；同时，可扩张肾动脉，增加肾皮质的血液供应，改善肾脏的缺血、缺氧症状；扩张容量血管，减少回心血量，降低左室充盈压，减轻肺淤血。临床上主要用于：①其他利尿药无效的严重水肿；②急性肺水肿和脑水肿；③急、慢性肾衰竭的治疗；④控制高钙血症；⑤可加速毒物排泄。

（宋晓亮）

# 第二十六章
# 作用于血液及造血器官的药物

## 一、学 习 重 点

掌握肝素、双香豆素及铁剂的药理作用、临床应用和不良反应。了解凝血和抗凝机制;叶酸制剂、维生素 K、双嘧达莫、链激酶、尿激酶的药理作用与临床应用;粒细胞集落刺激因子的作用和用途。

## 二、难 点 解 析

作用于血液系统的药物从大的方面讲主要包括抗凝血药、促凝血药、抗贫血药及血容量扩充剂。

### (一)抗凝血药

抗凝血药是一类能通过作用于血液系统不同的靶点干扰凝血过程而阻止血液凝固的药物,临床主要用于血栓栓塞性疾病的预防与治疗。该类包括:①抗凝药,主要代表药物有肝素(普通肝素、低分子量肝素)、双香豆素、水蛭素;②抗血小板药物,代表药物是阿司匹林;③纤维蛋白溶解药,代表药物是链激酶、尿激酶。

### (二)促凝血药

促凝血药是治疗凝血因子缺乏、纤溶功能过强或血小板减少等原因所致的凝血功能障碍的一类药物。代表药物是维生素 K、氨甲苯酸。

### (三)抗贫血药物

包括铁剂、叶酸制剂、维生素 $B_{12}$ 以及细胞集落刺激因子[红细胞生成素、粒细胞和(或)巨噬细胞集落刺激因子]。主要用于治疗缺铁性贫血、巨幼细胞贫血、恶性贫血的治疗。

### (四)血容量扩充药

血容量扩充药是治疗失血性休克的基本疗法,除全血和血浆外,还有人工合成的血容量扩充剂,主要代表药物是右旋糖酐。

## 三、习 题

### (一)选择题
### 【A 型题】
1. 肝素的药理作用
   A. 抑制抗凝血酶Ⅲ对凝血因子Ⅱ、Ⅶ、Ⅸ、Ⅹ 的影响
   B. 拮抗维生素 K 的作用
   C. 加强抗凝血酶Ⅲ对凝血因子Ⅱ、Ⅶ、Ⅸ、Ⅹ、Ⅻ的抑制作用

D. 仅具有体内抗凝作用

E. 激活纤溶酶而溶解纤维蛋白

2. 下列哪项**不是**维生素 K 的适应证

    A. 慢性腹泻所致出血                B. 新生儿出血

    C. 香豆素类过量引起的出血       D. 肺、肝、脾、前列腺等手术时的异常出血

    E. 长期应用广谱抗生素所致出血

3. 治疗慢性失血（如溃疡出血）所致贫血可采用

    A. 硫酸亚铁             B. 维生素 $B_{12}$           C. 叶酸

    D. 叶酸+维生素 $B_{12}$       E. 叶酸+维生素 $B_{12}$+硫酸亚铁

4. 肝素和香豆素类药物可用于

    A. 防治弥散性血管内凝血    B. 防治血栓栓塞性疾病    C. 体外循环抗凝

    D. 抗高脂血症             E. 防治脑出血

5. 影响维生素 $B_{12}$吸收的因素是

    A. 内因子缺乏            B. 铁离子             C. 合用叶酸

    D. 四环素              E. 浓茶

【B 型题】

    A. 双香豆素             B. 肝素              C. 链霉素

    D. 低分子右旋糖酐       E. 阿司匹林

1. 出血可用氨甲苯酸对抗

2. 出血可用维生素 K 对抗

3. 出血可用鱼精蛋白对抗

4. 抗纤维蛋白溶解药是

    A. 氨甲苯酸             B. 链霉素          C. 组织纤溶酶原激活因子

    D. 双嘧达莫             E. 华法林

5. 对血栓部位有一定选择性的溶栓药是

6. 是 cAMP 升高抑制血小板聚集药物是

    A. 维生素 $B_{12}$          B. 红细胞生成素       C. 右旋糖酐

    D. 硫酸亚铁             E. 维生素 $B_6$

7. 用于治疗缺铁性贫血

8. 用于治疗恶性贫血

9. 用于治疗慢性肾病引起的贫血

10. 用于治疗巨幼细胞贫血

【C 型题】

    A. 尿激酶                  B. 组织型纤溶酶原激活剂

    C. 两者均有                D. 两者均无

1. 维生素 K 的拮抗剂

2. 体内和体外均有抗凝作用

3. 促进纤溶，溶解血栓

4. 对血栓部位纤溶酶原有选择性作用

A. 鱼精蛋白      B. 维生素 K

C. 两者均可      D. 两者均无

5. 低分子肝素应用过量所致出血可用的解救药物

6. 阿尼普酶应用过量所致出血可用的解救药物

【X 型题】

1. 什么情况下可使华法林的抗凝作用增强

    A. 慢性腹泻      B. 同时服用西咪替丁      C. 同时服用苯妥英钠

    D. 口服避孕药      E. 长期使用广谱抗生素

2. 肝素的药理作用包括

    A. 抗凝作用      B. 激活纤溶酶原作用      C. 降脂作用

    D. 抗炎作用      E. 抑制平滑肌增生

3. 肝素不良反应包括

    A. 自发性出血      B. 血小板减少      C. 升高血糖

    D. 过敏反应      E. 骨质疏松

4. 有关华法林的说法正确的是

    A. 体内、体外均有抗凝作用      B. 灭活凝血因子 $ⅡA$、$ⅧA$、$ⅨA$、$XA$

    C. 起效慢,作用时间长      D. 血浆蛋白结合率高

    E. 口服易吸收

5. 维生素 K 可治疗

    A. 梗阻性黄疸出血      B. 慢性腹泻出血      C. 肝素过量引起出血

    D. 新生儿出血      E. 前列腺术后出血

6. 关于铁剂的应用下列说法正确的是

    A. 口服铁应选用二价铁      B. 血红素铁吸收完全      C. 抗酸药可抑制铁吸收

    D. 常用给药途径是肌内注射      E. 右旋糖酐铁注射应用

（二）填空题

1. 苯巴比妥与双香豆素合用,后者抗凝_____,其机制是_____。

2. 肝素过量出血可用_____对抗,双香豆素类出血可用_____对抗。

3. 肝素临床用于_____、_____和_____。

4. 早产儿、新生儿出血可选用_____,上消化道出血可选用_____或_____,剖宫产术后渗血可选用_____,肺咯血选用_____。

5. 右旋糖苷可用于_____、_____和_____。其中分子右旋糖酐主要用于_____,而低分子量右旋糖酐则用于_____。

（三）名词解释

1. 促凝血药

2. 抗血小板药

3. 纤维蛋白溶解药

4. 血容量扩充药

5. 溶栓药

（四）简答题

1. 简述低分子量肝素与肝素相比具有的特点。

2. 简述常用的抗血小板药及其作用机制。

3. 简述口服铁剂应注意问题。

（五）论述题

1. 试述叶酸和维生素 $B_{12}$ 在药理作用和应用上的异同点。

2. 应用抗凝血药时，从护理学角度应注意哪些方面事项？

## 四、参考答案

（一）选择题

【A 型题】

1. C    2. C    3. C    4. B    5. A

【B 型题】

1. C   2. A    3. B    4. A    5. C    6. D    7. D    8. A    9. B    10. A

【C 型题】

1. B    2. A    3. C    4. B    5. C    6. B

【X 型题】

1. BDE    2. ABCD    3. ABD    4. CDE    5. ACD    6. ABCE

（二）填空题

1. 作用减弱　　加速双香豆素代谢

2. 鱼精蛋白　　维生素 K

3. 防治血栓栓塞性疾病　　体外循环抗凝　　DIC 早期

4. 维生素 K　　去甲肾上腺素　　垂体后叶素　　氨甲苯酸　　垂体后叶素

5. 扩充血容量　　阻止红细胞和血小板聚集　　渗透性利尿　　扩容　　阻止聚集和利尿

（三）名词解释

1. 促凝血药：是能加速血液凝固、抑制纤维蛋白溶解或降低毛细血管通透性而使出血停止的药物。

2. 抗血小板药：是一类抑制血小板黏附、聚集和释放功能的抗血栓形成药。

3. 纤维蛋白溶解药：是一类能使纤溶酶原转化为纤溶酶，加速纤维蛋白降解，导致血栓溶解的药物。

4. 血容量扩充药：是一类能提高血浆胶体渗透压、增加血容量、改善微循环的高分子物质。

5. 溶栓药：是纤维蛋白溶解药，可激活纤溶酶溶解纤维蛋白而使血栓溶解，用于治疗急性血栓栓塞性疾病。

（四）简答题

1. ①低分子量肝素的 25%~50% 分子所含糖单位小于 18；②低分子量肝素抗凝血因子 X a 活性强，保持了肝素的抗血栓作用而降低了出血的危险；③量效关系好，与血浆蛋白、血小板因子Ⅳ亲合力低；④PF4 结合，较少诱导血小板减少；⑤较少与血管内皮细胞结合，主要经肾排泄，半衰期长；⑥可促进 t-PA 释放，有助于血栓溶解；⑦使骨骼 $Ca^{2+}$ 丢失比肝素轻。

2. ①阿司匹林，抑制环氧酶，使血栓 $A_2$ 合成减少。②噻氯匹定，干扰血小板膜糖蛋白 GPⅡb/Ⅲa 受体与纤维蛋白原结合。③双嘧达莫，抑制磷酸二酯酶，抑制腺苷摄取，从而使血小板内 cAMP 升高。④前列环素，激活腺苷环化酶是 cAMP 浓度升高，同时扩张血管。⑤阿昔单抗，阻断 GPⅡb/Ⅲa 受体。

3. ①首选二价铁盐。②胃酸、维生素 C、果糖、半胱氨酸等促进吸收。③四环素、抗酸药、高磷等抑制其吸收。④待血红蛋白恢复正常后需减半量继续服药 2~3 个月。⑤饭后服用可减轻胃肠道刺激症状。⑥误服急性中毒以磷酸盐、碳酸盐洗胃，并且用去铁胺解救。

**（五）论述题**

1. 答：叶酸在体内被还原为四氢叶酸,后者是一碳单位的传递体,参与的代谢包括：dTMP 的合成、嘌呤核苷酸的从头合成和丝氨酸和甘氨酸的互变等。叶酸缺乏时,红细胞中 DNA 合成受阻,分裂增殖速度减慢,但 RNA 合成能力未减,故呈巨幼细胞贫血。叶酸主要用于防治各种巨幼细胞贫血；此外,对于维生素 $B_{12}$ 缺乏所致的恶性贫血,大剂量叶酸可以纠正血象,但不能改善神经症状。

维生素 $B_{12}$ 为细胞生长分裂及维持神经组织髓鞘完整所必需。参与体内两种生化反应,促进同型半胱氨酸转变为甲硫氨酸,并促进四氢叶酸循环利用。维生素 $B_{12}$ 缺乏,四氢叶酸不能循环利用,发生叶酸缺乏症状；此外维生素 $B_{12}$ 可促进甲基丙二酰辅酶 A 转变为琥珀酰辅酶 A,维生素 $B_{12}$ 缺乏,可使该反应过程受干扰,影响神经髓鞘脂蛋白的合成,出现神经症状。维生素 $B_{12}$ 主要用于治疗恶性贫血及其他巨幼细胞贫血,也可作为神经系统疾病等辅助治疗。

2. 应用抗凝血药时,从护理学角度应注意：

（1）给药前了解患者生命体征和用药史,如药物过敏史。

（2）了解所用抗凝药物与其他药物的相互作用和配伍禁忌。

（3）教会患者观察出血症状和出血迹象。准备好止血药物。

（4）经常做各种血液检查,如出凝血时间、出血时间、血细胞计数等。

（5）做用药后护理评价,各项血液指标是否恢复正常和营养状况改善情况等。

（秦旭平）

# 第二十七章
# 组胺受体阻断药

## 一、学习重点

掌握 $H_1$ 受体和 $H_2$ 受体阻断药的药理作用和临床应用。熟悉 $H_1$ 受体和 $H_2$ 受体阻断药的体内过程和不良反应。

## 二、难点解析

$H_1$ 受体阻断药的药理作用:抗外周组胺 $H_1$ 受体激动引起的血管扩张和通透性增加,皮肤黏膜水肿、发痒、荨麻疹等,也抗组胺引起胃肠和支气管等平滑肌收缩。另外第一代药物具有中枢抑制,抗胆碱和局麻作用。

$H_1$ 受体阻断药临床应用:主要用于变态反应性疾病,此外第一代的苯海拉明和异丙嗪还可用于晕动病。

$H_2$ 受体阻断药的药理作用和临床应用:竞争性阻断胃壁细胞 $H_2$ 受体,抑制胃酸分泌,也能抑制胃泌素和迷走神经兴奋对胃酸分泌的直接作用。临床主要用于胃及十二指肠溃疡和无并发症的胃-食管反流症的治疗,也用于应激性溃疡的预防。

## 三、习　　题

（一）选择题

【A 型题】

1. $H_1$ 受体阻断药对下列哪种病症效果好

　　A. 过敏性休克　　　　　　　B. 荨麻疹　　　　　　　　C. 过敏性哮喘

　　D. 胃溃疡　　　　　　　　　E. 胃炎

2. 下列哪个药物**不是** $H_1$ 受体阻断药

　　A. 苯海拉明　　　　　　　　B. 异丙嗪　　　　　　　　C. 氯苯那敏

　　D. 西咪替丁　　　　　　　　E. 赛庚啶

3. 下列哪个药物**没有**明显的中枢抑制作用

　　A. 赛庚啶　　　　　　　　　B. 氯雷他定　　　　　　　C. 苯海拉明

　　D. 异丙嗪　　　　　　　　　E. 氯苯那敏

4. 苯海拉明**不具有**的药理作用是

　　A. 镇静作用　　　　　　　　B. 催眠作用　　　　　　　C. 抗胆碱作用

D. 局麻作用　　　　　　　　　　E. 降低胃酸分泌

5. 对晕动性呕吐有效的药物是

    A. 苯海拉明　　　　　　　　B. 维生素 $B_6$　　　　　　　C. 西咪替丁

    D. 氯丙嗪　　　　　　　　　E. 氯雷他定

6. $H_1$ 受体阻断药对下列哪一病症**无效**

    A. 荨麻疹　　　　　　　　　B. 血管神经性水肿　　　　C. 过敏性哮喘

    D. 接触性皮炎　　　　　　　E. 昆虫叮咬引起的皮炎

7. 驾驶员、高空作业者可以应用的药物是

    A. 苯海拉明　　　　　　　　B. 氯雷他定　　　　　　　　C. 异丙嗪

    D. 氯苯那敏　　　　　　　　E. 赛庚啶

8. 苯海拉明的不良反应**不包括**

    A. 嗜睡　　　　　　　　　　B. 口干　　　　　　　　　　C. 便秘

    D. 视物模糊　　　　　　　　E. 皮肤瘙痒

9. 下列哪项**不是**西咪替丁的不良反应

    A. 精神错乱　　　　　　　　B. 内分泌紊乱　　　　　　　C. 乏力,肌痛

    D. 心率增加　　　　　　　　E. 粒细胞减少

10. 苯海拉明最常见的不良反应是

    A. 失眠　　　　　　　　　　B. 消化道反应　　　　　　　C. 镇静,嗜睡

    D. 口干　　　　　　　　　　E. 粒细胞减少

**【X 型题】**

1. 苯海拉明可用于治疗

    A. 变态反应性疾病　　　　　B. 晕动病　　　　　　　　　C. 耳性眩晕病

    D. 过敏性哮喘　　　　　　　E. 十二指肠溃疡

2. 有中枢抑制作用的 $H_1$ 受体阻断药是

    A. 赛庚啶　　　　　　　　　B. 氯雷他定　　　　　　　　C. 苯海拉明

    D. 异丙嗪　　　　　　　　　E. 氯苯那敏

**（二）论述题**

1. 试述 $H_1$ 受体阻断药的药理作用和临床应用。

2. 试述西咪替丁的不良反应及药物相互作用。

## 四、参 考 答 案

**（一）选择题**

**【A 型题】**

1. B　　2. D　　3. B　　4. E　　5. A　　6. C　　7. B　　8. E　　9. D　　10. C

**【X 型题】**

1. ABCD　　2. ACDE

**（二）论述题**

1. $H_1$ 受体阻断药的药理作用包括:①抗外周组胺 $H_1$ 受体作用:拮抗 $H_1$ 受体激动引起的血管扩张和通透性增加,皮肤黏膜水肿、发痒、荨麻疹等,抗组胺作用也引起胃肠和支气管等平滑肌收缩。②中枢作用:第一代药物具有中枢抑制作用,第二代不易透过血脑屏障,无中枢抑制作用。③第一代

药物还具有抗胆碱和局麻作用。$H_1$ 受体阻断药临床应用主要用于变态反应性疾病,此外第一代的苯海拉明和异丙嗪还可用于晕动病及耳性眩晕病。

2. 西咪替丁不良反应包括:①腹泻、头痛、头昏、疲乏、肌痛、便秘等;②静脉注射偶见精神恍惚、谵妄、幻觉、口吃;③可致男性乳房肿大和女性泌乳,也偶致造血障碍。药物相互作用包括:①西咪替丁是肝药酶抑制剂,可降低华法林、苯妥英钠、β受体阻断药、奎尼丁、利多卡因、一些苯二氮䓬类、三环类抗抑郁药、茶碱、卡马西平、甲硝唑、某些钙通道阻滞药和磺酰脲类代谢。②西咪替丁明显提高维拉帕米口服的生物利用度,使后者药理作用明显增强,甚至出现严重毒性反应。

（杨俊霞）

# 第二十八章
# 作用于呼吸系统的药物

## 一、学习重点

掌握平喘药异丙肾上腺素、肾上腺素、麻黄碱、沙丁胺醇、特布他林、福莫特罗、异丙托铵、氨茶碱、色甘酸钠、倍氯米松等的作用、原理及应用。熟悉镇咳药：可待因、喷托维林、苯佐那酯等镇咳药的作用及应用。熟悉祛痰药：氯化铵、乙酰半胱氨酸的祛痰作用及应用。

## 二、难点解析

呼吸系统疾病在临床上主要表现为咳嗽、咳痰、喘息等症状，其主要原因是由于呼吸道阻力增加和慢性的支气管炎症。三者常常同时存在，并相互影响，在治疗上也具有内在联系。常用的药物包括镇咳药、祛痰药和平喘药。

**（一）平喘药按其作用机制**

分为：①支气管扩张药主要通过松弛支气管平滑肌，降低气道阻力而平喘，各类代表药包括拟肾上腺素药、茶碱类和 M 受体阻断药。②抗炎平喘药主要通过强大的抗炎、抗过敏作用发挥平喘效果。包括糖皮质激素、抗白三烯（Cys-LTs）类药物如扎鲁司特、色甘酸钠。

**（二）镇咳药按其作用部位**

可分为中枢性镇咳药和外周性镇咳药两大类。各类药物的代表药分别为可待因（codeine，甲基吗啡）和苯佐那酯（benzonatate，退嗽）。主要用于各种原因引起的干咳。

**（三）祛痰药**

根据作用机制可分为两类：痰液稀释药和黏痰溶解药。两类药物通过清除痰液可减少对呼吸道黏膜的刺激，有利于控制继发感染，间接发挥镇咳和平喘作用。主要代表药物有氯化铵和乙酰半胱氨酸。

## 三、习　　题

**（一）选择题**

**【A 型题】**

1. 痰黏稠不易咳出伴有呼吸道炎症的对症治疗选用

  A. 羧甲司坦      B. 喷托维林      C. 苯丙哌林

  D. 二氧丙嗪      E. 可待因

2. 可待因镇咳是由于

A. 接抑制咳嗽中枢      B. 抑制呼吸道感受器

C. 扩张支气管      D. 祛痰

E. 以上均不是

3. 常用的黏痰溶解剂是

     A. 氯化铵      B. 乙酰半胱氨酸

     C. 远志      D. 碘化钾

     E. 苯佐那酯

4. 有心脏病的支气管病人的对症治疗宜选用哪种止喘药

     A. 肾上腺素      B. 异丙肾上腺素

     C. 麻黄碱      D. 硫酸沙丁胺醇

     E. 多巴胺

5. 心源性哮喘可选用

     A. 肾上腺素      B. 沙丁胺醇

     C. 吗啡      D. 异丙肾上腺素

     E. 去甲肾上腺素

【B 型题】

     A. 异丙肾上腺素      B. 色甘酸钠

     C. 可待因      D. 氨茶碱

     E. 沙丁胺醇

1. 抢救支气管哮喘急性发作宜选用

2. 原因不明的哮喘应选用

     A. 氨茶碱      B. 异丙托溴铵

     C. 沙丁胺醇      D. 倍氯米松

     E. 色甘酸钠

3. 选择性激动肾上腺 $\beta_2$ 受体

4. 对抗乙酰胆碱的作用

5. 松弛支气管平滑肌,同时兴奋心肌

6. 肥大细胞膜稳定药

7. 减少炎症介质的产生和炎症反应

     A. 可待因      B. 右美沙芬

     C. 喷托维林      D. 苯丙哌林

     E. 苯佐那酯

8. 中枢性镇咳药,有成瘾性及镇痛作用

9. 人工合成的非成瘾性中枢镇咳药

10. 外周性镇咳药,有较强的局麻作用

【C 型题】

     A. 中枢性镇咳药      B. 外周性镇咳药

     C. 两者均有      D. 两者均无

1. 可待因

2. 喷托维林

3. 苯佐那酯

4. 苯丙哌林

    A. 可待因                 B. 喷托维林

    C. 两者均有             D. 两者均无

5. 直接抑制咳嗽中枢

6. 久用成瘾

    A. 异丙肾上腺素         B. 氨茶碱

    C. 两者均可             D. 两者均无

7. 过量引起心律失常

8. 过量引起中枢兴奋、惊厥

【X 型题】

1. 能选择性兴奋 $\beta_2$ 受体的平喘药
    A. 肾上腺素             B. 克仑特罗
    C. 去甲肾上腺素       D. 硫酸沙丁胺醇
    E. 麻黄碱

2. 应用氨茶碱时应注意
    A. 饭后服药             B. 缓慢静注
    C. 静注浓度勿过高     D. 为防止失眠合用镇静药
    E. 剂量过大可引起头痛

3. 喷托维林
    A. 用于炎症引起的干咳、阵咳     B. 适用于急慢性炎症初期,痰黏稠不易咳出
    C. 中枢性镇咳药         D. 主要用于哮喘
    E. 以上均不是

4. 氯化铵具有
    A. 祛痰作用        B. 酸化体液        C. 平喘作用
    D. 可用于干咳      E. 使痰液中蛋白质二硫键断裂

5. 可待因
    A. 对胸膜炎干咳适用    B. 对痰多者禁用      C. 长期应用有耐受性
    D. 反复用无成瘾性     E. 为较弱的镇咳药

6. 氨茶碱可引起
    A. 恶心呕吐        B. 心律失常        C. 血压下降
    D. 中枢兴奋        E. 中枢抑制

（二）填空题

1. 色甘酸钠抗哮喘的作用机制是稳定_____,阻止_____和抑制_____,主要用于_____。

2. 对 $\beta_2$ 受体有高度选择性的拟肾上腺素药是_____和_____,非选择性拟肾上腺素药是_____和_____。

3. 祛痰药按作用方式可分成_____和_____二类。前者代表药是_____,后者代表药是_____。

4. 氨茶碱的主要不良反应有_____、_____和_____。

5. 喷托维林对_____中枢有选择性抑制作用,同时还兼有_____和_____作用。

**（三）名词解释**

1. 祛痰药

2. 镇咳药

3. 平喘药

**（四）简答题**

1. 常用的抗喘药分几类？每类的代表药及主要作用机制是什么？

2. 试述氨茶碱的抗喘作用机制,临床应用及主要不良反应。

3. 祛痰药分几类？每类的代表药及其作用机制是什么？

**（五）论述题**

试述沙丁胺醇与异丙肾上腺素比较,在治疗哮喘时有什么优点？

# 四、参 考 答 案

**（一）选择题**

**【A 型题】**

1. A　　2. A　　3. B　　4. D　　5. C

**【B 型题】**

1. A　　2. D　　3. C　　4. B　　5. A　　6. E　　7. D　　8. A　　9. C　　10. E

**【C 型题】**

1. A　　2. C　　3. B　　4. C　　5. C　　6. A　　7. C　　8. B

**【X 型题】**

1. BD　　2. ABCDE　　3. AC　　4. AB　　5. ABC　　6. ABD

**（二）填空题**

1. 肥大细胞膜　抗原诱导的脱颗粒　过敏性介质的释放　预防过敏性哮喘

2. 沙丁胺醇　克仑特罗　肾上腺素　异丙肾上腺素

3. 刺激性祛痰药　黏痰溶解药　氯化铵　乙酰半胱氨酸

4. 胃肠道反应　中枢兴奋　循环系统症状

5. 咳嗽　局麻作用　阿托品样

**（三）名词解释**

1. 祛痰药:指能使痰液变稀,黏稠度降低,或能加速呼吸道黏膜纤毛运动,使痰易于咳出的药物。

2. 镇咳药:凡能抑制咳嗽反射弧中任何一个环节而产生止咳作用的药。

3. 平喘药:凡能够缓解支气管哮喘的药物。

**（四）简答题**

1. 常用抗喘药分为六大类:①异丙肾上腺素等拟肾上腺素药,主要作用机制为激动支气管平滑肌上的 $\beta_2$ 受体,使气管平滑肌松弛,同时激动肥大细胞膜上的 $\beta$ 受体,抑制过敏介质的释放。②茶碱类,代表药为氨茶碱,主要作用机制为促进肾上腺素的释放,此外,尚可增加呼吸肌的收缩力。③M 胆碱受体阻断药,通过阻断 M 受体而松弛支气管平滑肌,代表药为异丙托溴铵。④肾上腺皮质激素类,代表药为丙酸倍氯米松,主要作用机制与其抗炎作用有关,并能增加受体的数量,抑制 COMT 的活性和儿茶酚胺的摄取,提高血中儿茶酚胺水平。⑤肥大细胞膜稳定药,代表药为色甘酸钠,作用机制为稳定肥大细胞膜,抑制过敏介质释放。⑥钙通道阻滞药,代表药为硝苯地平,该类药通过阻滞 $Ca^{2+}$ 进入细胞内,降低细胞内 $Ca^{2+}$ 浓度,使支气管平滑肌松弛。

2. 氨茶碱的抗喘作用主要通过促进肾上腺素释放,然后激动 $\beta_2$ 受体,使 cAMP 增加,支气管平滑肌松弛,此外,氨茶碱还可增加呼吸肌的收缩力,减少呼吸肌疲劳。临床上主要用于急慢性哮喘及其他慢性阻塞性肺疾病。主要不良反应包括局部刺激、中枢神经系统兴奋及循环系统症状等。

3. 祛痰药分为两大类:①刺激性祛痰药,代表药为氯化铵,本类药能刺激胃黏膜,反射性增加呼吸道腺体分泌,痰液被稀释而易于咯出。②黏痰溶解药,代表药为乙酰半胱氨酸,本类药与痰液接触后,直接裂解痰中黏性成分,使痰液黏度降低而易于咯出。

（五）论述题

（1）沙丁胺醇对 $\beta_2$ 受体选择性高,舒张支气管平滑肌作用强,而兴奋心脏 $\beta_1$ 受体的作用弱,因而对心脏的副作用小。

（2）沙丁胺醇为非儿茶酚胺类药物,体内代谢相对较慢,因而作用较持久,而且可口服。

（秦旭平）

# 第二十九章
# 作用于消化系统的药物

## 一、学 习 重 点

掌握抗消化性溃疡药的分类、作用机制、代表药,质子泵抑制药的作用机制、临床应用、不良反应。熟悉消化性溃疡病发病的基本病理生理机制,助消化药、止吐药、胃肠促动药、泻药、止泻药的分类及代表药物。

## 二、难 点 解 析

胃酸分泌的调节机制以及药物的作用机制。

### (一)胃酸分泌的调节机制

胃液的主要成分是盐酸,由壁细胞分泌,受神经、体液调节。与胃液分泌相关的受体有 3 种:组胺受体、乙酰胆碱和胃泌素受体;受体兴奋后,均通过影响壁细胞顶端的分泌性膜结构以及质子泵( $H^+$ 泵,$H^+$-$K^+$-ATP 酶),促进 $H^+$ 的分泌。因此,能够影响上述环节的药物均具有抑制胃酸分泌的作用。

### (二)治疗消化性溃疡的主要药物及其作用机制

治疗药物有降低胃酸的药物、控制幽门螺杆菌感染的药物和增强胃黏膜保护作用的药物,包括:①降低胃酸的药物:酸中和剂、抑制胃酸分泌的药物;②控制幽门螺杆菌感染的药物:发挥抗幽门螺杆菌作用如阿莫西林、克拉霉素、四环素、甲硝唑、呋喃唑酮等;③增强胃黏膜保护作用的药物:枸橼酸铋钾、前列腺素衍生物;④增加胃动力药:由于消化性溃疡病人常有胃潴留、排空迟缓、胆汁反流或胃食管反流等表现,因此应给予胃肠动力药。

## 三、习 题

### (一)选择题
### 【A 型题】

1. 能抑制胃酸形成的最后环节,发挥治疗作用的药物是
    A. 西咪替丁　　　　　　　B. 哌仑西平　　　　　　　C. 丙胺太林
    D. 异丙基阿托品　　　　　E. 贝那替秦
2. 临床口服用于治疗消化性溃疡的前列腺素类药物是
    A. 双嘧达莫　　　　　　　B. 前列环素　　　　　　　C. 米索前列醇
    D. 前列腺素 $E_2$　　　　　E. 奥美拉唑
3. 使胃蛋白酶活性增强的药物是

A. 胰酶        B. 稀盐酸        C. 乳酶生

D. 奥美拉唑        E. 抗酸药

4. 大剂量长期服用可产生成瘾性的止泻药是

A. 地芬诺酯        B. 阿托品        C. 药用炭

D. 鞣酸蛋白        E. 碱式碳酸铋

5. **不宜**与抗菌药或吸附剂同时服用的助消化药是

A. 稀盐酸        B. 胰酶        C. 乳酶生

D. 多潘立酮        E. 西沙比利

6. 硫酸镁**不能**用于

A. 排出肠内毒物、虫体        B. 治疗阻塞性黄疸、慢性胆囊炎

C. 治疗子痫        D. 治疗高血压危象

E. 治疗消化性溃疡

7. 哌仑西平是一种

A. $H_1$ 受体阻断药        B. $H_2$ 受体阻断药        C. $M_1$ 受体阻断药

D. $D_2$ 受体阻断药        E. 胃壁细胞 $H^+$ 泵抑制药

8. 严重胃溃疡病人**不宜**用的药是

A. 氢氧化铝        B. 氢氧化镁        C. 三硅酸镁

D. 碳酸钙        E. 奥美拉唑

9. 抗消化性溃疡药米索前列醇禁用于妊娠妇女是由于

A. 子宫收缩作用        B. 致畸胎作用        C. 反射性盆腔充血

D. 胃肠道反应        E. 女性胎儿男性化

10. 配伍恰当、疗效增强的抗酸药复方是

A. 氢氧化铝+氢氧化镁        B. 碳酸氢钠+氢氧化铝        C. 氢氧化铝+碳酸钙

D. 氢氧化铝+碳酸钙        E. 氢氧化镁+三硅酸镁

11. 阻断胃壁细胞 $H^+$ 泵的抗消化性溃疡药是

A. 米索前列醇        B. 奥美拉唑        C. 丙谷胺

D. 丙胺太林        E. 西咪替丁

12. 对细胞色素 P450 肝药酶活性抑制较强的药是

A. 雷尼替丁        B. 西咪替丁        C. 法莫替丁

D. 尼扎替丁        E. 奥美拉唑

13. 有安定作用的抗消化性溃疡药是

A. 阿托品        B. 哌仑西平        C. 丙胺太林

D. 异丙基阿托品        E. 贝那替秦

14. 乳酶生是

A. 胃肠解痉药        B. 抗酸药        C. 干燥活乳酸杆菌制剂

D. 生乳剂        E. 营养剂

15. 一般制成肠衣片吞服的助消化药是

A. 稀盐酸        B. 胰酶        C. 乳酶生

D. 多潘立酮        E. 西沙必利

16. 慢性便秘可选用

A. 硫酸镁        B. 酚酞        C. 硫酸钠

D. 鞣酸蛋白        E. 以上都不是

17. 严重胃溃疡病人**不宜**使用的药物是
    A. 氢氧化铝　　　　　　　　B. 氢氧化镁　　　　　　　C. 三硅酸镁
    D. 碳酸钙　　　　　　　　　E. 奥美拉唑
18. 西咪替丁或雷尼替丁可治疗
    A. 皮肤黏膜过敏性疾病　　　B. 晕动病　　　　　　　　C. 支气管哮喘
    D. 溃疡病　　　　　　　　　E. 失眠
19. 溃疡病应用某些抗菌药的目的是
    A. 清除肠道寄生菌　　　　　B. 抗幽门螺杆菌　　　　　C. 抑制胃酸分泌
    D. 减轻溃疡病的症状　　　　E. 保护胃黏膜
20. 能迅速中和胃中过剩的胃酸,减轻疼痛,但作用时间较短的是
    A. 雷尼替丁　　　　　　　　B. 碳酸氢钠　　　　　　　C. 普鲁卡因
    D. 庆大霉素　　　　　　　　E. 氧化镁

【B 型题】
    A. 氢氧化镁　　　　　　　　B. 氢氧化铝　　　　　　　C. 碳酸钙
    D. 三硅酸镁　　　　　　　　E. 碳酸氢钠

1. 抗酸作用较强、快而持久,可引起反跳性胃酸分泌增多的是
2. 抗酸作用较强、较快,有导泻作用的药物是
3. 抗酸作用较弱而慢,但持久,对溃疡面有保护作用的药物是
4. 抗酸作用较强,有收敛、止血、引起便秘作用的药物是


    A. 氢氧化镁　　　　　　　　B. 奥美拉唑　　　　　　　C. 胶体碱式枸橼酸铋
    D. 甲硝唑　　　　　　　　　E. 西咪替丁

5. 黏膜保护药
6. 胃酸分泌抑制药
7. 合成解痉药
8. 抗幽门螺杆菌药


    A. 氢氧化铝　　　　　　　　B. 哌仑西丁　　　　　　　C. 雷尼替丁
    D. 奥美拉唑　　　　　　　　E. 丙谷胺

9. 阻断 $H_2$ 受体
10. 阻断 $M_1$ 受体
11. 抑制 $H^+$-$k^+$-ATP 酶活性
12. 阻断胃泌素受体

【X 型题】
1. 理想的抗酸药应具备哪些特点
    A. 作用迅速持久　　　　　　　　　　B. 口服吸收
    C. 不产气　　　　　　　　　　　　　D. 不引起腹泻或便秘
    E. 对黏膜及溃疡面有保护收敛作用
2. 消化性溃疡药物治疗的目的是
    A. 止痛　　　　　　　　　　B. 促进溃疡愈合　　　　　C. 保护胃黏膜防止复发
    D. 削弱消化道分泌功能　　　E. 促进有害物质排泄
3. 西咪替丁的药理作用有

A. 阻断胃壁细胞 $H_2$ 受体,减少胃酸分泌    B. 拮抗组胺的舒张血管

C. 抑制延髓化学催吐感受区胆碱受体    D. 阻断 α 受体

E. 抑制肝药酶

4. 奥美拉唑的药理作用有

A. 减少胃壁细胞分泌 $H^+$    B. 增加胃黏膜血流量

C. 减少胃黏液分泌    D. 促进 $HCO_3^-$ 分泌

E. 黏附于胃上皮细胞和溃疡基底膜上,形成溃疡保护膜

5. 有胃肠促进作用的止吐药是

A. 甲氧氯普胺    B. 多潘立酮    C. 昂丹司琼

D. 西沙比利    E. 氯丙嗪

**(二)填空题**

1. 常用的 $H_2$ 受体阻断药有_____、_____等,临床用于治疗_____。

2. 抗消化性溃疡药中,西咪替丁的作用机制是阻断壁细胞上的_____,奥美拉唑的作用机制是

_____。

3. 抑制胃酸分泌的药物种类有_____、_____、_____和_____。

4. 抗消化性溃疡药可分为_____、_____、_____和抗菌药物四大类。

5. 口服硫酸镁具有_____和_____作用。

**(三)名词解释**

1. 消化性溃疡药

2. 质子泵抑制药

3. 利胆药

**(四)简答题**

1. 能够减少胃酸分泌的药物可以分为哪几类?请简述其作用特点,并各列举一个代表药。

2. 简述止吐药的分类和作用机制。

**(五)论述题**

治疗消化性溃疡的药物有哪几类?每类举一代表药名。

# 四、参 考 答 案

**(一)选择题**

**【A 型题】**

1. D    2. C    3. B    4. A    5. C    6. E    7. C    8. D    9. A    10. A

11. B    12. B    13. E    14. C    15. B    16. B    17. D    18. D    19. B    20. B

**【B 型题】**

1. C    2. A    3. D    4. B    5. C    6. B    7. D    8. E    9. C    10. B

11. D    12. E

**【X 型题】**

1. ACDE    2. ABC    3. ABE    4. AB    5. ABD

**(二)填空题**

1. 西咪替丁   雷尼替丁   消化性溃疡病

2. $H_2$ 受体   抑制胃酸分泌

3. $H_2$ 受体阻断药   $M_1$ 受体阻断药   $H^+$ 泵抑制药   胃泌素受体阻断药

4. 抗酸药　抗胃酸分泌药　黏膜保护剂

5. 利胆　泻下

（三）名词解释

1. 消化性溃疡包括胃和十二指肠溃疡,治疗消化性溃疡药就是治疗胃和十二指肠溃疡的药物。

2. 即 $H^+$-$K^+$-ATP 酶抑制药。

3. 利胆药是指能促进胆汁分泌和胆囊排空的药物,辅助用于胆结石的治疗。

（四）简答题

1. ①$H_2$ 受体阻断药:可抑制胃酸分泌,如雷尼替丁。②$M_1$ 胆碱受体阻断药:可减少胃酸分泌,解除胃肠痉挛,如哌仑西平。③胃壁细胞 $H^+$ 泵抑制药:抑制胃酸分泌,如奥美拉唑。④胃泌素受体阻断药:如丙谷胺。

2. 呕吐刺激可经前庭神经、催吐化学感受区(CTZ)及经孤束核到达呕吐中枢,产生呕吐反射。多种神经递质通过受体介导呕吐信号转导,5-HT 作用在胃、小肠、CTZ 及孤束核的 5-HT$_3$ 受体;组胺作用在孤束核的 $H_1$ 受体;乙酰胆碱作用在孤束核和 CTZ 的 M 受体;多巴胺作用在 CTZ 和孤束核的 $D_2$ 受体。这些受体的阻断药可通过抑制不同环节产生止吐作用。

（五）论述题

（1）抗酸药:可中和胃酸,如碳酸钙。

（2）$H_2$ 受体阻断药:可抑制胃酸分泌,如雷尼替丁。

（3）$M_1$ 胆碱受体阻断药:可减少胃酸分泌,解除胃肠痉挛,如哌仑西平。

（4）胃壁细胞 $H^+$ 泵抑制药:抑制胃酸分泌,如奥美拉唑。

（5）胃泌素受体阻断药:如丙谷胺。

（6）黏膜保护药:如硫糖铝。

（7）抗幽门螺旋菌药:如甲硝唑、阿莫西林(羟氨苄青霉素)。

（周　红）

# 第三十章
# 子宫平滑肌兴奋药与抑制药

## 一、学习重点

掌握缩宫素、麦角新碱和利托君的药理作用、应用和不良反应熟悉前列腺素、沙丁胺醇和硫酸镁的作用特点和不良反应。

## 二、难点解析

缩宫素的药理作用：①直接兴奋子宫平滑肌，其收缩强度取决于剂量和子宫的收缩状态；②缩宫素可与乳腺的缩宫素受体结合，促使排乳。大剂量缩宫素能直接扩张血管，引起血压下降。缩宫素还有轻微的抗利尿作用。

麦角新碱的药理作用：①能选择性兴奋子宫平滑肌；②氨基酸麦角碱类能直接兴奋血管平滑肌，收缩末梢血管，作用强大。

利托君的药理作用：化学结构与异丙肾上腺素相似，为选择性 $\beta_2$ 肾上腺素受体激动药，能特异性抑制子宫平滑肌，减弱妊娠与非妊娠子宫的收缩频率，减弱收缩力与缩短宫缩时间，其他药理性质与 $\beta_2$ 受体激动剂相似。

## 三、习　　题

**（一）选择题**

**【A 型题】**

1. 缩宫素对子宫平滑肌作用的特点是
   A. 与体内激素水平无关
   B. 小剂量引起子宫强直性收缩
   C. 收缩血管、升高血压
   D. 妊娠早期对药物敏感性增高
   E. 小剂量引起宫底收缩、宫颈松弛

2. 麦角新碱的临床用途有
   A. 催产
   B. 扩张及软化宫颈
   C. 产后子宫出血
   D. 抗早孕
   E. 引产

3. 治疗垂体性尿崩症的药物
   A. 垂体后叶素
   B. 麦角新碱
   C. 米索前列素
   D. 利托君
   E. 缩宫素

4. 垂体后叶素止血的机制是

A. 降低毛细血管通透性　　　　　　　B. 促进凝血因子合成

C. 直接收缩毛细血管和小动脉　　　　D. 抑制纤溶系统

E. 诱导血小板聚集

5. 催产可用的药物

A. 缩宫素　　　　　　　B. 加压素　　　　　　　C. 麦角新碱

D. 麦角碱　　　　　　　E. 利托君

6. 缩宫素兴奋子宫平滑肌的作用机制是

A. 直接兴奋子宫平滑肌　　　　　　　B. 激动子宫平滑肌 β 受体

C. 阻断子宫平滑肌 β 受体　　　　　　D. 作用于子宫平滑肌细胞上的缩宫素受体

E. 以上都不是

7. 麦角新碱**不用于**催产和引产的原因是

A. 作用较弱　　　　　　　　　　　　B. 起效缓慢

C. 妊娠子宫敏感性低　　　　　　　　D. 使血压下降

E. 对子宫体和子宫颈的兴奋作用无明显差别

8. 缩宫素的主要不良反应

A. 过量引起持续性强直收缩　　B. 妊娠高血压　　　　　C. 过敏性休克

D. 恶心、呕吐　　　　　　　　E. 腹痛、腹泻

9. 利托君的主要临床应用是

A. 防治早产　　　　　　　B. 催产　　　　　　　　C. 引产

D. 抗早孕　　　　　　　　E. 防治子宫出血

10. 无产道障碍而宫缩无力的难产应选用

A. 静脉滴注大剂量缩宫素　　　　　　B. 静脉滴注小剂量缩宫素

C. 肌内注射麦角新碱　　　　　　　　D. 口服麦角胺

E. 肌内注射垂体后叶素

【X 型题】

1. 下列属于子宫平滑肌兴奋药的是

A. 缩宫素　　　　　　　B. 麦角生物碱　　　　　C. 前列腺素

D. 利托君　　　　　　　E. 沙丁胺醇

2. 下列属于子宫平滑肌抑制药的是

A. 硫酸镁　　　　　　　B. 缩宫素　　　　　　　C. 利托君

D. 前列腺素合成酶抑制剂　E. 钙通道阻断药

（二）填空题

作用于子宫的药物种类很多,按其对子宫平滑肌的作用不同分为_____与_____。

（三）名词解释

1. 子宫平滑肌兴奋药

2. 前列腺素

（四）简答题

1. 简述麦角胺与咖啡因合用治疗偏头痛的药理学基础。

2. 简述麦角新碱和缩宫素对子宫的药理作用有何不同。

（五）论述题

简述缩宫素的作用特点及临床用途有哪些？有何注意事项？

## 四、参 考 答 案

**（一）选择题**

**【A 型题】**

1. E    2. C    3. A    4. C    5. A    6. D    7. E    8. A    9. A    10. B

**【X 型题】**

1. ABC    2. ACDE

**（二）填空题**

子宫平滑肌兴奋药    子宫平滑肌抑制药

**（三）名词解释**

1. 子宫平滑肌兴奋药（oxytocics）是一类能选择性兴奋子宫平滑肌、引起子宫收缩力增强的药物，其作用可因药物种类、子宫生理状态和药物剂量的不同而异，或使子宫产生节律性收缩，或产生强直性收缩。

2. 前列腺素（prostaglandins，PGS）是一类存在于动物和人体中的不饱和脂肪酸组成的具有多种生理作用的活性物质。最早发现于人的精液中，当时以为是由前列腺释放的，因而定名为前列腺素。

**（四）简答题**

1. 麦角胺可以收缩脑血管，降低动脉搏动的幅度，咖啡因也能收缩脑血管，与麦角胺合用后可使麦角胺的吸收增加，血药峰浓度提高，故通常将两药合用治疗偏头痛。

2. 麦角生物碱可分为两类：①氨基酸麦角碱类：包括麦角胺和麦角毒，口服吸收不规则，作用缓慢而持久，对血管的作用显著；②氨基麦角碱类：以麦角新碱为代表，口服易吸收且规则，作用迅速而短暂，对子宫的作用显著。两类的药理作用：①选择性兴奋子宫平滑肌，作用强而持久，剂量稍大即引起子宫强直性收缩，对子宫体和子宫颈的兴奋作用无明显差别，尤其以麦角新碱作用快而强，不宜用于催产和引产。②收缩血管，以麦角胺作用明显，能直接作用于动静脉血管使其收缩。③阻断受体，氨基酸麦角碱类可阻断 α 受体，翻转肾上腺素的升压效应，但临床上，该剂量已能引起很多副作用，故无应用价值。

**（五）论述题**

缩宫素选择性兴奋子宫平滑肌，小剂量时使子宫产生节律性收缩，对宫颈作用弱；大剂量使子宫产生强直性收缩。子宫平滑肌对缩宫素的敏感性与体内雌激素和孕激素的水平有关，雄激素提高子宫敏感性，孕激素降低之。还能收缩乳腺泡周围的肌上皮细胞、促排乳。大剂量时可短暂舒张血管平滑肌，引起血压下降，并有抗利尿作用。临床用于催产、引产及产后止血。

（周　红）

# 第三十一章
# 性激素类药及避孕药

## 一、学习重点

**掌握**：雌、孕激素的生理药理作用，临床应用和主要的不良反应，避孕药的分类及临床应用。

**熟悉**：抗雌激素药、同化激素的药理作用特点及主要用途。

## 二、难点解析

雌激素的临床应用：绝经期综合征；功能性子宫出血；替代治疗；乳房胀痛和退乳；晚期乳腺癌；前列腺癌；痤疮；骨质疏松；其他。

孕激素的临床应用：功能性子宫出血；痛经和子宫内膜异位症；先兆流产与习惯性流产；对子宫内膜腺癌、前列腺癌等也有一定的治疗作用；避孕。

## 三、习    题

**（一）选择题**

**【A 型题】**

1. 雄激素的临床用途有
    A. 痛经止痛　　　　　　　B. 功能性子宫出血　　　　　C. 先兆流产
    D. 人工周期　　　　　　　E. 不孕症

2. 下列有关雄激素作用的叙述**错误**的是
    A. 促进男性性征和生殖器发育　　　　B. 抗雌激素作用
    C. 抑制腺垂体分泌促性腺激素　　　　D. 大剂量促进骨髓造血功能
    E. 抑制蛋白质的合成

3. 下列哪种药物为抗着床类避孕药
    A. 大剂量甲地孕酮　　　　B. 大剂量雌激素　　　　　　C. 炔雌醇
    D. 丙酸睾酮　　　　　　　E. 以上均不是

4. 关于甲睾酮的叙述**错误**的是
    A. 为雄激素类药，口服有效　　　　　B. 可引起胆汁淤积性黄疸
    C. 具有雄激素及同化类作用　　　　　D. 可用于晚期乳腺癌
    E. 无水、钠潴留作用

5. 下列哪种药物为抗着床类避孕药

A. 大剂量甲地孕酮     B. 大剂量雌激素     C. 炔雌醇

D. 丙酸睾酮     E. 以上均不是

6. 雌激素**禁用于**

A. 前列腺癌     B. 绝经后期乳腺癌     C. 乳房胀痛及回乳

D. 绝经期综合征     E. 有出血倾向的子宫肿瘤

7. 17α 羟孕酮类药物**不包括**

A. 双醋炔诺酮     B. 己酸孕酮     C. 氯地孕酮

D. 乙酸甲地孕酮     E. 乙酸甲羟孕酮

8. 有关雌激素作用的叙述，下列哪一项是**错误**的

A. 促使第二性征和性器官发育成熟     B. 参与形成月经周期

C. 小剂量可抑制乳汁分泌     D. 增加骨骼钙盐沉积

E. 有水、钠潴留作用

9. 卵巢分泌的天然雌激素是

A. 雌二醇     B. 雌三醇     C. 炔雌醇

D. 己烯雌酚     E. 雌酮

10. 主要通过抑制排卵起避孕作用的药物是

A. 大剂量炔诺酮     B. 前列腺素     C. 雌激素与孕激素复方制剂

D. 甲睾酮     E. 己烯雌酚

11. 雌激素的临床应用有

A. 消耗性疾病     B. 子宫内膜异位症     C. 先兆流产

D. 功能性子宫出血     E. 痛经

12. 孕激素通常用于

A. 再生障碍性贫血     B. 绝经期综合征     C. 晚期乳腺癌

D. 老年性阴道炎     E. 习惯性流产

13. 氯米芬**不能**用于

A. 不孕症     B. 晚期乳腺癌     C. 卵巢囊肿

D. 闭经     E. 乳房纤维囊性疾病

14. 卵巢功能不全和闭经宜选用

A. 氯地孕酮     B. 甲睾酮     C. 己烯雌酚

D. 双醋炔诺酮     E. 黄体酮

15. 黄体酮的特点是

A. 具有雄激素的活性     B. 可抑制子宫收缩

C. 常用作短效类口服避孕药的主要成分     D. 可口服

E. 抗利尿作用

16. 治疗再生障碍性贫血的药物是

A. 炔诺孕酮     B. 雌二醇     C. 炔雌醚

D. 甲睾酮     E. 苯丙酸诺龙

17. 氯米芬的特点是

A. 激动下丘脑的雌激素受体，促进腺垂体激素分泌

B. 可用于不孕症治疗

C. 阻断下丘脑的雌激素受体，减少腺垂体促性激素分泌

D. 可用于乳腺癌治疗

E. 抑制卵巢雌激素的合成,发挥抗雌激素作用

18. 短效口服避孕药是
    A. 炔诺酮片      B. 复方炔诺酮片      C. 复方炔诺孕酮乙片
    D. 复方刺激氯地孕酮片      E. 复方氯地孕酮片

19. 关于雄激素的作用,下列叙述**错误**的是
    A. 大剂量促进骨髓造血功能      B. 抗雌激素作用
    C. 促进男性性征和生殖器的发育      D. 抑制腺垂体分泌促性腺激素
    E. 抑制蛋白质的合成

20. 前列腺癌的治疗可选用
    A. 丙酸睾酮      B. 炔雌醇      C. 氯米芬
    D. 苯丙酸诺龙      E. 双醋炔诺酮

【B 型题】
    A. 雌三醇      B. 美雄酮      C. 苯乙酸睾酮
    D. 雌二醇      E. 他莫昔芬

1. 具有同化作用的激素是
2. 由卵巢成熟滤泡分泌的雌激素为
3. 具有雌激素拮抗作用的药物为

    A. 回乳      B. 前列腺癌      C. 子宫无排卵型出血
    D. 骨折后营养不良      E. 终止早期妊娠

4. 苯丙酸诺龙可用于
5. 米非司酮用于

    A. 先兆流产      B. 绝经期前乳腺癌      C. 前列腺癌
    D. 再生障碍性贫血      E. 肾上腺皮质功能减退

6. 甲睾酮可用于
7. 己烯雌酚可用于

    A. 甲地孕酮      B. 氯米芬      C. 雌醇
    D. 甲睾酮      E. 磺吡酮

8. 探亲避孕选用
9. 治疗绝经后骨质疏松选用
10. 无睾症的替代治疗选用

【X 型题】

1. 雌激素的作用有
    A. 抑制乳汁分泌      B. 水钠潴留作用      C. 抑制子宫收缩
    D. 参与月经周期形成      E. 维持女性特征

2. 短效口服避孕药的作用机制有
    A. 影响输卵管正常活动,使受精卵不能适时到达子宫
    B. 改变宫颈黏液,影响精子进入子宫腔
    C. 抑制下丘脑-垂体-卵巢轴,抑制受精
    D. 影响子宫内膜的发育,干扰受精卵着床

E. 抑制下丘脑-垂体-卵巢轴,抑制排卵
3. 长期应用同化激素类药物时应注意
   A. 服用时应同时增加食物中的蛋白质含量　　B. 女性轻微男性化现象
   C. 孕妇及前列腺癌患者禁用　　D. 水钠潴留
   E. 肾炎、心力衰竭和肝功能异常者慎用
4. 口服避孕药的不良反应是
   A. 闭经　　B. 恶心、呕吐等类早孕反应　　C. 凝血功能亢进
   D. 子宫不规则出血　　E. 哺乳妇女乳汁减少
5. 黄体酮具有保胎作用的机制是
   A. 降低子宫对缩宫素的敏感性　　B. 促进子宫内膜由增殖期转化为分泌期
   C. 抗雌激素作用　　D. 抑制子宫收缩
   E. 抑制腺垂体 LH 分泌

**(二)填空题**

1. 性激素(sex hormones)为性腺分泌的激素,包括_____、_____、_____三大类。
2. 性激素对下丘脑及腺垂体的分泌有反馈作用,可通过_____、_____和_____三条途径实现。
3. 孕激素类药按化学结构,可分为_____和_____两类。

**(三)名词解释**

1. 性激素
2. 同化激素
3. 避孕药

**(四)简答题**

1. 简述雌激素的临床应用。
2. 简述雄激素的临床应用。

**(五)论述题**

简述避孕药的分类、应用及不良反应。

# 四、参 考 答 案

**(一)选择题**

【A 型题】

 1. B　　 2. C　　 3. A　　 4. E　　 5. A　　 6. E　　 7. A　　 8. C　　 9. A　　 10. C
11. D　　12. E　　13. C　　14. C　　15. B　　16. D　　17. B　　18. B　　19. C　　20. C

【B 型题】

 1. B　　 2. D　　 3. E　　 4. D　　 5. E　　 6. D　　 7. C　　 8. A　　 9. C　　 10. D

【X 型题】

1. ABDE　　2. ABDE　　3. ABCDE　　4. ABCDE　　5. ABD

**(二)填空题**

1. 雌激素　孕激素　雄激素
2. 长反馈　短反馈　超短反馈
3. 17α-羟孕酮类　19-去甲睾丸酮类

（三）名词解释

1. 性激素（sex hormones）为性腺分泌的激素，包括雌激素、孕激素和雄激素三大类，临床使用的性激素制剂主要是人工合成品及其衍生物，除用于治疗某些疾病外，主要用做避孕药（contraceptives）。

2. 亦称蛋白同化激素，是一种能够促进细胞的生长与分化，使肌肉扩增，甚至是骨头的强度与大小的甾体激素。

3. 指通过抑制排卵或改变宫颈黏液的理化性质，阻碍受精，或使子宫内膜发生各种形态和功能的变化，干扰孕卵着床等机制，最终使精卵无法结合形成受精卵，达到避孕目的的一种药物。

（四）简答题

1. 雌激素的临床应用：①绝经期综合征；②卵巢功能不全；③功能性子宫出血；④乳房胀痛及回乳；⑤晚期乳腺癌；⑥前列腺癌；⑦痤疮；⑧避孕；⑨其他：局部应用雌激素对老年性阴道炎及女阴干燥有效。雌激素合用雄激素对绝经期和老年性骨质疏松有一定疗效。近年发现，小剂量雌激素长期应用可有效预防冠心病和心肌梗死等心血管疾病。

2. （1）男性雄激素替代疗法：无睾症或类无睾症（睾丸功能不足），男子性功能低下，用睾酮及其酯类替代治疗。

（2）妇科疾病：更年期综合征及功能性子宫出血；晚期乳腺癌及卵巢癌。

（3）贫血：用于再生障碍性贫血。

（4）虚弱：用于各种消耗性疾病、骨质疏松、肌肉萎缩、生长延缓等，可用小剂量雄激素，利用雄激素的同化作用，使患者食欲增加，加快体质恢复。

（五）论述题

可分为：①主要抑制排卵的避孕药，根据作用维持时间和给药途径又分为短效口服避孕药、长效口服避孕药、长效注射避孕药、埋植剂、多相片剂，本类药物多与不同类型的雌激素和孕激素配伍组成复方。②抗着床避孕药又称探亲避孕药，主要使子宫内膜发生改变，不利于受精卵着床。③男性避孕药，主要使精子数量减少，直至无精子。避孕药的主要作用是避免计划外妊娠。此外还有一些有益于人体健康的作用，如可减少盆腔炎、子宫内膜癌和卵巢癌的发生。

不良反应：①类早孕反应：恶心、呕吐等；②子宫不规则出血；③闭经；④乳汁减少；⑤凝血功能亢；⑥其他：痤疮、色素沉着等。

（周　红）

# 第三十二章
# 肾上腺皮质激素类药物

## 一、学 习 重 点

掌握糖皮质激素的药理作用、临床应用、不良反应及应用注意事项、禁忌证。熟悉糖皮质激素的体内过程、用法及疗程、糖皮质激素的生理作用。

## 二、难 点 解 析

糖皮质激素类药抗炎作用:①抗炎作用特点:抗炎作用强大;减轻炎症反应,缓解炎症症状;对各种原因所致的炎症均有效;对早期和晚期炎症反应均有抑制作用。抗炎不抗病原体,用于感染性疾病需配合抗病原体药物。②抗炎作用机制:包括基因效应和非基因效应(快速效应)。基因效应要点:糖皮质激素与胞浆内受体结合,通过影响基因转录使之增加或减少,继而通过 mRNA 影响蛋白质合成,诱导炎症抑制蛋白的表达,抑制促炎症相关介质产生的某些酶的表达;诱导炎性细胞凋亡;抑制细胞因子的生成及黏附分子的表达并抑制其效应的发挥。从而对抗炎性细胞因子(白介素、肿瘤坏死因子、巨噬细胞集落刺激因子等)及炎性介质(白三烯、前列腺素、血小板活化因子、缓激肽等)所介导的炎症反应,抑制 NOS 等发挥抗炎作用。非基因效应:可能与作用于细胞膜类固醇受体、细胞浆受体的受体外成分介导的信号通路或生化过程有关。

## 三、习    题

**（一）名词解释**

1. 替代疗法

2. 医源性肾上腺皮质功能亢进症

3. 医源性肾上腺皮质功能不全症

4. 糖皮质激素抵抗

5. 允许作用

**（二）填空题**

1. 糖皮质激素具有抗_____、抗_____、抗_____和_____抑制等药理作用。

2. 糖皮质激素类药物用于治疗严重的细菌性感染时必须合用_____的_____。

3. 糖皮质激素诱发或加重消化性溃疡病主要原因是使_____和_____分泌增加,抑制_____分泌,降低胃黏膜的抵抗力。

4. 糖皮质激素类药长期应用可反馈性抑制腺垂体分泌_____,使肾上腺皮质_____,

当突然停药时出现_____。

5. 糖皮质激素类药与抗菌药合用于严重感染性疾病,停药时宜先停_____后停_____。

（三）选择题

**【A 型题】**

1. 糖皮质激素类药的药理作用**不包括**
    A. 抗炎作用　　　　　　　　B. 抗菌作用　　　　　　　　C. 抗免疫作用
    D. 抗休克作用　　　　　　　E. 抗过敏作用

2. 糖皮质激素类药用于治疗严重感染是因为能
    A. 杀灭病原体　　　　　　　　　　　B. 提高机体免疫防御功能
    C. 中和内毒素　　　　　　　　　　　D. 提高机体对内毒素的耐受力
    E. 增强抗菌药物的抗菌作用

3. 糖皮质激素类药小剂量替代疗法用于
    A. 再生障碍性贫血　　　　　　　　　B. 感染性休克
    C. 肾上腺皮质功能减退症　　　　　　D. 粒细胞缺乏症
    E. 自身免疫性疾病

4. 糖皮质激素不适用于下列何种疾病的治疗
    A. 支气管哮喘　　　　　　　　　　　B. 过敏性休克
    C. 肾病综合征　　　　　　　　　　　D. 中毒性菌痢
    E. 全身性真菌感染

5. 糖皮质激素治疗肾病综合征主要是由于具有
    A. 抗炎作用　　　　　　　　　　　　B. 抗过敏作用
    C. 对水盐代谢的影响　　　　　　　　D. 免疫抑制作用
    E. 对蛋白代谢的影响

6. 糖皮质激素对血液成分的影响,正确的是
    A. 中性粒细胞减少　　　　　　　　　B. 红细胞减少
    C. 淋巴细胞减少　　　　　　　　　　D. 血小板减少
    E. 骨髓造血功能下降

7. 类风湿性关节炎伴严重肝功能异常患者应用糖皮质激素治疗,**不宜**选用
    A. 泼尼松　　　　　　　　　　　　　B. 泼尼松龙
    C. 氢化可的松　　　　　　　　　　　D. 地塞米松
    E. 倍他米松

8. 某应用糖皮质激素类药的患者出现感染加重,主要的原因是
    A. 激素用量不足,无法控制症状　　　B. 患者对激素不敏感
    C. 病原微生物毒力强　　　　　　　　D. 激素促进了病原微生物的繁殖
    E. 降低了机体的防御能力

9. 糖皮质激素类药用于治疗自身免疫性疾病时采用隔日疗法的目的是
    A. 避免诱发或加重感染　　　　　　　B. 避免出现反跳现象
    C. 避免诱发或加重溃疡　　　　　　　D. 避免出现医源性肾上腺皮质功能减退
    E. 避免出现肾上腺皮质功能亢进症状

10. 长期应用糖皮质激素类药可能引起
    A. 高血钙　　　　　　　　B. 低血钾　　　　　　　　C. 高血钾
    D. 低血压　　　　　　　　E. 低血糖

11. 长期用泼尼松停药后,肾上腺皮质对 ACTH 起反应的功能的恢复时间需
    A. 停药后立即恢复　　　　B. 1 周　　　　　　　　C. 1 个月
    D. 2 个月　　　　　　　　E. 半年以上
12. 糖皮质激素类药物的药理作用除外
    A. 抗炎作用　　　　　　　B. 抗免疫　　　　　　　C. 抗休克
    D. 抗病毒　　　　　　　　E. 抗过敏
13. 关于糖皮质激素诱发十二指肠溃疡的叙述,下列哪项**错误**
    A. 使胃酸分泌增加　　　　　　　　B. 使胃蛋白酶分泌增加
    C. 使胃黏液分泌减少　　　　　　　D. 直接损伤胃黏膜组织
    E. 降低胃黏膜的抵抗力
14. 糖皮质激素类药抗炎作用的基本机制是
    A. 减轻水肿、渗出及毛细血管扩张等炎症反应
    B. 抑制毛细血管及成纤维细胞的增生
    C. 稳定溶酶体膜
    D. 增加肥大细胞颗粒的稳定性
    E. 影响了参与炎症的一些基因转录
15. 关于糖皮质激素类药物的药理作用叙述**错误**的是
    A. 对各种刺激所致炎症有强大的特异性抑制作用
    B. 对免疫反应的许多环节有抑制作用
    C. 有刺激骨髓造血功能的作用
    D. 大剂量有抗休克作用
    E. 能降低机体对细菌内毒素的耐受力

【B 型题】
    A. 向心性肥胖　　　　　　B. 高血压　　　　　　　C. 多毛
    D. 骨质疏松　　　　　　　E. 痤疮　　　　　　　　F. 胃、十二指肠溃疡
1. 糖皮质激素类药物与蛋白质代谢相关的不良反应是
2. 糖皮质激素类药物与水盐代谢相关的不良反应是
3. 糖皮质激素类药物与脂代谢相关的不良反应是

    A. 抑制肉芽组织生长,防止粘连和瘢痕
    B. 促进炎症区的血管收缩,降低其通透性
    C. 利用其强大的抗炎作用,缓解症状,使病人度过危险期
    D. 有抗菌和抗毒素作用
    E. 具有中和抗毒作用,提高机体对毒素的耐受力
    F. 用激素缓解症状,度过危险期,用抗生素控制感染
4. 糖皮质激素类药用于慢性炎症的目的在于
5. 糖皮质激素类药用于严重感染的目的在于
6. 糖皮质激素类药和抗生素合用治疗严重感染的目的是

【X 型题】
1. 糖皮质激素的生理作用包括
    A. 升高血糖　　　　　　　B. 促进蛋白质合成　　　C. 促进脂肪分解
    D. 轻度潴钠排钾　　　　　E. 降低血钙

2. 肝功能不全的病人,宜选用的糖皮质激素类药有
   A. 氢化可的松　　　　　　B. 可的松　　　　　　　C. 泼尼松
   D. 泼尼松龙　　　　　　　E. 地塞米松

3. 糖皮质激素类药的禁忌证有
   A. 肾病综合征　　　　　　B. 骨折　　　　　　　　C. 高血压
   D. 糖尿病　　　　　　　　E. 水痘

4. 长期应用糖皮质激素类药可能会诱发
   A. 高血压　　　　　　　　B. 糖尿病　　　　　　　C. 粒细胞减少
   D. 胃溃疡　　　　　　　　E. 感染

5. 可应用糖皮质激素类药的疾病有
   A. 虹膜炎　　　　　　　　B. 角膜炎　　　　　　　C. 视网膜炎
   D. 视神经炎　　　　　　　E. 角膜溃疡

6. 糖皮质激素类药对血液及造血系的影响有
   A. 延长凝血时间　　　　　B. 淋巴组织增生　　　　C. 中性粒细胞数增多
   D. 血小板增多　　　　　　E. 红细胞增多

7. 糖皮质激素类药对中枢神经系统的作用有
   A. 欣快　　　　　　　　　B. 呼吸抑制　　　　　　C. 失眠
   D. 激动　　　　　　　　　E. 诱发精神失常

8. 糖皮质激素类药对消化系统的影响有
   A. 胃酸分泌增加　　　　　B. 胃蛋白酶分泌增加　　C. 抑制胃黏液的分泌
   D. 增加胃黏液的分泌　　　E. 诱发脂肪肝

9. 糖皮质激素小剂量替代疗法适应证
   A. 结缔组织病　　　　　　B. 肾病综合征　　　　　C. 呆小病
   D. 肾上腺皮质功能减退　　E. 腺垂体功能减退症

10. 糖皮质激素类药物临床应用
    A. 肾上腺皮质功能减退症　　　　　B. 中毒性菌痢,暴发性流行性脑膜炎
    C. 风湿性心瓣膜炎　　　　　　　　D. 肾病综合征
    E. 重症支气管哮喘

11. 长期应用糖皮质激素抑制儿童生长发育的原因为
    A. 抑制生长激素分泌　　　　　　　B. 抑制蛋白质合成和促进其分解
    C. 促进钙磷排泄　　　　　　　　　D. 引起消化功能紊乱
    E. 影响糖代谢

**(四)判断题**(判断下列各题正误,正者在括号内打"√",误者在括号内打"×")

1. 肾上腺糖皮质激素的分泌和生成有昼夜节律性,凌晨 0 时血浆浓度最低,中午 12 时最高。(　　)

2. 糖皮质激素在生理情况下主要影响物质代谢,超生理剂量时有抗炎等多种药理作用,对物质代谢无影响。(　　)

3. 苯妥英钠等肝药酶诱导剂与糖皮质激素合用时,可加快糖皮质激素的代谢。(　　)

4. 糖皮质激素类药对各种原因引起的炎症反应均有强大的抑制作用。(　　)

5. 长期超生理剂量使用糖皮质激素类药可使机体的抵抗力下降。(　　)

6. 糖皮质激素类药用于严重的感染是为了控制感染。(　　)

7. 糖皮质激素类药能使眼压升高,可诱发青光眼。(　　)

8. 长期使用超生理剂量糖皮质激素类药治疗的患者应限制盐、糖的摄入,高蛋白饮食,并补充氯化钾。(　　)

9. 盐皮质激素常与氢化可的松等合用作为替代治疗。(　　)

10. 依据糖皮质激素分泌的昼夜规律性给药,可减轻医源性肾上腺皮质功能不全。(　　)

## （五）问答题

1. 简述糖皮质激素的药理作用、临床应用及不良反应。

2. 简述糖皮质激素的抗休克作用机制。

3. 长期用糖皮质激素突然停药为何引起医源性肾上腺皮质功能不全？如何防治？

4. 糖皮质激素的禁忌证有哪些？

5. 为什么病毒感染一般不用糖皮质激素？

6. 分析糖皮质激素抗炎作用的利与弊。

# 四、参考答案

## （一）名词解释

1. 替代疗法指用于急、慢性肾上腺皮质功能不全、脑腺垂体功能减退及肾上腺次全切除术后,作为补充治疗。

2. 医源性肾上腺皮质功能亢进症是由过量使用肾上腺糖皮质激素治疗导致水、盐、脂质等物质代谢紊乱而表现的一系列类肾上腺皮质功能亢进的综合征。

3. 医源性肾上腺皮质功能不全:肾上腺糖皮质激素停药反应。连续长期给药的病人,如果减量过快或突然停药,特别是当遇到感染、创伤、手术等严重应激情况时,可引起肾上腺皮质功能不全或危象,表现为恶心、呕吐、乏力、低血压和休克等,需及时抢救。由于长期大剂量使用,反馈性抑制垂体-肾上腺皮质轴致肾上腺皮质萎缩所致。

4. 糖皮质激素抵抗指大剂量糖皮质激素类药治疗对患者疗效很差或无效。

5. 允许作用指糖皮质激素对有些组织细胞无直接活性,但可给其他激素发挥作用创造有利条件。

## （二）填空题

1. 炎　过敏　休克　免疫

2. 足量有效　抗菌药

3. 胃酸　胃蛋白酶　胃黏液

4. ACTH　萎缩　肾上腺皮质功能不全

5. 糖皮质激素类药　抗菌药

## （三）选择题

【A型题】

1. B　　2. D　　3. C　　4. E　　5. D　　6. C　　7. A　　8. E　　9. D　　10. B

11. E　　12. D　　13. D　　14. E　　15. A

【B型题】

1. D　　2. B　　3. A　　4. A　　5. C　　6. F

【X型题】

1. ACDE　　2. ADE　　3. BCDE　　4. ABDE　　5. ABCDE　　6. CDE　　7. CDE

8. ABCE　　9. DE　　10. ABCDE　　11. BC

1. ×　2. ×　3. √　4. √　5. √　6. ×　7. √　8. √　9. √　10. √

（五）问答题

1. 糖皮质激素的药理作用

（1）对物质代谢的影响：①促进糖原异生、减慢糖的氧化分解和减少机体组织对糖的利用而升高血糖；②加速蛋白质的分解，抑制蛋白质的合成；③大剂量促进脂肪分解，致血浆胆固醇升高，长期用可引起脂肪重新分布，出现向心性肥胖；④通过影响核酸代谢而产生多种药理作用；⑤影响水盐代谢，有弱的保钠排钾作用，并促进钙排泄。

（2）允许作用。

（3）抗炎作用。

（4）免疫抑制作用与抗过敏作用。

（5）其他作用：①退热作用；②刺激骨髓造血功能，使红细胞、血红蛋白增加；使血中中性粒细胞增加；大剂量使血小板增多，提高纤维蛋白原浓度，缩短凝血时间；血淋巴细胞、单核细胞及嗜酸性粒细胞计数减少。③抑制成骨细胞活力，减少骨胶原合成，促进骨胶原和骨基质分解，使骨盐不易沉积。④提高中枢的兴奋性；⑤增加胃酸、胃蛋白酶的分泌，抑制胃黏液的分泌。

临床应用：①用于急慢性肾上腺皮质功能不全、脑腺垂体功能减退及肾上腺次全切除术后作替代疗法；②用于严重的急性感染及防止某些炎症的后遗症；③过敏性疾病、自身免疫性疾病和器官移植；④抗休克；⑤急性淋巴细胞性白血病、再生障碍性贫血、粒细胞减少症、血小板减少症和过敏性紫癜；⑥局部应用：软膏等外用对湿疹、肛门瘙痒、接触性皮炎、银屑病等都有效。

不良反应：

（1）长期大剂量用引起的不良反应：①诱发或加剧胃、十二指肠溃疡，甚至造成消化道出血或穿孔。少数患者可诱发胰腺炎或脂肪肝。②诱发或加重感染。③白内障和青光眼。④医源性肾上腺皮质功能亢进症。⑤可引起高血压和动脉粥样硬化。⑥骨质疏松、肌肉萎缩、伤口愈合延迟、生长发育迟缓。⑦可增加胎盘功能不全、新生儿体重减少或死胎的发生率。⑧类固醇性糖尿病。⑨可诱发精神异常或癫痫发作。

（2）停药反应：①医源性肾上腺皮质功能不全；②反跳现象；③糖皮质激素抵抗。

2. 糖皮质激素的抗休克作用机制：扩张痉挛收缩的血管、兴奋心脏、加强心脏收缩力；稳定溶酶体膜，减少心肌抑制因子的释放；抑制某些炎性因子的产生，减轻全身炎症反应及组织损伤，使微循环血流动力学恢复正常，改善休克状态；提高机体对细菌内毒素的耐受力。

3. 连续长期给药的病人，如果减量过快或突然停药，特别是当遇到感染、创伤、手术等严重应激情况时，可引起肾上腺皮质功能不全或危象，表现为恶心、呕吐、乏力、低血压和休克等，需及时抢救。这是由于长期大剂量使用，反馈性抑制垂体-肾上腺皮质轴致肾上腺皮质萎缩所致。

防治方法：停药须经缓慢减量过程，不可骤然停药，停用激素后连续应用 ACTH 7 日左右；在停药 1 年内如遇应激情况（如感染或手术等），应及时投予足量的激素。

4. 糖皮质激素的禁忌证：心脏病或急性心力衰竭，严重的精神病（过去或现在）和癫痫，活动性消化性溃疡病，新近胃肠吻合术，骨折，骨质疏松，创伤修复期，青光眼，角膜溃疡，肾上腺皮质功能亢进症，严重高血压，糖尿病，孕妇，抗菌药物不能控制的感染如水痘、麻疹、全身性真菌感染等。小儿及老人应慎用。

5. 病毒性感染一般不用 GC 是因为：病毒性感染，尚无较理想的有效抗病毒药物以控制感染，GC 本身无抗病毒作用，应用 GC 后反可降低机体的防御功能，有使感染加重或感染扩散的危险，所以对一般病毒性感染，原则上不使用 GC。而对严重病毒性感染所致病变和症状对机体构成严重威胁时，需用 GC 迅速控制症状，防止或减轻并发症和后遗症，短期内足量使用达到目的迅速撤药。

6. 分析糖皮质激素抗炎作用的利与弊:GC 具有强大的抗炎作用,可以抑制由物理性、化学性、免疫性、感染性及无菌性(如缺血性组织损伤)等多种因素引起的炎症反应。在急性炎症初期,通过增高血管紧张性、降低毛细血管的通透性、抑制白细胞浸润及吞噬反应,减少各种炎症因子的释放等,减轻炎症的充血、渗出、水肿反应,缓解红、肿、热、痛等症状。而在炎症后期,通过抑制毛细血管和成纤维细胞的增生,抑制胶原蛋白、黏多糖的合成及肉芽组织增生,防止粘连及瘢痕形成,减轻后遗症。

炎症反应是机体的有效防御性反应,抗炎作用改善症状的同时,可降低机体的抵抗力,可能诱发感染或使原有感染加重或扩散。

炎症后期的增生是组织修复的重要过程,但也可导致创面愈合延迟等不良后果。

（李锦平）

# 第三十三章
# 甲状腺激素及抗甲状腺药

## 一、学 习 重 点

掌握硫脲类的药理作用、临床应用及主要不良反应。熟悉碘及碘化物、放射性碘、β 受体阻断药的抗甲状腺作用及应用。

## 二、难 点 解 析

抗甲状腺药硫脲类通过抑制甲状腺过氧化物酶来抑制酪氨酸的碘化及偶联过程,使氧化碘不能结合到甲状腺球蛋白上,从而抑制 TH 的生物合成。但近年研究发现,硫脲类对过氧化物酶并没有直接抑制作用,而是作为过氧化物酶的底物夺去碘化反应中的活性氧,本身被氧化,从而影响酪氨酸的碘化及偶联过程。其特点是不影响碘的摄取,对已合成的 TH 无效,须待已合成的 TH 被消耗后才能生效,症状改善常须用药后 2~3 周,基础代谢率恢复正常须 1~2 个月。

大剂量碘剂抑制 TH 释放的机制与其抑制谷胱甘肽还原酶的活性有关。TH 释放是在蛋白水解酶作用下与 TG 分离后,$T_3$、$T_4$ 释放到血液中。TG 水解时需要足够的还原型谷胱甘肽使 TG 中的二硫键还原,大剂量碘剂抑制谷胱甘肽还原酶,使谷胱甘肽还原酶活性降低,则还原型谷胱甘肽不足,从而使 TG 对蛋白水解酶不敏感,$T_3$、$T_4$ 不能和 TG 解离,最终抑制 TH 的释放。

## 三、习    题

**（一）填空题**

1. 甲状腺激素的作用有＿＿＿＿＿＿＿、＿＿＿＿＿＿＿和＿＿＿＿＿＿＿。

2. 甲状腺激素主要用＿＿＿＿＿＿＿＿＿、＿＿＿＿＿＿＿＿＿、＿＿＿＿＿＿＿、＿＿＿＿＿＿＿＿＿等。

3. 硫脲类抗甲状腺药分为＿＿＿＿＿＿＿和＿＿＿＿＿＿＿类,前者包括＿＿＿＿＿和＿＿＿＿＿＿＿,后者包括＿＿＿＿＿和＿＿＿＿＿。

4. 硫脲类通过抑制＿＿＿＿＿酶而抑制甲状腺激素的＿＿＿＿；大剂量碘通过抑制＿＿＿＿＿酶而抑制甲状腺激素的＿＿＿＿。

5. 小剂量碘及碘化物用于＿＿＿＿,大剂量碘和碘化物用于＿＿＿和＿＿＿放射性碘主要用于＿＿＿和＿＿＿。

**（二）选择题**

**【A 型题】**

1. 硫脲类药物的基本作用是

A. 抑制 $Na^+$-$K^+$ 泵    B. 抑制甲状腺过氧化物酶    C. 抑制碘泵

D. 抑制甲状腺蛋白水解酶    E. 阻断甲状腺激素受体

2. 小剂量碘主要用于

   A. 单纯性甲状腺肿    B. 黏液性水肿    C. 呆小病

   D. 甲亢    E. 甲状腺功能检查

3. 用于甲状腺手术前准备,但可使甲状腺腺体增生变大的药物

   A. 普萘洛尔    B. 卡比马唑    C. 小剂量碘

   D. 大剂量碘    E. $^{131}I$

4. 大剂量碘和碘化物产生抗甲状腺作用的主要机制是

   A. 抑制甲状腺激素合成    B. 使腺泡上皮破坏萎缩

   C. 抑制免疫球蛋白的生成    D. 抑制甲状腺激素的释放

   E. 抑制碘的摄取

5. 某甲状腺功能亢进症患者,欲行甲状腺次全切除术,在术前2天给予患者口服大剂量复方碘溶液是为了

   A. 增强患者对手术的耐受性    B. 使甲状腺腺体变大,便于手术操作

   C. 使甲状腺腺体缩小变韧,以减少出血    D. 抑制呼吸道腺体分泌

   E. 降低血压

6. 甲状腺危象的治疗主要采取

   A. 大剂量碘    B. 小剂量碘    C. 大剂量硫脲类药物

   D. 普萘洛尔    E. 甲状腺素

7. 治疗呆小病的主要药物是

   A. 甲巯咪唑    B. 卡比马唑    C. 丙硫氧嘧啶

   D. 甲状腺素    E. 小剂量碘剂

8. 治疗黏液性水肿的主要药物是

   A. 甲巯咪唑    B. 卡比马唑    C. 丙硫氧嘧啶

   D. 甲状腺素    E. 小剂量碘剂

9. 丙硫氧嘧啶治疗甲亢的严重不良反应是

   A. 瘙痒    B. 药疹    C. 粒细胞缺乏

   D. 咽喉肿痛    E. 关节痛

10. 能抑制外周组织 $T_4$ 转化为 $T_3$ 的抗甲状腺药物是

   A. 甲硫氧嘧啶    B. 丙硫氧嘧啶    C. 甲巯咪唑

   D. 卡比马唑    E. 大剂量碘剂

11. 丙硫氧嘧啶作用特点

   A. 用药期间血清 $T_3$ 水平不变

   B. 长期应用期间,腺体萎缩,退化

   C. 长期应用期间,腺体增大充血,甚至可产生压迫症状

   D. 起效迅速,基础代谢率立即恢复正常

   E. 起效迅速,甲状腺功能亢进症状立即减轻

12. 下列药物中**不属于**抗甲状腺药的是

   A. 甲硫氧嘧啶    B. 丙硫氧嘧啶    C. 卡比马唑

   D. 甲巯咪唑    E. 苯乙双胍

13. 有关碘剂作用的正确说法是

A. 小剂量促进甲状腺激素的合成,大剂量促进甲状腺激素的释放

B. 小剂量抑制甲状腺激素的合成,大剂量抑制甲状腺激素的释放

C. 大剂量促进甲状腺激素的合成,小剂量促进甲状腺激素的释放

D. 小剂量促进甲状腺激素的合成,也促进甲状腺激素的释放

E. 小剂量促进甲状腺激素的合成,大剂量抑制甲状腺激素的释放

14. 下列哪一种情况慎用碘制剂

   A. 甲亢危象        B. 甲亢病人术前准备      C. 单纯性甲状腺肿

   D. 孕妇            E. 粒细胞缺乏

15. 甲状腺功能亢进的内科治疗宜选用

   A. 小剂量碘剂        B. 大剂量碘剂        C. 甲状腺素

   D. 甲巯咪唑        E. 以上都不是

16. 宜选用大剂量碘制剂治疗的疾病是

   A. 弥漫性甲状腺肿     B. 结节性甲状腺肿     C. 黏液性水肿

   D. 轻症甲亢内科治疗    E. 甲状腺危象

【B 型题】

   A. 诱发心绞痛        B. 粒细胞缺乏       C. 甲状腺功能减退

   D. 血管神经性水肿      E. 肝功能异常

1. 碘化物的急性不良反应是

2. 放射性$^{131}$I 的主要不良反应是

3. 甲状腺素的不良反应是

4. 硫脲类的严重不良反应是

   A. 甲硫氧嘧啶        B. 丙硫氧嘧啶       C. 甲状腺激素

   D. $^{131}$I            E. 甲巯咪唑

5. 甲亢危象选用

6. 单纯性甲状腺肿选用

7. 手术后复发对硫脲类无效者选用

【X 型题】

1. 硫脲类药物的临床应用包括

   A. 轻症甲亢        B. 儿童甲亢        C. 青少年甲亢

   D. 甲亢术后复发      E. 克汀病

2. 大剂量碘的临床应用有

   A. 甲亢的术前准备     B. 甲亢的内科治疗     C. 单纯性甲状腺肿

   D. 黏液性水肿       E. 甲亢危象

3. 治疗甲亢的药物有

   A. 硫脲类         B. 碘化物         C. 放射性碘

   D. β 受体阻断药      E. 甲状腺素

4. 放射性碘的临床应用有

   A. 甲状腺危象的治疗   B. 甲亢的治疗      C. 甲亢术前准备

   D. 呆小病         E. 甲状腺摄碘功能检查

5. 甲亢术前应用丙硫氧嘧啶的目的是

   A. 使症状明显减轻,基础代谢率接近正常    B. 防止术后甲状腺危象的发生

C. 使甲状腺组织退化　　　　　　　　　D. 使甲状腺组织血管减少

E. 使甲状腺腺体变硬

6. 下列抗甲状腺药物正确的类别是

　　A. 硫氧嘧啶类如丙硫氧嘧啶　　　　　　B. β受体阻断剂如普萘洛尔

　　C. 咪唑类如甲巯咪唑　　　　　　　　　D. 碘化物

　　E. 放射性碘

7. 丙硫氧嘧啶的适应证是

　　A. 甲亢内科　　　　　　B. 甲状腺肿大　　　　　　C. 甲亢术前用药

　　D. 甲亢危象　　　　　　E. 甲状腺癌

8. 碘化物的特点是

　　A. 小剂量是合成甲状腺激素的原料　　　B. 大剂量有抗甲状腺作用

　　C. 可用于治疗单纯性甲状腺肿　　　　　D. 小剂量可用于甲亢内科治疗

　　E. 大剂量可治疗甲亢危象

9. 甲状腺激素的作用是

　　A. 维持生长发育　　　　　　　　　　　B. 促进钙磷吸收

　　C. 提高基础代谢率　　　　　　　　　　D. 增强心脏对儿茶酚胺的敏感性

　　E. 降低心脏对乙酰胆碱的敏感性

**（三）判断题**（判断下列各题正误，正者在括号内打"√"，误者在括号内打"×"）

1. 胎儿期或幼儿期甲状腺功能减退，可致呆小病。（　　　）

2. 成人甲状腺功能减退可致黏液性水肿。（　　　）

3. 甲状腺激素可用于治疗年轻的轻中度弥漫性甲状腺肿患者。（　　　）

4. 硫脲类抗甲状腺药均可抑制甲状腺激素的合成及外周 $T_4$ 转化为 $T_3$。（　　　）

5. 甲亢术前用硫脲类的目的是使腺体缩小变硬，减少手术出血。（　　　）

6. 小剂量碘有抗甲状腺作用。（　　　）

7. 大剂量碘用于甲亢术前准备是为使甲状腺功能恢复或接近正常，以防术后发生甲状腺危象。

（　　　）

8. 放射性碘适用于各种甲亢的治疗。（　　　）

9. β受体阻断药适用于甲亢伴有窦性心动过速的患者。（　　　）

10. 碘化物可单独用于甲亢内科治疗。（　　　）

**（四）问答题**

1. 甲状腺术前用哪些药物？说明其用药目的。

2. 简述硫脲类抗甲状腺药的作用、作用机制、临床应用及不良反应。

3. 简述甲状腺危象的治疗用药。

4. 简述大剂量碘抗甲状腺作用、机制、临床应用及不良反应。

5. 简述 $^{131}I$ 的适应证。

# 四、参 考 答 案

**（一）填空题**

1. 维持生长发育　促进代谢　增强机体交感-肾上腺系统的反应性

2. 呆小病　黏液性水肿　单纯性甲状腺肿　$T_3$ 抑制试验

3. 硫氧嘧啶类　咪唑　甲硫氧嘧啶　丙硫氧嘧啶　甲巯咪唑　卡比马唑

4. 甲状腺过氧化物　合成　谷胱甘肽还原　释放

5. 防治单纯性甲状腺肿　甲亢术前准备　甲状腺危象　甲亢　甲状腺摄碘功能试验

（二）选择题

【A型题】

1. B　　2. A　　3. B　　4. D　　5. C　　6. A　　7. D　　8. D　　9. C　　10. B

11. C　　12. E　　13. E　　14. D　　15. D　　16. E

【B型题】

1. D　　2. C　　3. A　　4. B　　5. B　　6. C　　7. D

【X型题】

1. ABCD　　2. AE　　3. ABCD　　4. BE　　5. AB　　6. ABCDE　　7. ACD

8. ABCE　　9. ACD

（三）判断题

1. √　　2. √　　3. √　　4. ×　　5. ×　　6. ×　　7. ×　　8. ×　　9. √　　10. ×

（四）问答题

1. 甲状腺功能亢进术前常用的药物有硫脲类、大剂量碘和β受体阻断药。硫脲类主要抑制甲状腺激素的合成，控制甲亢症状，使甲状腺功能接近正常，以减少麻醉和手术后甲状腺危象的发生；因硫脲类使腺体增生、充血不利于手术，术前两周加服大量的碘剂既与硫脲类有协同抗甲状腺作用，还可使腺体缩小变硬，减少手术出血，利于手术；β受体阻断药与硫脲类合用有协同抗甲状腺作用，还可使手术准备时间缩短。

2. 硫脲类抗甲状腺药的作用及作用机制：①抑制甲状腺激素的合成：硫脲类通过抑制甲状腺过氧化物酶来抑制酪氨酸的碘化及偶联过程，使氧化碘不能结合到甲状腺球蛋白上，从而抑制甲状腺激素的生物合成。②丙硫氧嘧啶除抑制甲状腺激素合成作用外，还能抑制外周组织的 $T_4$ 转化为 $T_3$，迅速控制血清中生物活性较强的 $T_3$ 水平。③减弱β受体介导的糖代谢活动。④抑制免疫球蛋白的生成。

硫脲类的临床应用：①甲亢的内科治疗：适用于轻症和不宜手术或 $^{131}I$ 治疗者，如青少年、儿童、年老体弱者、术后复发，不适于 $^{131}I$ 治疗者或兼有心、肝、肾出血性疾病的患者。②甲亢手术治疗的术前准备。③甲状腺危象的治疗。

硫脲类不良反应：①过敏反应；②消化道反应；③粒细胞缺乏症；④甲状腺肿。

3. 甲状腺危象的治疗用药：甲状腺危象的治疗，可将碘化物加到10%葡萄糖溶液中静滴，也可服用复方碘溶液，并在2周内逐渐停服，需同时配合服用硫脲类药物。β受体阻断药（β adrenoceptor blockers）如普萘洛尔等也是甲亢及甲状腺危象时有价值的辅助治疗药。

4. 大剂量碘抗甲状腺作用：大剂量碘对甲亢患者和正常人都能产生抗甲状腺作用，主要是抑制甲状腺激素的释放，也可抑制其合成。大剂量碘剂还能抑制 TSH 使腺体增生的作用，腺体缩小变硬，血管减少。

大剂量碘剂抑制甲状腺激素释放的机制与其抑制谷胱甘肽还原酶的活性有关。因 TG 水解时需要足够的还原型谷胱甘肽使 TG 中的二硫键还原，当谷胱甘肽还原酶活性降低，则还原型谷胱甘肽不足，从而使 TG 对蛋白水解酶不敏感，进而使 $T_3$、$T_4$ 不能和甲状腺球蛋白解离，最终抑制甲状腺素的释放。此外，大量碘化物能抑制提纯的甲状腺过氧化物酶，进而抑制酪氨酸碘化和 $T_3$、$T_4$ 合成，称为 Wolff-Chaikoff 效应。但长期使用大剂量碘剂时 Wolff-Chaikoff 效应发生"脱逸"而不再有效。

大剂量碘的临床应用：①甲状腺功能亢进的手术前准备，一般在术前二周给予复方碘溶液以使甲状腺组织退化、血管减少，腺体缩小变韧，利于手术进行及减少出血；②甲状腺危象的治疗，可将碘化物加到10%葡萄糖溶液中静滴，也可服用复方碘溶液，并在2周内逐渐停服，需同时配合服用硫脲类药物。

大剂量碘的不良反应:①急性反应:主要表现为血管神经性水肿、上呼吸道水肿及严重喉头水肿;②诱发甲状腺功能紊乱;③慢性碘中毒:表现为咽喉及口腔烧灼感、唾液分泌增多、眼刺激症状等。

5. $^{131}$I 的适应证:①适用于不宜手术或手术后复发及硫脲类无效或过敏的甲亢患者;②甲状腺摄碘功能试验;③$^{131}$I 碘化钠胶囊或口服溶液等用于治疗甲状腺癌。

(李锦平)

# 第三十四章
# 胰岛素及口服降血糖药

## 一、学习重点

掌握胰岛素的作用、作用机制、临床应用及主要不良反应;磺酰脲类的降血糖作用及作用机制、临床应用;双胍类的降血糖作用及临床应用。熟悉胰岛素增敏剂、α-葡萄糖苷酶抑制药与餐时血糖调节剂的作用特点及临床应用。

## 二、难点解析

胰岛素降血糖的作用机制:胰岛素受体是由两个 α 亚单位和两个 β 亚单位组成的异四聚体,α 亚单位位于胞外,含胰岛素识别和结合部位,β 亚单位为跨膜单位,其胞内部分含酪氨酸蛋白激酶 TPK。胰岛素与 α 亚单位结合后迅速引起 β 亚基的自身磷酸化,进而激活 β 亚基上的 TPK,由此导致对细胞内其他活性蛋白的级联磷酸化反应,从而产生降血糖等生物效应。

## 三、习　　题

**(一)选择题**

**【A 型题】**

1. 可以静脉注射的胰岛素制剂是
    A. 正规胰岛素　　　　　　B. 低精蛋白锌胰岛素　　　　C. 珠蛋白锌胰岛素
    D. 精蛋白锌胰岛素　　　　E. 以上都不是
2. 用下列哪种氨基酸代替猪胰岛素 β 链第 30 位丙氨酸可获得人胰岛素
    A. 精氨酸　　　　　　　　B. 苏氨酸　　　　　　　　　C. 谷氨酸
    D. 甘氨酸　　　　　　　　E. 赖氨酸
3. 胰岛素受体是
    A. 糖蛋白　　　　　　　　B. 碱性蛋白　　　　　　　　C. 酸性蛋白
    D. 组蛋白　　　　　　　　E. 精蛋白
4. 合并重度感染的糖尿病病人应选用
    A. 氯磺丙脲　　　　　　　B. 格列本脲　　　　　　　　C. 格列吡嗪
    D. 正规胰岛素　　　　　　E. 精蛋白锌胰岛素
5. 糖尿病病人大手术时宜选用正规胰岛素治疗的理由是
    A. 改善糖代谢　　　　　　B. 改善脂肪代谢　　　　　　C. 改善蛋白质代谢

D. 避免胰岛素耐受性　　　　　E. 防止和纠正代谢紊乱恶化

6. 糖尿病酮症酸中毒时宜选用
　　A. 精蛋白锌胰岛素　　　B. 低精蛋白锌胰岛素　　　C. 珠蛋白锌胰岛素
　　D. 氯磺丙脲　　　　　　E. 大剂量胰岛素

7. 糖尿病酮症酸中毒病人宜选用大剂量胰岛素的原因是
　　A. 慢性耐受性
　　B. 产生抗胰岛素受体抗体
　　C. 靶细胞膜上葡萄糖转运系统失常
　　D. 胰岛素受体数量减少
　　E. 血中大量游离脂肪酸和酮体的存在妨碍了葡萄糖的摄取和利用

8. 糖尿病病人合并重度感染宜用大剂量胰岛素的理由是
　　A. 血中抗胰岛素物质增多　　　　　　B. 血中大量游离脂肪妨碍葡萄糖的摄取利用
　　C. 产生抗胰岛素受体抗体　　　　　　D. 胰岛素受体数目减少
　　E. 靶细胞膜上葡萄糖转运系统失常

9. 合并肾功能不全的糖尿病病人易发生不良反应的药物是
　　A. 格列吡嗪　　　　　　B. 格列本脲　　　　　　C. 甲苯磺丁脲
　　D. 氯磺丙脲　　　　　　E. 格列齐特

10. 可降低磺酰脲类药物降血糖作用的药物是
　　A. 保泰松　　　　　　　B. 水杨酸钠　　　　　　C. 氯丙嗪
　　D. 青霉素　　　　　　　E. 双香豆素

11. 可使磺酰脲类游离药物浓度升高的药物是
　　A. 氯丙嗪　　　　　　　B. 糖皮质激素　　　　　C. 噻嗪类利尿药
　　D. 口服避孕药　　　　　E. 青霉素

12. 双胍类药物治疗糖尿病的机制是
　　A. 增强胰岛素的作用　　　　　　　　B. 促进组织摄取葡萄糖等
　　C. 刺激内源性胰岛素的分泌　　　　　D. 阻滞 ATP 敏感的钾通道
　　E. 增加靶细胞膜上胰岛素受体的数目

13. 老年糖尿病病人**不宜**用
　　A. 格列齐特　　　　　　B. 氯磺丙脲　　　　　　C. 甲苯磺丁脲
　　D. 二甲双胍　　　　　　E. 苯乙双胍

【B 型题】
　　A. 二甲双胍　　　　　　B. 氯磺丙脲　　　　　　C. 正规胰岛素
　　D. 珠蛋白锌胰岛素　　　E. 丙硫氧嘧啶

1. 尿崩症病人宜选用

2. 轻症糖尿病病人宜选用

3. 糖尿病酮症酸中毒病人宜选用

4. 甲亢病人宜选用

　　A. 胰岛素　　　　　　　B. 格列本脲　　　　　　C. 大剂量碘剂
　　D. 二甲双胍　　　　　　E. 丙硫氧嘧啶

5. 肥胖糖尿病病人选用

6. 甲状腺危象选用

7. 糖尿病酮症酸中毒选用
8. 对胰岛素产生耐受者选用

    A. 中效类胰岛素        B. 长效类胰岛素        C. 磺酰脲类

    D. α-葡萄糖苷酶抑制剂    E. 双胍类

9. 阿卡波糖

10. 苯乙双胍

11. 格列齐特

12. 低精蛋白锌胰岛素

【C 型题】

    A. 糖尿病酮症酸中毒的治疗        B. 胰岛素依赖型糖尿病的治疗

    C. 两者均可                 D. 两者均否

1. 精蛋白锌胰岛素用于

2. 正规胰岛素用于

3. 格列本脲用于

【X 型题】

1. 口服降血糖的药物有

    A. 精蛋白锌胰岛素           B. 格列本脲

    C. 格列齐特               D. 苯乙双胍

    E. 阿卡波糖

2. 磺酰脲类降血糖的机制有

    A. 触发胞吐作用,刺激胰岛素释放    B. 抑制胰高血糖素的分泌

    C. 降低食物吸收及糖原异生      D. 延缓葡萄糖的吸收

    E. 提高靶细胞膜上胰岛素受体的数目和亲合力

3. 胰岛素的不良反应有

    A. 嗜睡、眩晕等中枢神经系统症状    B. 粒细胞减少

    C. 肝损害                 D. 急性耐受性

    E. 慢性耐受性

4. 磺酰脲类的不良反应有

    A. 变态反应              B. 慢性耐受性

    C. 粒细胞减少           D. 胆汁淤积性黄疸及肝损害

    E. 嗜睡、眩晕等中枢神经系统症状

5. 竞争与血浆蛋白结合,可使磺酰脲类游离药物浓度升高的药物是

    A. 氯丙嗪           B. 水杨酸钠        C. 青霉素

    D. 糖皮质激素      E. 噻嗪类利尿药

6. 可降低磺酰脲类药物降血糖作用的药物是

    A. 保泰松           B. 氯丙嗪         C. 双香豆素

    D. 口服避孕药      E. 青霉素

7. 胰岛素主要用于下列哪些情况

    A. 重症糖尿病               B. 非胰岛素依赖型糖尿病

    C. 糖尿病合并妊娠       D. 糖尿病酮症酸中毒

    E. 糖尿病合并重度感染

8. 精蛋白锌胰岛素作用持久的原因是

    A. 不易经肾脏排泄　　　　　　　　　　B. 肝脏代谢减慢

    C. 与血浆蛋白结合率高　　　　　　　　D. 微量锌使之稳定

    E. 在注射部位沉淀,缓慢释放、吸收

9. 中效的胰岛素制剂有

    A. 胰岛素　　　　　　B. 低精蛋白锌胰岛素　　　　C. 珠蛋白锌胰岛素

    D. 正规胰岛素　　　　E. 精蛋白锌胰岛素

（二）临床用药分析

王某,女,40 岁。患中型糖尿病、高血压,医生开写了下列处方。

请分析该处方是否合理,为什么?

处方:

甲苯磺丁脲片　　0.5g×30

用法:一次 0.5g,一日 3 次

普萘洛尔片　　10mg×30

用法:一次 10mg,一日 3 次

（三）简答题

1. 简述胰岛素的作用及临床应用。

2. 对胰岛素耐受性有何防治措施?

3. 简述磺酰脲类降血糖药的临床应用及药理学依据。

# 四、参 考 答 案

（一）选择题

【A 型题】

 1. A　　2. B　　3. A　　4. D　　5. E　　6. E　　7. E　　8. A　　9. D　　10. C

11. E　　12. B　　13. B

【B 型题】

 1. B　　2. A　　3. C　　4. E　　5. D　　6. C　　7. A　　8. B　　9. D　　10. E

11. C　　12. A

【C 型题】

 1. B　　2. C　　3. D

【X 型题】

 1. BCDE　　2. ABE　　3. DE　　4. CDE　　5. BC　　6. BD　　7. ACDE　　8. DE

 9. BC

（二）临床用药分析

此处方不合理。甲苯磺丁脲与普萘洛尔共用时,易致低血糖。由于低血糖所致的代偿性交感神经活动的增强被抑制,往往低血糖症状不易察觉,极易造成危险。

（三）简答题

1. ①促进葡萄糖进入细胞内,加速葡萄糖的酵解和氧化,促进糖原的合成和贮存,抑制糖原分解和糖原异生;②促进脂肪和蛋白质的合成,抑制其分解;③促进钾离子进入细胞内,降低细胞外钾离子浓度。主要用于:①1 型糖尿病;②合并高热、消耗性疾病、妊娠、分娩、创伤以及手术的各型糖尿病;③2 型糖尿病,饮食控制和口服降糖药治疗无效;④发生酮症酸中毒和糖尿病昏迷患者。

2. 胰岛素耐受可分为急性耐受性和慢性耐受性。对前者应正确处理诱因,调整酸碱、水电解质平衡,暂时加大胰岛素剂量。对后者,可改用高纯度胰岛素、换用不同种属动物来源的制剂或加服口服降血糖药等。

3. 用于控制饮食无效的轻、中度2型糖尿病人;也用于对胰岛素耐受的病人;也可与胰岛素配伍。氯磺丙脲尚有抗利尿作用。另外,格列齐特尚有抗血栓和降血脂作用。其理论依据是促进胰岛B细胞释放胰岛素而降糖。

(弥　曼)

# 第三十五章
# 抗菌药物概论

## 一、学 习 重 点

掌握抗菌药物的常用术语:抗菌药、抗生素、抗菌谱、抗菌活性、抑菌药、杀菌药、化疗指数、抗菌药物后效应。熟悉抗菌药物的合理使用。

## 二、难 点 解 析

1. 细菌细胞壁主要成分肽聚糖的合成与β-内酰胺类抗生素的作用机制　青霉素等β-内酰胺类抗生素与具有转肽酶活性的青霉素结合蛋白结合,抑制其转肽酶的活性,使肽聚糖链分子间的交叉联结受阻,抑制细胞壁的合成。

2. 抗菌药物的主要作用机制　①干扰细菌的物质代谢:干扰细菌叶酸代谢;抑制细菌核酸代谢;抑制细菌蛋白质合成。②抑制细菌胞质膜功能。③抑制细菌细胞壁合成。

3. 细菌耐药性产生机制　①产生灭活酶:水解酶;钝化酶。②改变靶部位:靶蛋白与药物亲合力下降;靶蛋白的数量增加。③增加代谢拮抗物。④降低外膜的通透性。⑤加强主动流出系统。

## 三、习 　 题

**(一)选择题**

**【A 型题】**

1. 化疗指数的表达方法及其意义
   - A. $LD_{50}$与$ED_{50}$的比值,比值越大越安全
   - B. $ED_{50}$与$LD_{50}$的比值,比值越大越安全
   - C. $LD_{50}$与$ED_{50}$的差值,差值越大越安全
   - D. $ED_{50}$与$LD_{50}$的比值,比值越小越安全
   - E. 表示药物效应的强度,强度越大越安全

2. 常用的体外测定抗菌药抗菌活性的指标是
   - A. 抗菌谱
   - B. 血药浓度
   - C. 药物的剂量
   - D. 化疗指数
   - E. 最低抑菌浓度和最低杀菌浓度

3. 细菌耐药性(获得性耐药)的正确描述是
   - A. 细菌与药物反复接触后,对药物的敏感性降低甚至消失

B. 连续用药后,机体对药物的敏感性降低

C. 细菌对药物产生依赖性

D. 药物对细菌缺乏选择性

E. 细菌产生的内毒素增加

【X型题】

1. 抗菌药物的作用机制可能有

A. 抑制细菌细胞壁的合成　　　　　　B. 影响细菌胞浆膜的通透性

C. 抑制细菌核酸的合成　　　　　　　D. 影响细菌叶酸代谢

E. 抑制细菌蛋白质的合成

2. 与细菌耐药性有关的是

A. 细菌产生 β-内酰胺酶

B. 细菌产生乙酰转移酶,灭活氨基苷类

C. 细菌产生的内毒素增加

D. 细菌的 PBPs 种类增加,产量增加或结构变化

E. 细菌改变对抗菌药物的通透性,降低抗菌药物在菌体内的浓度

（二）名词解释

1. 化疗药物

2. 化疗指数

3. 抗菌药物后效应

（三）填空题

1. 抗菌药指对细菌具有_____或_____作用的药物,包括_____和_____。

2. 灭活酶主要有_____和_____两类。

3. 抗菌药物常见的不合理联合应用有_____、_____和_____。

（四）问答题

1. 细菌对抗菌药物产生耐药性的机制有哪些方面?

2. 哪几类抗菌药通过抑制细菌蛋白质合成而发挥抗菌作用? 试举其中一类说明作用机制。

3. 简述抗菌药物合理应用的指征。

# 四、参考答案

（一）选择题

【A型题】

1. A　　2、E　　3. A

【X型题】

1. ABCDE　　2. ABDE

（二）名词解释

1. 化疗药物:用于防治病原微生物、寄生虫及癌细胞所致疾病的药物统称化学治疗药物,简称化疗药物,包括抗微生物药、抗寄生虫药、抗恶性肿瘤药。

2. 化疗指数:就是化疗药的治疗指数。通常用某药的动物半数致死量与治疗感染动物的半数有效量的比值 $LD_{50}/ED_{50}$ 来表示,是评价药物的安全性的重要参数。但是化疗指数高的药物并非绝对安全,例如青霉素的化疗指数很大,但对极少数过敏体质者,可引起过敏性休克甚至死亡。

3. 抗菌药物后效应:当有效浓度的抗菌药物与细菌接触一定时间后,在去除药物后的一段时间

内,细菌的生长繁殖继续受到抑制,此种现象称为抗菌药物后效应。PAE 与药动学特性相结合,在保证疗效的前提下,可延长给药间隔,减少给药次数,从而达到减少不良反应、节约药品、方便患者的目的。

（三）填空题

1. 抑制　杀灭　抗生素　人工合成抗菌药

2. 水解酶　钝化酶

3. 产生拮抗作用　毒性增强　产生药物配伍禁忌

（四）问答题

1.（1）细菌胞浆膜通透性改变使抗菌药物不能达到其靶部位。

（2）细菌所产生的酶如 β-内酰胺酶、钝化酶使药物失活。

（3）菌体内靶位结构的改变。

（4）细菌膜上药物主动外排系统活性增强,使菌体内药物积聚减少。

（5）其他:细菌代谢途径改变,如代谢拮抗物对氨基苯甲酸形成增多而对磺胺类药物耐药等。

2. 抑制蛋白质合成的抗菌药物主要有氨基糖苷类、四环素类、大环内酯类和氯霉素类等。氨基糖苷类、四环素类抗生素作用于细菌核糖体的 30S 亚基,氯霉素、克林霉素、大环内酯类作用于 50S 亚基（具体说明略）。

3.（1）病因未明而又危及生命的严重感染,例如对病因尚不清楚的脓毒血症。

（2）混合感染,如腹腔脓肿常涉及需氧菌和厌氧菌混合感染。

（3）延缓耐药性的产生,如抗结核治疗通常采用二联、三联用药,以防止药耐药菌的出现。

（4）降低毒副作用,联合用药以减少与药物剂量相关的毒性反应。

（许建华）

# 第三十六章
# β-内酰胺类抗生素

## 一、学习重点

掌握青霉素和头孢菌素的药理作用、临床应用和不良反应。熟悉半合成青霉素的作用特点和用途。

## 二、难点解析

### (一) β-内酰胺类抗生素的抗菌作用机制

β-内酰胺类抗生素与 PBPs 结合,抑制转肽酶的活性,从而阻碍了细胞壁合成的最后阶段肽聚糖链的交叉联结过程,造成细胞壁缺损,失去渗透屏障作用,致使菌体膨胀、变形、破裂。同时还能活化细菌的自溶系统,导致细菌死亡。

### (二) 青霉素和头孢菌素的药理作用、临床应用和不良反应

青霉素 G 的抗菌作用强,对敏感菌有强大的杀伤作用,对宿主无明显的毒性。对大多数革兰阳性球菌,革兰阳性杆菌,革兰阴性球菌,以及螺旋体、放线菌均有强大抗菌作用。对真菌、原虫、立克次体、病毒等无作用。主要用于治疗各种球菌、革兰阳性杆菌及螺旋体所致的感染。在治疗白喉、破伤风时,因青霉素对细菌产生的外毒素无效,应合用相应的抗毒素血清。过敏反应为青霉素 G 最常见的不良反应,最严重的是过敏性休克。

头孢菌素类抗生素在理化特性、生物活性、作用机制及临床应用方面均与青霉素类相似,但具有抗菌谱广、杀菌力强、过敏反应少、与青霉素仅部分交叉过敏,以及对 β-内酶胺酶有不同程度的稳定性等优点。根据头孢菌素不同品种研制时间的先后和抗菌谱、抗菌强度、对 β-内酶胺酶的稳定性及肾毒性的不同可分为四代。

### (三) 半合成青霉素的作用特点和用途

1. 耐酸青霉素:苯氧甲青霉素和非萘西林,可口服。

2. 耐酶青霉素:苯唑西林、氯唑西林与氟氯西林等,其共同特点是耐酶、耐酸,主要用于耐青霉素 G 的金黄色葡萄球菌感染的治疗,可口服,也可注射给药。

3. 广谱青霉素:主要为氨基青霉素类,对革兰阳性和阴性菌均有杀灭作用,且耐酸可口服,但不耐酶,对革兰阳性菌的作用不如青霉素 G。

4. 抗铜绿假单胞菌广谱青霉素:不耐酶,包括羧苄西林、磺苄西林、哌拉西林等,主要用于铜绿假单胞菌、变形杆菌和某些吲哚杆菌等对氨基青霉素耐药菌引起的感染。

5. 主要作用于革兰阴性菌的青霉素:美西林、匹美西林等,主要作用于革兰阴性菌,而对革兰阳性菌的抗菌活性差。

## （四）细菌对 β-内酰胺类抗生素的耐药性及其产生机制

①细菌产生 β-内酰胺酶:通过水解与非水解的耐药机制,失去抗菌活性而呈现耐药;②PBPs 的改变:PBPs 量的增多或产生新的低亲和性 PBPs 等原因,可使细菌产生耐药性;③细菌外膜通透性改变:对某些 β-内酰胺类抗生素不易透过,产生非特异性低水平耐药;④自溶酶的减少:这类细菌对青霉素类抗生素产生耐药时,对头孢菌素类抗生素亦耐药。

# 三、习　　题

## （一）选择题

### 【A 型题】

1. 青霉素 G 作用于细菌细胞壁的理论可以说明
   - A. 它对任何细菌的作用都很强
   - B. 它对生长旺盛时期的细菌作用很差
   - C. 它对 $G^-$ 细菌的作用强
   - D. 它可与四环素合用而增强疗效
   - E. 它对生长旺盛时期的 $G^+$ 细菌作用强

2. 适用于治疗铜绿假单胞菌感染的药物是
   - A. 磺胺嘧啶
   - B. 氨苄西林
   - C. 哌拉西林
   - D. 甲氧苄啶
   - E. 苯唑西林

3. 青霉素类抗生素基本结构的母核是
   - A. 苄基
   - B. 6-APA
   - C. 7-ACA
   - D. β-内酰胺环
   - E. 青霉噻唑环

4. 青霉素 G 治疗**无效**的细菌
   - A. 脑膜炎球菌
   - B. 钩端螺旋体
   - C. 肺炎杆菌
   - D. 草绿色链球菌
   - E. 淋球菌

5. 治疗肺炎球菌性肺炎的首选抗生素是
   - A. 庆大霉素
   - B. 氨基苷类
   - C. 红霉素
   - D. 四环素
   - E. 青霉素

6. 治疗梅毒与钩端螺旋体病应首选
   - A. 四环素
   - B. 红霉素
   - C. 庆大霉素
   - D. 氨苄西林
   - E. 青霉素 G

7. 属单环 β-内酰胺类的药物是
   - A. 哌拉西林
   - B. 亚胺培南
   - C. 舒巴坦
   - D. 氨曲南
   - E. 克拉维酸

8. 与青霉素 G 相比较,氨苄西林的作用特点是
   - A. 抗 $G^+$ 菌作用增强
   - B. 广谱,特别对 $G^-$ 杆菌有效
   - C. 特别对铜绿假单胞菌有效
   - D. 对病毒有效
   - E. 过敏反应增强

**【X 型题】**

1. 细菌对青霉素的耐药性可能是由于
   A. β-内酰胺酶水解 β-内酰胺环
   B. 药物被 β-内酰胺酶结合成为无活力的化合物
   C. 细菌合成钝化酶
   D. 细菌胞浆膜上的 PBPs 与青霉素的结合减少
   E. 药物渗入菌体内减少而减弱抗菌作用

2. β-内酰胺类包括
   A. 青霉素类
   B. 头孢菌素类
   C. 头霉素类
   D. 氨曲南
   E. 舒巴坦

3. 具有广谱、耐酸特点的半合成青霉素有
   A. 替卡西林
   B. 匹氨西林
   C. 磺苄西林
   D. 阿莫西林
   E. 氨苄西林

4. 青霉素的特点是
   A. 高效、低毒
   B. 对螺旋体感染有效
   C. 不耐酸,不能口服
   D. 不耐酸,不耐酶
   E. 耐酸,不易水解

5. 青霉素过敏性休克的防治措施是
   A. 详细询问过敏史,有青霉素过敏史者禁用
   B. 注射前做皮试,反应阳性者禁用
   C. 药物必须临时配制
   D. 注射后应观察半个小时
   E. 做好急救准备,以便及时抢救

6. 头孢哌酮的特点是
   A. 口服吸收良好
   B. 胆汁中浓度高
   C. 高剂量可出现低凝血酶原血症
   D. 可透过血脑屏障,脑脊液中可达有效浓度
   E. 对铜绿假单胞菌作用较强

**（二）名词解释**

1. 青霉素结合蛋白

2. 赫氏反应

**（三）填空题**

1. 青霉素 G 的抗菌作用强,对敏感菌_____、_____、_____以及螺旋体、放线菌均有强大抗菌作用。

2. 青霉素 G 在应用过程中,一旦发生过敏性休克,除一般急救措施外,应立即皮下或肌内注射_____。

3. 哌拉西林属于_____青霉素。

4. 第一代头孢菌素主要作用于_____,对_____较弱。

5. 亚胺培南易被肾细胞膜产生的_____水解灭活,临床用其与_____1∶1 组成的复方制剂,供静脉注射。

（四）问答题

1. 论述 β-内酰胺类的抗菌作用机制。

2. 试述细菌对 β-内酰胺类耐药性产生的机制。

3. 试将半合成青霉素分类并各举一药名。

4. 第三代头孢菌素有何特点？主要用于哪些感染？常用药有哪些？

# 四、参 考 答 案

（一）选择题

【A 型题】

1. E　　2. C　　3. B　　4. C　　5. E　　6. E　　7. D　　8. B

【X 型题】

1. ABDE　　2. ABCDE　　3. BDE　　4. ABCD　　5. ABCDE　　6. BCDE

（二）名词解释

1. 青霉素结合蛋白：位于细菌胞浆膜上一种称为青霉素结合（Penicillin binding proteins，PBPs）的特殊蛋白含有转肽酶、羧肽酶、内肽酶等肽聚糖合成的关键酶类的活性，是细菌细胞壁合成、维持细菌形态与生长繁殖的重要蛋白。PBPs 的数目、种类、分子量大小与抗生素的亲和力均因细菌种类的不同而有很大差异。

2. 青霉素 G 在治疗梅毒、钩端螺旋体病或炭疽病时，可有症状加剧现象，称赫氏反应（Herxheimer reaction），表现为全身不适、寒战、发热、咽痛、肌痛、心跳加快等，同时有病变加重现象，可危及生命。

（三）填空题

1. 大多数革兰阳性球菌　革兰阳性杆菌　革兰阴性球菌

2. 肾上腺素

3. 抗铜绿假单胞菌广谱

4. 革兰阳性菌　革兰阴性菌

5. 脱氢肽酶 I　西司他丁

（四）问答题

1. β-内酰胺类抗生素与 PBPs 结合，抑制转肽酶的活性，从而阻碍了细胞壁合成的最后阶段肽聚糖链的交叉联结过程，造成细胞壁缺损，失去渗透屏障作用，致使菌体膨胀、变形、破裂。同时还能活化细菌的自溶系统，导致细菌死亡。

2. 细菌对 β-内酰胺类抗生素耐药的机制有：①细菌产生 β-内酰胺酶：细菌能产生 β-内酰胺酶使 β-内酰胺类抗生素水解，β-内酰胺环裂开，失去抗菌活性而出现耐药。②PBPs 的改变：通过 PBPs 结构改变，使之与 β-内酰胺类抗生素的亲和力降低，PBPs 量的增多或产生新的低亲和性 PBPs 等原因，可使细菌产生耐药性。③细菌外膜通透性改变：革兰阴性菌的外膜对某些 β-内酰胺类抗生素不易透过，产生非特异性低水平耐药。④自溶酶的减少：青霉素类抗生素对某些金黄色葡萄球菌有抑菌作用，但杀菌作用差，可能是由于细菌缺少自溶酶（autolytic enzyme）的关系，这类细菌对青霉素类抗生素耐药时，对头孢菌素类抗生素亦耐药。

3. 半合成青霉素可分为五类：

（1）耐酸青霉素：青霉素 V 等。

（2）耐酶青霉素：苯唑西林等。

（3）广谱青霉素：氨苄西林等。

（4）抗铜绿假单胞菌广谱青霉素：羧苄西林等。

（5）抗革兰阴性杆菌青霉素：美西林等。

4. 特点：第三代头孢菌素特点：①对革兰阳性菌作用弱，对革兰阴性菌作用强，对肠杆菌类、铜绿假单胞菌、厌氧菌等有强效；②对 β 内酰胺酶的稳定性较高；③基本无肾毒性；④较易透过血脑屏障。

临床用途：主要用于危及生命的严重感染，如败血症、脑膜炎、肺炎、尿路感染等，可有效地控制革兰阴性菌感染包括严重的铜绿假单胞菌感染。

常用药物：头孢噻肟、头孢曲松、头孢他啶、头孢哌酮等。

（许建华）

# 第三十七章
# 大环内酯类、林可霉素类及万古霉素

## 一、学 习 重 点

掌握大环内酯类抗生素的抗菌作用,临床应用和不良反应的特点。熟悉大环内酯类抗生素的细菌耐药性及其产生机制。

## 二、难 点 解 析

### (一) 大环内酯类抗生素的抗菌作用、临床应用和不良反应的特点

常用作对革兰阳性菌、阴性球菌、厌氧菌和军团菌属等病原体引起的呼吸道、皮肤软组织等感染以及支原体属、衣原体属感染的首选药,和对 β-内酰胺类抗生素过敏患者的替代药。螺旋霉素、麦迪霉素、交沙霉素、吉他霉素等,具有不被红霉素酯酶和大环内酯 2′-磷酸转移酶破坏,较不易产生耐药性的特点。半合成大环内酯类克拉霉素、阿奇霉素等,具有抗菌活性强、不良反应少、$t_{1/2}$ 长、对酸稳定、生物利用度高和良好的 PAE 等优点。

### (二) 林可霉素类及万古霉素的作用特点和用途

林可霉素的抗菌谱较红霉素窄,对革兰阳性菌和某些厌氧菌抗菌作用较强,但对需氧的革兰阴性菌、MRSA 以及凝固酶阴性的葡萄球菌通常耐药;主要用于 β-内酰胺类抗生素无效或过敏的金黄色葡萄球菌感染,特别是由金黄色葡萄球菌所致的骨髓炎、关节感染,以及厌氧菌或与需氧菌引起的混合感染。万古霉素属快效杀菌药,主要对革兰阳性菌有强大的抗菌活性,对厌氧的难辨梭状芽胞杆菌、炭疽杆菌、白喉杆菌、破伤风杆菌等亦敏感;主要用于严重革兰阳性球菌感染,特别是对其他药物耐药的或疗效较差的金黄色葡萄球菌、表皮葡萄球菌、难辨梭状芽胞杆菌感染,以及对 β-内酰胺类抗生素过敏者的感染等。

### (三) 大环内酯类抗生素的抗菌作用机制

大环内酯类抗生素能与细菌核糖体的 50S 亚基可逆性结合,抑制肽链的延长,阻碍细菌蛋白质的合成,而产生抑菌作用。

### (四) 细菌对大环内酯类抗生素产生耐药性及其机制

细菌对大环内酯类抗生素会产生不完全交叉的耐药性,产生的机制是:①抗生素进入细菌菌体内的量减少和外排增加。②细菌产生了灭活大环内酯类的酶,如酯酶、磷酸化酶及葡萄糖酶等。③细菌的 erm 基因可编码产生甲基化酶,使核糖体 50S 靶部位甲基化,使其与抗生素的结合能力下降。由于大环内酯类、林可霉素类、链阳霉素 B 具有共同的核糖体结合位点,结构性表达 erm 基因的细菌,可产生同时对大环内酯类、林可霉素类、链阳霉素 B 的多药耐药(MLSR)。

# 三、习 题

## （一）选择题

### 【A 型题】

1. 对青霉素过敏的 $G^+$ 菌感染者可选用
   - A. 苯唑西林
   - B. 头孢他啶
   - C. 红霉素
   - D. 奈替米星
   - E. 多黏菌素

2. 下列抗生素中，最适于治疗金黄色葡萄球菌引起的急、慢性骨髓炎的是
   - A. 红霉素
   - B. 克林霉素
   - C. 氨苄西林
   - D. 多黏菌素
   - E. 阿奇霉素

3. 下列药物中哪一个**不属于**大环内酯类
   - A. 罗红霉素
   - B. 阿奇霉素
   - C. 麦迪霉素
   - D. 克林霉素
   - E. 乙酰螺旋霉素

4. 林可霉素体内过程的特点是
   - A. 骨组织中药物浓度高
   - B. 口服吸收好
   - C. 生物利用度高
   - D. 蛋白结合率低
   - E. 能透过血脑屏障

5. 红霉素和林可霉素合用可
   - A. 扩大抗菌谱
   - B. 增强抗菌活性
   - C. 降低毒性
   - D. 竞争结合部位，产生相互拮抗作用
   - E. 降低细菌耐药性

6. 克林霉素与下列哪种不良反应有关
   - A. 胆汁阻塞性肝炎
   - B. 听力损害
   - C. 假膜性肠炎
   - D. 肝功能严重损害
   - E. 肾功能严重损害

### 【X 型题】

1. 属于大环内酯类抗生素的有
   - A. 麦迪霉素
   - B. 克林霉素
   - C. 阿奇霉素
   - D. 麦白霉素
   - E. 克拉霉素

2. 林可霉素类抗菌谱包括
   - A. 革兰阳性球菌
   - B. 革兰阴性菌
   - C. 大多数厌氧菌
   - D. 军团菌
   - E. 耐药金葡菌

3. 红霉素的不良反应有
   - A. 口服可出现胃肠道反应
   - B. 静注可引起血栓性静脉炎
   - C. 大剂量可引起心律不齐
   - D. 有一定肾毒性
   - E. 酯化物可引起肝损害

4. MLSR 细菌可对下列哪些药物耐药
   - A. 红霉素
   - B. 麦迪霉素
   - C. 罗红霉素
   - D. 林可霉素
   - E. 链阳菌素

5. 万古霉素的特点
   - A. 主要用于耐药金葡菌的严重感染
   - B. 严重不良反应可致耳聋
   - C. 仅对 $G^-$ 菌有强大杀菌作用
   - D. 仅对 $G^+$ 菌有强大杀菌作用
   - E. 可致静脉炎和假膜性肠炎

6. 下列属于抑制细菌细胞壁合成的药物是

A. 氨苄西林      B. 万古霉素      C. 杆菌肽

D. 林可霉素      E. 头孢唑林

**（二）名词解释**

MSLR 耐药菌株

**（三）填空题**

1. 大环内酯类抗生素能与细菌核蛋白体的_____可逆性结合，抑制_____，阻碍细菌_____的合成，而产生抑菌作用。

2. 在大环内酯类抗生素中_____对肺炎支原体的作用最强，对细菌的清除率最高。

3. 克拉霉素对_____、_____、_____的作用是大环内酯类中最强者。

4. 林可霉素主要用于β-内酰胺类抗生素无效或过敏的_____感染。

5. 支原体肺炎首选药物是_____。

**（四）问答题**

1. 简述细菌对大环内酯类抗生素耐药性产生的机制。

2. 试述红霉素的主要临床应用。

3. 试述克林霉素的主要临床应用。

4. 简述万古霉素的主要临床应用。

# 四、参 考 答 案

**（一）选择题**

**【A 型题】**

1. C     2. B     3. D     4. A     5. D     6. C

**【X 型题】**

1. ACDE     2. ACE     3. ABE     4. ACD     5. ABD     6. ABCE

**（二）名词解释**

MSLR 耐药菌株：由于大环内酯类、林可霉素类、链阳霉素 B 具有共同的核糖体结合位点，结构性表达 erm 基因的细菌，可产生同时对大环内酯类、林可霉素类、链阳霉素 B 的多药耐药。

**（三）填空题**

1. 50S 亚基    肽链的延长    蛋白质

2. 阿奇霉素

3. 需氧革兰阳性菌    嗜肺军团菌    肺炎衣原体

4. 金黄色葡萄球菌

5. 红霉素

**（四）问答题**

1. 细菌对大环内酯类抗生素会产生不完全交叉的耐药性，产生的机制是：①抗生素进入细菌菌体内的量减少和外排增加，如革兰阴性细菌可增强其脂多糖外膜的屏障作用，使药物难以进入菌体内；金黄色葡萄球菌可通过外排泵的作用增强，使药物外排增加。由外排增加导致的细菌对大环内酯类的耐药性，一般对林可霉素类、链阳霉素 B 无交叉耐药。②细菌产生了灭活大环内酯类的酶，如酯酶、磷酸化酶及葡萄糖酶等。③细菌的 erm 基因可编码产生甲基化酶，使核糖体 50S 靶部位甲基化，使其与抗生素的结合能力下降。

2. 主要用于耐青霉素的金黄色葡萄球菌感染及对青霉素过敏的患者。作用不及青霉素，且易产生耐药性，但停药数月后，其敏感性又可恢复。红霉素是治疗军团菌病、螺杆菌所致败血症或肠炎、支原体肺炎、沙眼衣原体所致的婴儿肺炎及结肠炎、白喉带菌者的首选药；也可用于其他革兰阳性球菌如肺炎球菌、溶血性链球菌等引起的感染。还可替代青霉素治疗炭疽、气性坏疽、放线菌病、梅毒等。

3. 主要用于β-内酰胺类抗生素无效或过敏的金黄色葡萄球菌感染，特别是由金黄色葡萄球菌所致的骨髓炎、关节感染，以及厌氧菌或与需氧菌引起的混合感染，如腹膜炎、盆腔感染，吸入性肺炎或肺脓肿等的治疗。

4. 主要用于严重革兰阳性球菌感染，特别是对其他药物耐药的或疗效较差的金黄色葡萄球菌、表皮葡萄球菌感染和对β-内酰胺类抗生素过敏者的感染，如败血症、心内膜炎、肺炎、骨髓炎、假膜性肠炎等。

（许建华）

# 第三十八章
# 氨基糖苷类抗生素及多黏菌素

## 一、学 习 重 点

掌握氨基糖苷类抗生素的共性;庆大霉素的抗菌特点、作用机制、临床应用及不良反应;链霉素、妥布霉素、阿米卡星及奈替米星的抗菌特点及应用。

## 二、难 点 解 析

氨基糖苷类抗生素包括有由链霉菌和小单胞菌产生的链霉素、卡那霉素、新霉素、庆大霉素、妥布霉素、小诺霉素、西索米星、阿司米星及人工半合成的奈替米星、依替米星、异帕米星、卡那霉素 B、阿米卡星等。

**(一) 氨基糖苷类抗生素的共性**

1. 氨基糖苷类抗生素化学结构相似,都含有氨基环醇和氨基糖,并由配糖键连接成苷。

2. 氨基糖苷类抗生素的体内过程相似,口服很难吸收,肌内注射吸收迅速而完全;除链霉素外,其他的氨基糖苷类与血浆蛋白结合率均小于 10%;药物主要分布于细胞外液,在肾皮质及内耳的内、外淋巴液中浓度高;药物主要以原形经肾小球滤过排出体外。

3. 氨基糖苷类抗生素的抗菌作用相似

(1)抗菌谱:对各种需氧革兰阴性杆菌有强大的抗菌作用;对革兰阴性球菌如淋病奈瑟菌、脑膜炎奈瑟菌的作用较差;对肠球菌和厌氧菌无效。氨基糖苷类为速效杀菌剂,对繁殖期和静止期的细菌均有杀菌作用。

(2)抗菌机制:与细菌核糖体结合,影响蛋白质合成的各个阶段,即起始阶段、延长阶段和终止阶段,使细菌蛋白质合成受阻,还可影响细菌细胞膜的完整性,导致细菌细胞死亡。

(3)耐药性:细菌对氨基糖苷类易产生耐药性。本类药物之间可产生完全或部分交叉耐药性。细菌产生耐药的机制有:①产生修饰氨基糖苷类的钝化酶;②膜通透性的改变;③抗生素靶位的修饰。

4. 氨基糖苷类抗生素的不良反应相似

(1)耳毒性:包括前庭和耳蜗功能损害。前庭功能损害表现为眩晕、恶心、呕吐、眼球震颤、视力减退和共济失调;耳蜗功能受损表现为耳鸣、听力减退甚至永久性耳聋。

(2)肾毒性:损害近曲小管上皮细胞,引起肾小管肿胀,甚至坏死。临床出现蛋白尿、管型尿、血尿,严重者可出现氮质血症、肾功能减退等。氨基糖苷类抗生素是诱发药源性肾衰的最常见因素。

(3)神经肌肉麻痹:可发生心肌抑制、血压下降、肢体瘫痪,甚至可发生呼吸肌麻痹而窒息死亡。一旦发生可用钙剂或新斯的明解救。

（4）过敏反应：可引起皮疹、发热、嗜酸性粒细胞增多等过敏反应，也可引起严重的过敏性休克，尤其是链霉素，其发生率仅次于青霉素。一旦发生，应静脉注射葡萄糖酸钙及肾上腺素等抢救。

**（二）常用的氨基糖苷类抗生素**（表 38-1）

表 38-1　常用氨基糖苷类抗生素的特点与临床应用

| 药名 | 抗菌特点 | 临床应用 | 注意事项 |
|------|----------|----------|----------|
| 链霉素 | 对结核分枝杆菌作用突出；对土拉菌病、鼠疫有特效；对革兰阳性菌有效，但作用弱于青霉素，且易产生耐药性；对铜绿假单胞菌无效 | 主要用于结核病的联合用药；是治疗土拉菌病和鼠疫的首选药；与青霉素合用可治疗溶血性链球菌、草绿色链球菌及肠球菌等引起的心内膜炎 | 老年人与肾功能不全者易出现耳毒性，应避免使用，偶可发生过敏性休克 |
| 庆大霉素 | 与其他氨基糖苷类抗生素比较抗菌谱广，作用强，对铜绿假单胞菌有效，细菌较不易产生耐药性 | 是治疗各种革兰阴性杆菌感染的主要抗菌药，尤其对沙雷菌属作用更强。可与青霉素或其他抗生素合用，协同治疗严重的肺炎球菌、铜绿假单胞菌、肠球菌、葡萄球菌或草绿色链球菌感染。亦可用于术前预防和术后感染 | 较多引起肾毒性，耳毒性以前庭功能损害为主。监测血药浓度，控制剂量可以避免 |
| 卡那霉素 | 抗菌作用同链霉素，对多数常见革兰阴性菌和结核分枝杆菌有效 | 目前仅与其他抗结核病药物合用，以治疗对第一线药物有耐药性的结核杆菌患者。也可口服用于肝性脑病或腹部术前准备的患者 | 本品的耳、肾毒性较大，应进行血药浓度的监测，肾功能不全者禁用 |
| 妥布霉素 | 同庆大霉素，对铜绿假单胞菌作用强，对其他革兰阴性杆菌的抗菌活性不如庆大霉素，对葡萄球菌有效 | 用于治疗铜绿假单胞菌及其他敏感菌所致的各种感染；与能抗铜绿假单胞菌的青霉素类或头孢菌素类药物合用治疗铜绿假单胞菌感染 | 不良反应主要表现为耳毒性和肾毒性，但均较庆大霉素轻 |
| 阿米卡星 | 具有广谱抗菌作用，对结核分枝杆菌、铜绿假单胞菌有效，不易产生耐药性 | 主要用于治疗对其他氨基糖苷类产生耐药性的菌株所致的严重感染，常作为首选药 | 不良反应以耳蜗听神经损害为主，治疗中应注意监测听力与血药浓度 |

# 三、习　　题

**（一）选择题**

**【A 型题】**

1. 下列哪项**不是**氨基糖苷类抗生素的共同特点

　A. 由氨基糖分子和非糖部分的苷元结合而成

　B. 水溶性好、性质稳定

　C. 对革兰阳性菌具有高度抗菌活性

　D. 对革兰阴性需氧杆菌具有高度抗菌活性

　E. 与核蛋白体 30S 亚基结合，是抑制蛋白合成的杀菌剂

2. 对氨基糖苷类**不敏感**的细菌是

　A. 各种厌氧菌　　　　　　　　　　　　　　B. 肠杆菌

C. 革兰阴性球菌         D. 金黄色葡萄球菌

E. 铜绿假单胞菌

3. 庆大霉素无治疗价值的感染是

    A. 铜绿假单胞菌                   B. 结核性脑膜炎

    C. 大肠埃希菌所致的尿路感染     D. 革兰阴性杆菌引起的败血症

    E. 细菌性心内膜炎

4. 耳毒性、肾毒性最严重的氨基糖苷类药物是

    A. 卡那霉素                       B. 庆大霉素

    C. 西索米星                       D. 奈替米星

    E. 新霉素

5. 氨基糖苷类抗生素消除的主要途径

    A. 以原形经肾小球滤过排出       B. 经肾小管分泌排出

    C. 经肝微粒体酶氧化灭活          D. 经乙酰化灭活

    E. 与葡萄糖醛酸结合后经肾排泄

6. 氨基糖苷类抗生素的体内过程,下述哪项是**错误**的

    A. 口服难吸收                    B. 主要从肾脏排出

    C. 主要分布于细胞外液            D. 易通过血脑屏障

    E. 在碱性环境中作用增强

7. 对肠道革兰阴性杆菌和铜绿假单胞菌所产生的多种氨基糖苷类灭活酶稳定的氨基糖苷类抗生素是

    A. 卡那霉素                       B. 阿米卡星

    C. 链霉素                        D. 青霉素

    E. 妥布霉素

8. 下列哪种药物与呋塞米合用可增加耳毒性

    A. 头孢菌素类                  B. 氨基糖苷类

    C. 四环素类                    D. 氯霉素

    E. 红霉素

9. 过敏性休克发生率最高的氨基糖苷类抗生素是

    A. 庆大霉素                    B. 妥布霉素

    C. 阿米卡星                    D. 卡那霉素

    E. 链霉素

10. 氨基糖苷类抗生素中,对听力和肾脏毒性最小的是

    A. 庆大霉素                    B. 卡那霉素

    C. 新霉素                      D. 阿米卡星

    E. 链霉素

11. 抗菌谱最广的氨基糖苷类抗生素是

    A. 庆大霉素                    B. 卡那霉素

    C. 阿米卡星                    D. 链霉素

    E. 新霉素

12. 链霉素临床应用较少是由于

    A. 口服不易吸收                 B. 对肾毒性大

    C. 抗菌作用较弱                 D. 耐药菌株较多且毒性较大

E. 对革兰阳性菌无效

13. 氨基糖苷类抗生素注射吸收后
    A. 主要分布于细胞内液　　　　　　　　B. 主要分布于细胞外液
    C. 主要分布于红细胞内　　　　　　　　D. 主要分布于脑脊液
    E. 平均分布于细胞内液和细胞外液

14. 与氨基糖苷类抗生素合用能增加肾脏损害的药物
    A. 羧苄西林　　　　　　　　　　　　　B. 氯霉素
    C. 麦迪霉素　　　　　　　　　　　　　D. 林可霉素
    E. 头孢噻啶

15. 庆大霉素与羧苄西林混合注射
    A. 抗铜绿假单胞菌作用增强　　　　　　B. 属于配伍禁忌
    C. 用于急性心内膜炎　　　　　　　　　D. 用于耐药金黄色葡萄球菌感染
    E. 用于耐药链球菌的感染

【B 型题】
    A. 链霉素　　　　　　　　B. 新霉素　　　　　　　　C. 西索米星
    D. 阿米卡星　　　　　　　E. 奈替米星

1. 肾毒性最大

2. 最早应用于临床的抗结核病药

3. 肾毒性最小

【C 型题】
    A. 鼠疫　　　　　　B. 结核　　　　　　C. 两者均有　　　　　　D. 两者均无

1. 链霉素

2. 庆大霉素

【X 型题】

1. 对肾脏有损害的抗生素包括
    A. 头孢唑林　　　　　　　　B. 红霉素　　　　　　　　C. 杆菌肽
    D. 庆大霉素　　　　　　　　E. 苯唑西林

2. 氨基糖苷类用于治疗尿路感染是因为
    A. 对尿路感染的常见致病菌有高度抗菌作用　　B. 尿中药浓度高
    C. 肾皮质浓度高　　　　　　　　　　　　　　D. 对肾脏毒性低
    E. 约 90% 以原形经肾小球滤过

3. 妥布霉素对下列哪种细菌有效
    A. 对庆大霉素产生抗药性的铜绿假单胞菌　　　B. 金黄色葡萄球菌
    C. 变形杆菌　　　　　　　　　　　　　　　　D. 肠球菌
    E. 厌氧菌

4. 对庆大霉素产生抗药性可采取下列措施
    A. 改用链霉素　　　　　　　　　　　　B. 改用妥布霉素
    C. 改用阿米卡星　　　　　　　　　　　D. 改用万古霉素
    E. 改用林可霉素

5. 硫酸链霉素不良反应的特征是
    A. 过敏性休克的发生率仅次于青霉素 G　　　B. 前庭功能损害发生率较高
    C. 毒性反应与用药剂量大小和疗程长短有关　　D. 对肾脏的毒性较轻

E. 肾功能不全者可选用

6. 氨基糖苷类抗生素体内过程的共同特点
    A. 口服不易吸收
    B. 主要分布于细胞外液
    C. 肾皮质药物浓度高
    D. 内耳外淋巴液药物浓度高
    E. 肾功能减退时血药浓度与半衰期均明显增加

7. 对结核病有治疗作用的氨基糖苷类药物
    A. 链霉素
    B. 庆大霉素
    C. 卡那霉素
    D. 妥布霉素
    E. 阿米卡星

8. 易引起过敏性休克的药物是
    A. 红霉素
    B. 青霉素 G
    C. 克林霉素
    D. 链霉素
    E. 万古霉素

9. 氨基糖苷类抗生素引起神经肌肉麻痹的因素是
    A. 用量过大,静滴速度过快
    B. 同时应用肌松药
    C. 病人伴有重症肌无力
    D. 遗传性血浆胆碱酯酶活性降低
    E. 同时应用全身麻醉药

10. 下列属于氨基糖苷类抗生素的药物有
    A. 阿米卡星
    B. 洛美沙星
    C. 妥布霉素
    D. 亚胺培南
    E. 卡那霉素

11. 可增强筒箭毒碱的神经肌肉阻滞作用的药物是
    A. 新霉素
    B. 多黏菌素
    C. 链霉素
    D. 卡那霉素
    E. 青霉素 G

**（二）填空题**

1. 氨基糖苷类抗生素对各种_____有高度抗菌活性,对厌氧菌和肠球菌_____。
2. 氨基糖苷类抗生素的毒性反应有_____、_____、_____和_____。
3. 链霉素过敏性休克发作时应立即静脉注射_____和_____。
4. _____和_____联合用药是目前治疗鼠疫的最有效手段。
5. 氨基糖苷类抗生素的化学结构中都含有_____和_____。
6. 对氨基糖苷类抗生素产生耐药性主要是由于_____、_____和_____。
7. 氨基糖苷类抗生素治疗全身性感染必须采用_____或_____给药,因口服_____。
8. 第一个用于临床的氨基糖苷类抗生素是_____。
9. 阿米卡星对革兰阴性杆菌和金黄色葡萄球菌作用较庆大霉素_____,不良反应中耳毒性较庆大霉素_____,肾毒性较庆大霉素_____。
10. 氨基糖苷类抗生素的抗菌机制主要是_____,还能_____。

**（三）名词解释**

初次接触效应

**（四）简答题**

1. 简述庆大霉素的抗菌特点及临床应用。
2. 阿米卡星有哪些特点及临床应用?

**（五）论述题**

1. 试述氨基糖苷类抗生素的共性。
2. 试述氨基糖苷类和青霉素类抗生素合用的优点、注意事项及药理依据。

# 四、参考答案

## （一）选择题

**【A 型题】**

1. C     2. A     3. B     4. E     5. A     6. D     7. B     8. B     9. E     10. E

11. C     12. D     13. B     14. E     15. B

**【B 型题】**

1. B     2. A     3. E

**【C 型题】**

1. C     2. D

**【X 型题】**

1. ACD     2. AB     3. ABC     4. BC     5. ABCD     6. ABCDE     7. AC     8. BDE

9. ABCE     10. ACE     11. ABCD

## （二）填空题

1. 需氧革兰阴性杆菌 　无效

2. 耳毒性 　肾毒性 　神经肌肉麻痹 　过敏反应

3. 葡萄糖酸钙 　肾上腺素

4. 链霉素 　四环素

5. 氨基环醇 　氨基糖

6. 细菌产生修饰氨基糖苷类的钝化酶 　细菌细胞膜通透性的改变 　药物作用靶位的修饰

7. 肌注 　静脉滴注 　不易吸收

8. 链霉素

9. 弱 　强 　弱

10. 抑制细菌蛋白质合成 　破坏细菌胞浆膜的完整性

## （三）名词解释

细菌首次接触抗生素时能够被迅速杀死的现象称首次接触效应。

## （四）简答题

1. 庆大霉素是广谱氨基糖苷类抗生素,广泛用于治疗敏感菌引起的感染:①是治疗各种革兰阴性杆菌感染的主要抗菌药,尤其对沙雷菌属作用更强,为氨基糖苷类中的首选药;②可与青霉素或其他抗生素合用,协同治疗严重的肺炎球菌、铜绿假单胞菌、肠球菌、葡萄球菌或草绿色链球菌感染;③可局部用于皮肤、黏膜表面感染和眼、耳、鼻部感染;④可用于术前预防和术后感染。

2. 阿米卡星是抗菌谱最广的氨基糖苷类抗生素。对肠道革兰阴性杆菌和铜绿假单胞菌所产生的多种氨基糖苷类灭活酶稳定,故对一些氨基糖苷类耐药菌感染仍能有效控制,常作为首选药。另外,它与 β-内酰胺类抗生素联合应用可获协同作用,当粒细胞缺乏或其他免疫缺陷患者合并严重革兰阴性杆菌感染时,合用阿米卡星比单独使用效果好。临床主要用于对一些氨基糖苷类产生耐药的严重感染。与青霉素及头孢菌素合用有协同作用。

## （五）论述题

1. （1）化学结构相似,都含有氨基环醇和氨基糖,并由配糖键连接成苷。

（2）体内过程相似,口服很难吸收,肌内注射吸收迅速而完全;除链霉素外,其他的氨基糖苷类与血浆蛋白结合率均小于 10%;药物主要分布于细胞外液,在肾皮质及内耳的内、外淋巴液中浓度高;药物主要以原形经肾小球滤过排出体外。

（3）抗菌作用相似

1）抗菌谱：对各种需氧革兰阴性杆菌有强大的抗菌作用；对革兰阴性球菌如淋病奈瑟菌、脑膜炎奈瑟菌的作用较差；对肠球菌和厌氧菌无效。

2）抗菌机制：与细菌核糖体结合，影响蛋白质合成的各个阶段，即起始阶段、延长阶段和终止阶段，使细菌蛋白质合成受阻，还可影响细菌细胞膜的完整性，导致细菌细胞死亡。

3）耐药性：细菌对氨基糖苷类易产生耐药性。本类药物之间可产生完全或部分交叉耐药性。细菌产生耐药的机制有：产生修饰氨基糖苷类的钝化酶；膜通透性的改变；抗生素靶位的修饰。

（4）不良反应相似，主要有耳毒性、肾毒性、神经肌肉麻痹、过敏反应。

2. 优点：产生协同作用，增强抗菌活性

注意事项：不宜在同一注射器内给药，因 β-内酰胺环可使氨基糖苷类失活。

药理依据：青霉素抑制细菌细胞壁合成，使氨基糖苷类易于进入菌体细胞而发挥较强的抗菌作用。

（乔国芬）

# 第三十九章
# 四环素类及氯霉素类

## 一、学 习 重 点

掌握四环素类抗生素和氯霉素的药理作用及不良反应。

## 二、难 点 解 析

四环素类和氯霉素类是抗菌谱极广的抗生素,对多种革兰阳性和阴性细菌、立克次体、支原体、衣原体、螺旋体等均有抑制作用,四环素类对某些原虫也有效,故常称之为广谱抗生素。四环素类属于速效抑菌剂,其抑菌机制为抑制细菌蛋白质合成。能与细菌核糖体 30S 亚单位特异性结合,并阻止氨基酰-tRNA 与核糖体复合物上的受点(A 位)的连接,从而抑制肽链的延伸和细菌蛋白质的合成。

二重感染或菌群交替症:正常人的口腔、肠道等处有多种微生物寄生,相互制约而维持一种相对平衡的共生状态。由于四环素类在肠道吸收不完全,肠道内药物浓度高。长期使用广谱抗生素后,敏感菌株的生长受到抑制,不敏感菌株乘机大量繁殖,从而引起新的感染,四环素类的不良反应较多,以及对其耐药的菌株不断产生,现已少用;氯霉素类可引起严重的骨髓造血系统毒性,其临床应用受到极大的限制。

## 三、习 题

**(一) 选择题**

**【A 型题】**

1. 氯霉素主要的严重不良反应是
   - A. 抑制骨髓造血功能
   - B. 灰婴综合征
   - C. 胃肠道反应
   - D. 二重感染
   - E. 精神病

2. 四环素首选用于哪一感染
   - A. 肺炎支原体
   - B. 大肠杆菌
   - C. 伤寒杆菌
   - D. 肺炎球菌
   - E. 铜绿假单胞菌

3. 七岁以下儿童不宜服用多西环素,因该药有下列不良反应
   - A. 影响神经系统发育
   - B. 抑制骨髓功能
   - C. 灰婴综合征
   - D. 影响骨牙发育
   - E. 易致黄疸

4. 长期应用四环素类,引起的假膜性肠炎,宜选用
   - A. 青霉素 G
   - B. 氨苄西林
   - C. 万古霉素

D. 链霉素　　　　　　　　　E. 氯霉素

5. 易致肾功能损害的抗生素是
    A. 红霉素　　　　　　　B. 青霉素 G　　　　　　C. 多西环素
    D. 氨基苷类　　　　　　E. 氯霉素

6. 四环素类可首选用于
    A. 伤寒、副伤寒　　　　B. 铜绿假单胞菌感染　　C. 流行性斑疹伤寒
    D. 军团病　　　　　　　E. 阿米巴痢疾

7. 关于氯霉素的描述下列哪项是**错误**的
    A. 不易透过血脑屏障,故不用于治疗细菌性脑膜炎
    B. 早产儿、新生儿不宜使用
    C. 可引起再生障碍性贫血
    D. 为治疗伤寒、副伤寒的首选药
    E. 主要在肝内代谢、故严重肝功能异常者不宜使用

8. 最易引起二重感染的抗生素是
    A. 链霉素　　　　　　　B. 四环素　　　　　　　C. 两性霉素 B
    D. 多黏菌素　　　　　　E. 卡那霉素

9. 四环素抗菌谱**不包括**
    A. 肺炎球菌　　　　　　B. 立克次体　　　　　　C. 肺炎支原体
    D. 大肠杆菌　　　　　　E. 铜绿假单胞菌

10. 使用青霉素时**不宜**同时或先用
    A. 链霉素　　　　　　　B. 四环素　　　　　　　C. 庆大霉素
    D. 卡那霉素　　　　　　E. 磺胺嘧啶

11. 能用于治疗立克次体感染的抗菌药物是
    A. 磺胺甲基异噁唑　　　B. 四环素　　　　　　　C. 链霉素
    D. 庆大霉素　　　　　　E. 多黏菌素 B

12. 铝盐和钙盐对下列哪一种药物的肠道吸收抑制最明显
    A. 异烟肼　　　　　　　B. 氯霉素　　　　　　　C. 氨苄西林
    D. 红霉素　　　　　　　E. 四环素

13. 四环素与下列哪种药物合用可互相影响吸收
    A. 叶酸　　　　　　　　B. 维生素 $B_{12}$　　　　C. 氢氯噻嗪
    D. 维生素 $B_6$　　　　　E. 硫酸亚铁

14. 使用氯霉素过程中应特别注意
    A. 出血和凝血时间的变化　B. 心电图的变化　　　　C. 外周血象的变化
    D. 肝功能的变化　　　　E. 肾功能的变化

15. 四环素**不宜**与抗酸药物合用是因为
    A. 抗酸药破坏四环素,降低抗酸药的疗效
    B. 与抗酸药的金属离子络合,降低抗酸药的疗效
    C. 与抗酸药的金属离子络合,减少四环素的吸收
    D. 促进四环素的排泄
    E. 增加消化道反应

16. 可用于治疗阿米巴痢疾的抗生素是
    A. 青霉素　　　　　　　B. 土霉素　　　　　　　C. 链霉素

D. 头孢霉素　　　　　　　　　　E. 红霉素

17. 下列氯霉素的不良反应中,哪种与剂量疗程**无**直接关系
  A. 灰婴综合征　　　　　B. 二重感染　　　　　C. 胃肠道反应
  D. 可逆性粒细胞减少　　E. 不可逆的再生障碍性贫血

18. 新生儿、早产儿应避免使用
  A. 红霉素　　　　　　　B. 氯霉素　　　　　　　C. 多西环素
  D. 青霉素　　　　　　　E. 吉他霉素

19. 氯霉素抑制蛋白质合成的机制是
  A. 与 30S 亚基结合,使 mRNA 密码错译　　B. 抑制 70S 初始复合物形成
  C. 与 50S 亚基结合,抑制肽酰基转移酶　　　D. 抑制肽链的释放
  E. 抑制肽链移位

20. 使用下列何种药物可引起前庭功能障碍
  A. 四环素　　　　　　　B. 多西环素　　　　　　C. 米诺环素
  D. 土霉素　　　　　　　E. 美他环素

**【X 型题】**

1. 下列联合用药合理的是
  A. 链霉素+青霉素　　　B. 红霉素+林可霉素　　　C. 羧苄西林+庆大霉素
  D. 四环素+抗酸药　　　E. 庆大霉素+卡那霉素

2. 可造成肝损害的药物有
  A. 红霉素　　　　　　　B. 庆大霉素　　　　　　C. 链霉素
  D. 四环素　　　　　　　E. 异烟肼

3. 关于多西环素的描述,正确的是
  A. 作用维持时间较四环素长　　　　　　　　B. 抗菌活性较四环素强
  C. 口服吸收快而完全,不受食物影响　　　　D. 对铜绿假单胞菌无效,对伤寒杆菌有效
  E. 对肺炎支原体、立克次体有效

4. 下列哪些药物长期应用可引起二重感染
  A. 四环素　　　　　　　B. 妥布霉素　　　　　　C. 氯霉素
  D. 米诺环素　　　　　　E. 氨苄西林

5. 下列关于天然四环素类的体内过程论述,正确的是
  A. 口服吸收规则而完全
  B. 食物能影响其吸收
  C. 与多价阳离子( $Ca^{2+}$ 、 $Mg^{2+}$ 、 $Al^{3+}$ 等)络合而妨碍其吸收
  D. 口服吸收有一定限度,每次超过 0.5g 血药浓度不再增加
  E. 主要以原形经胆汁排泄,故胆汁中浓度高

6. 下列属于快速抑菌剂的抗生素是
  A. 四环素类　　　　　　B. 林可霉素　　　　　　C. 氯霉素
  D. 乙酰螺旋霉素　　　　E. 万古霉素

7. 下列药物对支原体、衣原体、立克次体均有效的是
  A. 氯霉素　　　　　　　B. 土霉素　　　　　　　C. 阿米卡星
  D. 红霉素　　　　　　　E. 羧苄西林

8. 氯霉素的不良反应有
  A. 二重感染　　　　　　B. 灰婴综合征　　　　　C. 可逆性血细胞减少

D. 出血倾向　　　　　　　　E. 不可逆再生障碍性贫血

（二）判断题

1. 青霉素类与四环素类合用可能出现疗效拮抗作用。（　　）

2. 四环素类能与细菌核糖体 50S 亚单位特异性结合,从而抑制肽链的延伸和细菌蛋白质的合成。（　　）

3. 氯霉素主要通过与细菌 50S 亚基可逆性结合,抑制蛋白质的合成。（　　）

4. 使用四环素类抗生素可能出现的不良反应不包括二重感染。（　　）

5. 与四环素比较,多西环素具有长效、速效、强效的特点。（　　）

6. 口服四环素后,在体内分布广泛,易透过胎儿循环及乳汁中,易沉积于骨和牙组织,故孕妇、哺乳期妇女及 8 岁以下儿童应禁用。（　　）

7. 氯霉素为速效杀菌剂,与青霉素类合用可起到疗效增强的作用。（　　）

（三）填空题

1. 氯霉素的主要不良反应有_____、_____、_____。

2. 通过抑制蛋白质合成而发挥抗菌作用的药物有_____,_____,_____,_____,_____。

3. 通过与细菌核糖体 50S 亚基结合,可逆性抑制蛋白合成的药物有_____和_____类抗生素。

4. 易引起肾功能损害的抗生素有_____类和_____类,易引起肝损害的抗生素有_____。

5. 新生儿用氯霉素剂量过大时,可发生_____,这是由于_____及_____,导致氯霉素蓄积所致。

（四）名词解释

1. 灰婴综合征　　　2. 二重感染　　　3. 抗药性

（五）问答题

1. 简述四环素的抗菌作用、主要用途以及不良反应。

2. 简述多西环素与四环素比较有哪些特点?

# 四、参 考 答 案

（一）选择题

【A 型题】

1. A　　2. C　　3. D　　4. C　　5. C　　6. A　　7. A　　8. B　　9. E　　10. B

11. B　　12. E　　13. E　　14. C　　15. C　　16. B　　17. E　　18. B　　19. C　　20. C

【X 型题】

1. AC　　2. ADE　　3. ABCDE　　4. ACD　　5. BCD　　6. ABCD　　7. AB　　8. ABCDE

（二）判断题

1. √　　2. ×　　3. √　　4. ×　　5. √　　6. √　　7. ×

（三）填空题

1. 抑制骨髓造血功能　灰婴综合征　二重感染

2. 四环素　氯霉素　林可霉素　克林霉素　大环内酯类

3. 氯霉素　大环内酯

4. 氨基糖苷　四环素　四环素类

5. 灰婴综合征　缺乏葡萄糖醛酸基转移酶　肾功能不全

**（四）名词解释**

1. 灰婴综合征：由于新生儿肝功能发育不全，排泄能力差，大剂量使用氯霉素会导致药物在体内蓄积中毒。

2. 二重感染：长期应用广谱抗生素后，使敏感细菌受到抑制，不敏感细菌乘机在体内大量繁殖，造成二重感染，又称菌群交替症。

3. 抗药性：又称耐药性，是指病原体及肿瘤细胞等对化学治疗药物敏感性降低，造成相同剂量却不如初始有效的情况。

**（五）问答题**

1. 四环素抗菌谱广，对 $G^+$、$G^-$ 菌有效，对立克次体、支原体、衣原体、螺旋体有较好作用，但对铜绿假单胞菌、伤寒杆菌、结核杆菌、真菌和病毒无效。临床上主要用于：①立克次体引起的斑疹伤寒、恙虫病及支原体肺炎为首选。对衣原体所致的性病性淋巴肉芽肿、非淋病性尿道炎也可作为首选。②其他细菌感染少用。四环素的不良反应有：①胃肠道反应；②长期使用可致二重感染；③影响骨、牙生长，孕妇、哺乳期妇女及 8 岁以下儿童禁用；④长期大剂量使用会导致肝肾损害。

2. 多西环素与四环素比较其特点有：①脂溶性大，口服吸收快而完全，不受食物影响。②半衰期明显延长，每天服药一次即可。③抗菌活性较四环素强 2~10 倍，对四环素耐药的金葡菌仍敏感。④对肠道菌群影响小，故二重感染少见。⑤由于仅有少量药物经肾排泄，故肾功能不全者仍可使用。

（黄仁彬）

# 第四十章
# 人工合成抗菌药

## 一、学习重点

掌握第三、第四代氟喹诺酮类药物的抗菌谱、作用特点及适应证;喹诺酮类药物的作用机制;喹诺酮类药物的共同特性;磺胺类药物的抗菌特点、抗菌机制和临床应用。熟悉第一、第二代喹诺酮类药物特点和应用;喹诺酮类药物的不良反应;磺胺类药物的不良反应和用药原则;SMZ 与 TMP 合用的优点;硝基咪唑类药物的抗菌特点。了解常用喹诺酮类药的作用特点;硝基呋喃类的抗菌特点。

## 二、难点解析

1. 喹诺酮类抗菌机制　　通过抑制细菌 DNA 回旋酶的作用,阻碍 DNA 复制导致细菌死亡。DNA 回旋酶的负超螺旋状态与 DNA 的复制有着密切关系。正常染色体 DNA 处于负超螺旋状态,有利于 DNA 的解旋、复制与转录,在 DNA 的转录或复制过程中,由于双螺旋的解旋,必然导致染色体局部正超螺旋的形成,DNA 回旋酶的作用是通过消除 DNA 局部正超螺旋,维持染色体的负超螺旋形式,以维持 DNA 的复制与转录功能。在完整的细菌细胞中,DNA 回旋酶是由两个 A 亚单位和两个 B 亚单位组成的四聚体酶,酶的 A 亚单位使局部正超螺旋的一条 DNA 的双链断裂形成切口,具有 ATP 酶活性的 B 亚单位催化 ATP 水解提供能量,使另一条 DNA 双链跨过切口,在 A 亚单位的参与下切口再重新连接,消除了 DNA 局部正超螺旋,恢复染色体的负超螺旋形式。喹诺酮类是 A 亚单位的抑制剂,通过形成药物-DNA-酶复合物而抑制酶反应,从而阻碍细菌 DNA 的复制,导致细菌死亡。并且喹诺酮类对 DNA 回旋酶的抑制作用与抗菌活性之间有良好的相关性。哺乳动物细胞内虽然有与细菌 DNA 回旋酶相似的酶,但是一般治疗浓度下的喹诺酮类药物对人体细胞酶无明显影响。

2. 喹诺酮类药物耐药机制有:①DNA 回旋酶的变异,细菌可因 gyrA 基因突变导致 A 亚基与药物的亲合力下降;②拓扑异构酶Ⅳ的变异;③NorA 基因高表达,使受其介导的药物主动外排系统作用增强,菌体内喹诺酮类浓度降低,形成耐药菌;④细菌膜通透性下降,致使药物进入菌的量减少。

## 三、习　　题

**（一）选择题**
**【A 型题】**
1. 喹诺酮类药物对革兰阴性菌的抗菌作用机制为

A. 抑制 β-内酰胺酶

B. 抑制细菌 DNA 回旋酶

C. 抑制二氢蝶酸合酶

D. 抑制细菌细胞壁的合成

E. 增加细菌胞浆膜的通透性

2. 下述药物中，体外抗菌活性最强的是

A. 诺氟沙星

B. 环丙沙星

C. 萘啶酸

D. 吡哌酸

E. 氧氟沙星

3. 竞争性对抗磺胺类药物作用的是

A. PABA

B. 6-APA

C. TMP

D. 7-ACA

E. GABA

4. 蛋白结合率最低，容易透过各种组织的磺胺药是

A. 磺胺二甲基嘧啶

B. 磺胺甲噁唑

C. 磺胺嘧啶

D. 磺胺间甲氧嘧啶

E. 柳氮磺胺吡啶

5. TMP 的抗菌作用机制是抑制

A. 二氢叶酸还原酶

B. 过氧化物酶

C. 二氢蝶酸合酶

D. DNA 回旋酶

E. β-内酰胺酶

6. 服用磺胺类药物时，同服碳酸氢钠的目的是

A. 增强抗菌疗效

B. 加快药物吸收速度

C. 防止过敏反应

D. 防止药物排泄过快而影响疗效

E. 碱化尿液，增加某些磺胺药的溶解度

7. 可首选治疗流行性脑脊髓膜炎的药物是

A. 甲氧苄啶

B. 司氟沙星

C. 氧氟沙星

D. 磺胺嘧啶银

E. 磺胺嘧啶

8. 抗菌谱广，但是单独应用易使细菌产生耐药性，一般无法单独应用的药物是

A. 甲氧苄啶

B. 氧氟沙星

C. 环丙沙星

D. 磺胺嘧啶

E. 甲硝唑

9. 新生儿使用磺胺类药物易出现核黄疸，是因为药物

A. 减少胆红素排泄

B. 竞争血浆白蛋白而置换出胆红素

C. 降低血脑屏障的功能

D. 溶解红细胞

E. 抑制肝药酶

10. 下述磺胺药中，蛋白结合率最低，容易进入各种组织的是

A. 磺胺二甲基嘧啶

B. 磺胺甲噁唑

C. 磺胺嘧啶

D. 磺胺间甲氧嘧啶

E. 磺胺嘧啶银

11. 下述喹诺酮类药物中，可使裸鼠皮肤发生癌变的是

A. 氧氟沙星

B. 环丙沙星

C. 洛美沙星

D. 诺氟沙星

E. 左氧氟沙星

12. TMP 与 SMZ 联合用药的机制是
    A. 增加 SMZ 吸收　　　　　　　　B. 增加 TMP 吸收
    C. 减慢 SMZ 的消除　　　　　　　D. 发挥协同抗菌作用
    E. 减慢 TMP 的消除

13. 下述药物中,对 MRSA、链球菌、肠球菌、厌氧菌、支原体、衣原体,体外抗菌活性最强的是
    A. 诺氟沙星　　　　　　　　　　　B. 环丙沙星
    C. 萘啶酸　　　　　　　　　　　　D. 吡哌酸
    E. 左氧氟沙星

【B 型题】
    A. 诺氟沙星　　　　　B. 磺胺异噁唑　　　　　C. 环丙沙星
    D. 磺胺嘧啶银　　　　E. 甲氧苄啶

1. 为磺胺增效剂,其抗菌谱与磺胺药相似

2. 在尿中不易析出结晶,适用于泌尿道感染

3. 是第一个氟喹诺酮类药物

4. 对铜绿假单胞菌抑制作用强,可用于烧伤

【C 型题】
    A. 脑膜炎　　　　B. 伤寒　　　　C. 两者均有　　　　D. 两者均无

1. 氟喹诺酮

2. 磺胺嘧啶

【X 型题】
1. 主要以原形药物由肾脏排泄的氟喹诺酮类药物有
    A. 氧氟沙星　　　　　　　　B. 诺氟沙星　　　　　　　　C. 左氧氟沙星
    D. 洛美沙星　　　　　　　　E. 环丙沙星

2. 氟喹诺酮类药物的药理学特点是
    A. 抗菌谱广,对革兰阳性菌和阴性菌都有效　　B. 口服不易吸收
    C. 适用于呼吸系统及尿路感染　　　　　　　　D. 与头孢菌素类有交叉耐药性
    E. 不良反应较少

3. 口服难吸收,主要用于肠道感染的药物有
    A. 磺胺米隆　　　　　　　　B. 磺胺嘧啶银　　　　　　　C. 呋喃唑酮
    D. 柳氮磺吡啶　　　　　　　E. 呋喃妥因

4. 抗铜绿假单胞菌的外用磺胺类药物是
    A. 柳氮磺吡啶　　　　　　　B. 磺胺嘧啶银　　　　　　　C. 磺胺醋酰钠
    D. 磺胺米隆　　　　　　　　E. 磺胺嘧啶

5. 甲硝唑可用于治疗
    A. 阿米巴肝脓肿　　　　　　　　B. 急性阿米巴痢疾
    C. 阴道滴虫病　　　　　　　　　D. 厌氧菌感染
    E. 白假丝酵母菌阴道炎

6. 关于硝基呋喃类的叙述,正确的是
    A. 抗菌谱广,不易产生耐药性　　　　B. 呋喃妥因主要用于急性尿路感染
    C. 呋喃唑酮主治菌痢、肠炎等肠道感染　　D. 剂量过大或久用可致外周神经炎
    E. 常见消化道反应

7. 对军团菌感染疗效较好的药物是

A. 环丙沙星　　　　　　B. 红霉素　　　　　　C. 阿奇霉素
D. 氨苄西林　　　　　　E. 庆大霉素

8. 磺胺类药物常见的不良反应包括
　　A. 结晶尿、血尿和尿闭等症状
　　B. 药物热、皮疹、偶见多形性红斑及剥脱性皮炎
　　C. 白细胞减少症
　　D. 再生障碍性贫血
　　E. 新生儿、早产儿黄疸

9. 药物的作用机制与干扰叶酸代谢有关的是
　　A. 甲氨蝶呤　　　　　B. 乙胺嘧啶　　　　　C. 磺胺类
　　D. 甲氧苄啶　　　　　E. 四环素

10. 甲硝唑可用于治疗
　　A. 阿米巴肝脓肿　　　B. 急性阿米巴痢疾　　C. 阴道滴虫病
　　D. 厌氧菌感染　　　　E. 白假丝酵母菌阴道炎

11. 磺胺类药物的不良反应包括
　　A. 结晶尿、血尿　　　B. 药热、皮疹、剥脱性皮炎　　C. 白细胞减少症
　　D. 再生障碍性贫血　　E. 头晕、头痛、萎靡和失眠

12. 下列具有抗铜绿假单胞菌作用的药物是
　　A. 磺胺嘧啶银　　　　B. 磺胺米隆　　　　　C. 环丙沙星
　　D. 妥布霉素　　　　　E. 左氧氟沙星

13. SMZ 和 TMP 联合应用的特点是
　　A. 二者的主要药代学参数相近　　　　　B. 抗菌谱扩大
　　C. 减少细菌耐药性的产生　　　　　　　D. 抗菌活性增加甚至呈现杀菌作用
　　E. 对磺胺类耐药的细菌仍然有效

（二）填空题

1. 磺胺药的基本化学结构与_____相似,能与_____竞争_____,妨碍_____的形成,从而影响细菌核酸的合成,发挥抗菌作用。

2. 能用于流脑的磺胺药是_____,其药理学基础是_____;能用于泌尿系感染的磺胺药是_____,其药理学基础是_____。

3. 细菌对呋喃妥因的耐药性形成_____,呋喃妥因主要用于大肠埃希菌、肠球菌以及葡萄球菌引起的_____感染。

4. 呋喃唑酮在胃肠道_____吸收,临床上主要用于_____感染性疾病。

5. 磺胺类药物主要从肾脏以原形药、乙酰化代谢产物、葡糖醛酸结合物三种形式排泄,其中乙酰化物在_____尿中溶解度高,在_____尿液中易结晶析出。

6. 复方新诺明是_____和_____按 5∶1 的比例制成的复方制剂。

7. 喹诺酮类药物通过形成_____三元复合物,抑制 DNA 回旋酶对 DNA 的_____活性和_____活性,阻碍细菌 DNA 复制而达到杀菌作用。

8. 用于流行性脑脊髓膜炎的磺胺药是_____,其_____低于其他磺胺药,因而药物易透过_____。

9. 细菌对磺胺类药物产生耐药性的机制包括:产生较多的_____对抗磺胺药的作用,或产生对磺胺药低亲合力_____,或直接利用外源性_____。

（三）名词解释

人工合成抗菌药

（四）简答题

1. 简述 SMZ 与 TMP 配伍的药理学依据。

2. 简述磺胺类药物的主要不良反应。

3. 简述氟喹诺酮类药物的禁忌证及药物相互作用。

（五）论述题

1. 试述氟喹诺酮类药物的临床应用及不良反应。

2. 磺胺类药物对泌尿系统损害的原因、临床表现和预防措施。

3. 试述磺胺类药物的分类及磺胺嘧啶和磺胺嘧啶银的特点。

4. 莫西沙星的特点。

5. 环丙沙星的特点

# 四、参考答案

（一）选择题

【A 型题】

1. B　　2. B　　3. A　　4. C　　5. A　　6. E　　7. E　　8. A　　9. B　　10. C

11. C　12. D　13. E

【B 型题】

1. E　　2. B　　3. A　　4. D

【C 型题】

1. C　　2. A

【X 型题】

1. ACD　　2. ACE　　3. CD　　4. BD　　5. ABCD　　6. ABCDE　　7. ABC

8. ABCDE　9. ABCD　10. ABCD　11. ABCDE　12. ABCDE　13. ABCDE

（二）填空题

1. 对氨苯甲酸　对氨苯甲酸　二氢蝶酸合酶　二氢叶酸

2. 磺胺嘧啶　易通过血脑屏障　磺胺异噁唑　尿中浓度极高

3. 缓慢　泌尿道

4. 不易　肠道

5. 碱性　酸性

6. 磺胺甲噁唑（SMZ）　甲氧苄啶（TMP）

7. DNA 回旋酶-DNA-喹诺酮　开口　封口

8. 磺胺嘧啶　血浆蛋白结合率　血脑屏障

9. PABA　二氢蝶酸合酶　叶酸

（三）名词解释

人工合成抗菌药是利用化学方法合成的具有抑制或杀灭病原微生物的化学物质。

（四）简答题

1. ①二者合用后可使细菌的叶酸代谢遭到双重阻断（SMZ 抑制二氢蝶酸合酶，而 TMP 抑制二氢叶酸还原酶），抑制四氢叶酸的合成，发挥抗菌作用，甚至呈现杀菌作用；②二者的主要药代学参数相近，易于掌握两药合用的最佳剂量配比；③SMZ 和 TMP 合用时抗菌活性增加数倍至数十倍，抗菌谱扩大,并可减少细菌耐药性的产生。

2.（1）泌尿系统损害：可产生结晶尿,对肾脏造成损伤出现血尿、疼痛和尿闭等症状。

（2）过敏反应：可见药热、皮疹,偶见多形性红斑、剥脱性皮炎,严重者可致死。磺胺类药物之间有交叉过敏反应,用药前应询问过敏史。

（3）血液系统反应：可有白细胞减少症、血小板减少症甚至再生障碍性贫血;对葡萄糖-6-磷酸脱氢酶缺陷者,易引起溶血性贫血。

（4）神经系统反应：头晕、头痛、乏力、失眠等症状。

（5）消化系统反应：恶心、呕吐、食欲不振,高胆红素血症和新生儿核黄疸,亦可发生肝损害,严重者出现急性肝坏死。

3. ①不宜常规用于儿童,不宜用于有精神病或癫痫病病史者;②禁用于喹诺酮过敏者、孕妇和授乳妇女;③慎与茶碱类、NSAID 合用;④使用本类药物期间亦应避免过度日照;药物应避光保存;⑤不宜与 Ia 类及Ⅲ类抗心律失常药和延长心脏 Q-T 间期的药物如红霉素、三环类抗抑郁症药合用;⑥糖尿病患者慎用。

（五）论述题

1.（1）临床应用：①泌尿生殖系统感染。可用于治疗铜绿假单胞菌性尿道炎,急、慢性前列腺炎以及复杂性前列腺炎,单纯性淋病,奈瑟菌性尿道炎或宫颈炎等。②呼吸系统感染。常用于革兰阴性菌感染所致的肺炎和支气管炎。③肠道感染与伤寒。首选用于治疗志贺菌引起的急、慢性菌痢和中毒性菌痢,以及鼠伤寒沙门菌、猪霍乱沙门菌、肠炎沙门菌引起的胃肠炎（食物中毒）。对沙门菌引起的伤寒或副伤寒,应首选氟喹诺酮类或头孢曲松。也可用于旅行性腹泻。④其他。包括革兰阴性杆菌感染所致的骨髓炎、关节炎、菌血症,以及革兰阴性菌引起的皮肤和软组织感染。氟喹诺酮类对脑膜炎奈瑟菌具有强大的杀菌作用,且在鼻咽分泌物中浓度高,可用于鼻咽部带菌者。

（2）不良反应：①胃肠道反应。较常见,如胃部不适、消化不良、恶心、呕吐、腹泻等,与剂量密切相关。②中枢神经系统反应。轻症者表现为失眠、头昏、头痛,重症者出现精神异常、抽搐甚至惊厥等。③皮肤反应及光敏反应。可出现皮疹、血管神经性水肿、皮肤瘙痒等。少数患者出现光敏反应,表现为光照部位皮肤出现瘙痒性红斑,严重者出现皮肤糜烂、脱落。④软骨损害。动物实验证明,喹诺酮类对幼龄动物的软骨有损伤作用。⑤其他。可见肝肾功能损伤、跟腱炎、心脏毒性与眼毒性等。

2. ①磺胺药主要在肝脏代谢为无活性的乙酰化物,也可与葡糖醛酸结合。主要从肾脏以原形药、乙酰化物、葡糖醛酸结合物三种形式排泄。磺胺药及其乙酰化物在碱性尿液中溶解度高,在酸性尿液中易结晶析出,乙酰化物的溶解度低于原形药物。②磺胺药及其乙酰化物在肾脏形成结晶后,引起尿道刺激和阻塞,患者出现结晶尿、血尿、管型尿、尿痛和尿闭等症状,造成肾损害。③服用 SD 或 SMZ 时,应同服等量碳酸氢钠碱化尿液,以增加磺胺及乙酰化物的溶解度;并适当增加饮水量,保持每日尿量不少于 1500ml,降低尿中药物浓度。

3. 磺胺类药物分为肠道易吸收类、肠道难吸收类及外用磺胺类。

磺胺嘧啶：血浆蛋白结合率为 45%,低于其他磺胺药,因而易透过血脑屏障,在脑脊液中的浓度最高可达血药浓度的 80%。由于青霉素不能根除脑膜炎奈瑟菌的带菌状态,无法用于流行性脑脊髓膜炎的预防,故首选 SD。亦首选用于治疗诺卡菌属引起的肺部感染、脑膜炎和脑脓肿。

磺胺嘧啶银：属于外用磺胺类。具有磺胺嘧啶的抗菌作用和银盐的收敛作用。抗菌谱广,对铜绿假单胞菌的抗菌活性强于磺胺米隆,抗菌作用不受脓液和坏死组织中 PABA 的影响。临床用于预防和治疗Ⅱ度或Ⅲ度烧伤或烫伤的创面感染,并可促进创面干燥、结痂及愈合。

4. ①口服生物利用度约 90%,消除 $t_{1/2}$ 为 12～15 小时,每日用药 1 次即可。②对大多数革兰阳性菌、厌氧菌、结核分枝杆菌、衣原体和支原体的抗菌活性强于环丙沙星、氧氟沙星、左氧氟沙星和司帕沙星；对大多数革兰阴性菌的作用与诺氟沙星相近。③临床用于敏感菌所致的慢性支气管炎急性发作、社区获得性肺炎、急性鼻窦炎，也可用于泌尿生殖系统和皮肤软组织感染等。④不良反应发生率低，最常见的是一过性轻度呕吐和腹泻；未发现光敏反应和心脏 Q-T 间期延长等严重不良反应。

5. ①口服生物利用度约 70%，消除 $t_{1/2}$ 为 3~5 小时；②对铜绿假单胞菌、流感嗜血杆菌、大肠埃希菌等革兰阴性菌的抗菌活性（体外抑菌实验）高于多数氟喹诺酮类药物；对氨基糖苷类或第 3 代头孢菌素类耐药的菌株对环丙沙星仍敏感；③用于革兰阴性杆菌所致的呼吸道、泌尿生殖道、消化道、骨与关节和皮肤软组织感染。对于有适应证的感染患儿，国外多采用环丙沙星治疗；④诱发跟腱炎和跟腱撕裂，老年人和运动员慎用。

（乔国芬）

# 第四十一章
# 抗真菌药及抗病毒药

## 一、学 习 重 点

掌握抗真菌药两性霉素 B、唑类、特比萘芬的抗菌作用、临床应用和不良反应。掌握广谱抗病毒药、抗艾滋病毒（HIV）药、抗肝炎病毒药的药理作用和不良反应。

## 二、难 点 解 析

病毒体从吸附穿透侵入宿主细胞内到最后从宿主细胞释放病毒体，主要经历以下过程：①吸附、穿透侵入易感细胞；②脱壳；③合成核酸多聚酶；④合成核酸；⑤合成蛋白质及翻译后修饰；⑥各部分组装成病毒颗粒；⑦从宿主细胞释放。理论上讲，病毒复制周期中的每个环节都可以成为药物作用的靶点。

目前临床上抗病毒药的主要作用靶点或环节为抑制病毒嘌呤或嘧啶的代谢、反转录酶、蛋白酶和病毒释放等。抗疱疹病毒药阿昔洛韦等为核苷酸类似物；抗流感病毒药有金刚烷胺、金刚乙胺、扎那米韦和奥塞米韦，前两者抑制病毒的脱壳和（或）病毒的组装，后两者抑制神经氨酸酶而抑制病毒的释放；临床用于治疗乙型肝炎的药物有拉米夫定、阿德福韦、干扰素和利巴韦林；抗人类免疫缺陷病毒的药物有三类：核苷类反转录酶抑制药（如齐多夫定）、非核苷类反转录酶抑制药（如奈韦拉平）和人类免疫缺陷病毒蛋白酶抑制药（如沙奎那韦）。艾滋病的治疗一般推荐三个或更多的抗人类免疫缺陷病毒药物合用（鸡尾酒疗法）。

## 三、习　　题

**（一）选择题**

**【A 型题】**

1. 对表浅和深部真菌都有效的药物是
   A. 两性霉素 B　　　　　　B. 灰黄霉素　　　　　　C. 酮康唑
   D. 制霉菌素　　　　　　　E. 红霉素

2. 只对浅部真菌感染有效的药物是
   A. 制霉菌素　　　　　　　B. 灰黄霉素　　　　　　C. 两性霉素 B
   D. 克霉唑　　　　　　　　E. 米康唑

3. 治疗深部真菌感染的药物有
   A. 两性霉素 B　　　　　　B. 灰黄霉素　　　　　　C. 咪康唑
   D. 制霉菌素　　　　　　　E. 青霉素

4. 广谱抗真菌药是
    A. 制霉菌素　　　　　　　　　　B. 灰黄霉素
    C. 两性霉素 B　　　　　　　　　D. 氟康唑
    E. 林可霉素

5. 毒性反应最小的咪唑抗真菌药是
    A. 克雷唑　　　　　　　　　　　B. 咪康唑
    C. 氟康唑　　　　　　　　　　　D. 酮康唑
    E. 以上都不是

6. 最强的唑类抗真菌药是
    A. 咪康唑　　　　　　　　　　　B. 伊曲康唑
    C. 氟康唑　　　　　　　　　　　D. 酮康唑
    E. 以上都不是

7. 抑制 HIV 病毒的药物
    A. 阿昔洛韦　　　　　　　　　　B. 碘苷
    C. 利巴韦林　　　　　　　　　　D. 齐多夫定
    E. 阿糖腺苷

8. 毒性大,临床仅局部应用的抗疱疹病毒药
    A. 扎西他滨　　　　　　　　　　B. 干扰素
    C. 阿糖腺苷　　　　　　　　　　D. 碘苷
    E. 齐多夫定

9. 阿昔洛韦主要适用的疾病是
    A. 甲状腺功能亢进　　　　　　　B. 结核病
    C. 白色念珠菌感染　　　　　　　D. 单纯疱疹病毒感染
    E. 血吸虫病

10. 既可抗乙肝病毒又可以抗 HIV 病毒的药物为
    A. 金刚烷胺　　　　　　　　　　B. 利巴韦林
    C. 拉米夫定　　　　　　　　　　D. 碘苷
    E. 阿糖腺苷

11. 既有抗病毒作用又有抗肿瘤作用的免疫调节剂是
    A. 硫唑嘌呤　　　　　　　　　　B. 环磷酰胺
    C. 干扰素　　　　　　　　　　　D. 更昔洛韦
    E. 二脱氧肌苷

12. 以下为广谱抗病毒药的是
    A. 金刚烷胺　　　　　　　　　　B. 利巴韦林
    C. 碘苷　　　　　　　　　　　　D. 氟胞嘧啶
    E. 齐多夫定

13. 我国目前标准抗丙型肝炎治疗药物方案是
    A. 干扰素联合利巴韦林　　　　　B. 干扰素联合齐多夫定
    C. 干扰素联合阿昔洛韦　　　　　D. 单用利巴韦林
    E. 单用干扰素

14. 选择性的流感病毒神经氨酸酶抑制剂是
    A. 奥司他韦　　　　　　　　　　B. 金刚烷胺

        C. 金刚乙胺                                D. 利巴韦林
        E. 齐多夫定
【X 型题】
1. 两性霉素的不良反应
        A. 肾损伤                                B. 血液系统毒性
        C. 心律失常                              D. 高热
        E. 寒战
2. 对 DNA 病毒和 RNA 病毒均有抑制作用的有
        A. 阿昔洛韦                              B. 阿糖腺苷
        C. 干扰素                                D. 利巴韦林
        E. 碘苷
3. 阿昔洛韦主要用于
        A. 单纯疱疹病毒                          B. 生殖器疱疹
        C. 带状疱疹                              D. 流感菌毒
        E. 乙型肝炎病毒
4. 下列药物中的抗病毒药有
        A. 利巴韦林                              B. 干扰素
        C. 齐多夫定                              D. 阿糖腺苷
        E. 碘苷
5. 利巴韦林的不良反应包括
        A. 腹泻                                  B. 乏力
        C. 白细胞减少                            D. 贫血
        E. 致畸作用
6. 核苷类反转录酶抑制药包括
        A. 齐多夫定                              B. 去羟肌苷
        C. 拉米夫定                              D. 斯塔夫定
        E. 奈韦拉平
7. 目前临床使用的抗病毒药物作用靶点包括
        A. 嘌呤代谢                              B. 嘧啶代谢
        C. 反转录酶                              D. 蛋白酶
        E. 神经氨酸酶
（二）论述题
简述影响病毒复制周期环节的各类药物。

# 四、参 考 答 案

（一）选择题
【A 型题】
 1. C      2. B      3. A      4. D      5. C      6. B      7. D      8. D      9. D      10. C
11. C     12. B     13. A     14. A
【X 型题】
1. ABCDE      2. CD      3. ABCE      4. ABCDE      5. ABCDE      6. ABCD      7. ABCDE

（二）论述题

病毒体从吸附穿透侵入宿主细胞内到最后从宿主细胞释放病毒体主要经历以下过程：①吸附、穿透侵入易感细胞；②脱壳；③合成核酸多聚酶，④合成核酸；⑤合成蛋白质及翻译后修饰；⑥各部分组装成病毒颗粒；⑦从宿主细胞释放出。理论上讲，病毒复制周期中的每个环节都可以成为药物作用的靶点。

阻止吸附穿透药（抗体）、干扰脱壳（金刚烷胺）、抑制核酸合成（嘌呤或嘧啶核苷类似药、反转录酶抑制药）、抑制蛋白质合成（干扰素）、干扰蛋白质合成后修饰（蛋白酶抑制药）、干扰组装（干扰素、金刚烷胺）、抑制病毒释放（神经氨酸酶抑制药）等。

（陶　剑）

# 第四十二章
# 抗结核病药及抗麻风病药

## 一、学习重点

掌握第一线抗结核病药异烟肼、利福平、乙胺丁醇及抗麻风病药氨苯砜的抗菌作用、作用机制、耐药性、不良反应及临床应用。熟悉抗结核药的应用原则。

## 二、难点解析

临床上根据药物疗效、毒副作用和患者耐受情况,把抗结核药分为两类:①第一线抗结核药包括异烟肼、利福平(及其类似药物)、乙胺丁醇、链霉素和吡嗪酰胺;②第二线抗结核药主要用于一线药物耐药时或与其他抗结核药物配伍使用,包括对美沙拉秦、卡拉霉素、卷曲霉素、阿米卡星、乙硫异烟胺、环丝氨酸、阿米卡星和莫西沙星等。

异烟肼对结核杆菌抗菌作用强大、选择性高。增殖期结核杆菌对异烟肼较静止期敏感,而未被杀灭的静止期结核杆菌在药物消除后可恢复活性。异烟肼在肝脏中乙酰转移酶的作用下乙酰化而失活,约75%~95%药物(其中绝大部分为代谢物)在药后24小时内从尿中排出体外。异烟肼在肝内乙酰化速度有种族遗传的差别,有快和慢两种代谢型。快者$t_{1/2}$为70分钟左右,慢者$t_{1/2}$为2~5小时。在黄种人中,慢代谢型占10%~20%,在黑人和白人中慢代谢型约占50%。临床上应根据不同患者的代谢类型,确定给药剂量和给药频率。

利福平的抗菌机制为特异性地抑制敏感微生物的依赖DNA的RNA多聚酶,而阻碍其mRNA的合成,其结合点为该酶的β亚单位。对人体细胞此酶的活性无影响。利福平抗菌谱广,对结核杆菌、麻风杆菌、革兰阳性菌,尤其耐药性金葡菌和革兰阴性球菌的抗菌作用较强;较高浓度对革兰阴性菌杆菌如大肠埃希菌、变性杆菌、流感杆菌,某些病毒和沙眼衣原体也有抑制作用。对结核杆菌的抗菌强度与异烟肼相近,对静止期和繁殖期细菌均有效;可渗入吞噬细胞内而杀灭细胞内的结核杆菌。

单用抗结核药易产生耐药性,为了提高抗结核的治疗效果,应该遵行,早期用药、联合用药、规律和适量用药的原则。

## 三、习    题

（一）选择题

【A型题】

1. 氨基糖苷类的抗结核药是

   A. 链霉素                     B. 乙胺丁醇                     C. 利福平

D. 异烟肼					E. 利福喷汀

2. 利福平抗麻风杆菌的机制是抑制细菌的
    A. 叶酸的合成					B. 蛋白质的合成
    C. DNA 促旋酶					D. 依赖 DNA 的 RNA 多聚酶
    E. 分枝菌酸的合成

3. 下列哪种药物既可以用于治疗又可以用于预防结核病
    A. 异烟肼					B. 链霉素					C. 乙胺丁醇
    D. 青霉素					E. 庆大霉素

4. 乙胺丁醇最重要的毒性反应是
    A. 肾损害					B. 肝损害					C. 周围神经炎
    D. 视神经炎					E. 中毒性脑病

5. 利福平的不良反应有
    A. 肝损害					B. 流感综合征					C. 胃肠反应
    D. 肾损伤					E. 粒细胞减少

6. 最常用的抗麻风病药
    A. 青霉素					B. 链霉素					C. 氨苯砜
    D. 氨硫脲					E. 环丙沙星

7. 应用异烟肼时常并用维生素 $B_6$ 的目的是
    A. 增强治疗					B. 防治周围神经炎					C. 延缓抗药性
    D. 减轻肝损害					E. 以上都不是

8. 利福平抗结核作用的特点是
    A. 选择性高					B. 穿透力强					C. 抗药性缓慢
    D. 毒性反应大					E. 对麻风杆菌无效

9. 下列抗结核药中耐药性产生较缓慢的是
    A. 异烟肼					B. 对氨基水杨酸					C. 利福平
    D. 吡嗪酰胺					E. 链霉素

10. 下列抗结核药中抗菌活性最强的是
    A. 链霉素					B. 异烟肼					C. 卡那霉素
    D. 乙胺丁醇					E. 吡嗪酰胺

11. **不符合**异烟肼特点的叙述是
    A. 肝药酶的抑制作用					B. 治疗结核病的首选药					C. 常单独用于治疗结核病
    D. 神经毒性					E. 肝脏毒性

12. 异烟肼**不**具有的作用是
    A. 口服吸收快而完全					B. 主要经肝乙酰化代谢
    C. 对结核分枝杆菌有高度选择性					D. 与其他抗结核药无交叉耐药性
    E. 对细胞外的结核杆菌作用强,对细胞内的结核杆菌作用弱

13. 乙胺丁醇与利福平合用目的在于
    A. 加快药物的排泄速度					B. 有利于药物进入结核感染病灶
    C. 有协同作用,并能延缓耐药性的产生					D. 延长利福平作用时间
    E. 减轻注射时的疼痛

14. 抗结核的一线药是
    A. 异烟肼、利福平、PAS(对氨基水杨酸)					B. 异烟肼、链霉素、卡那霉素

C. 异烟肼、乙胺丁醇、环丙沙星　　　　D. 异烟肼、链霉素、乙硫异烟胺

E. 异烟肼、利福平、链霉素

15. 异烟肼体内过程的特点是

A. 乙酰化代谢速度个体差异大　　　　B. 大部分以原形由肾排泄

C. 与血浆蛋白结合率高　　　　　　　D. 口服易被破坏

E. 以上都不是

16. 可诱导肝药酶活性的抗结核病药是

A. 异烟肼　　　　　　　B. 利福平　　　　　　　C. 吡嗪酰胺

D. 对氨基水杨酸　　　　E. 链霉素

17. 代谢产物具有色素基团,其尿液、粪便、唾液及汗液呈橘红色的是

A 异烟肼　　　　　　　B. 乙胺丁醇　　　　　　C. 链霉素

D. 小檗碱　　　　　　　E. 利福平

**【X 型题】**

1. 抗结核病药有

A. 青霉素　　　　　　　B. 异烟肼　　　　　　　C. 利福平

D. 乙胺丁醇　　　　　　E. 对氨基水杨酸钠

2. 异烟肼的不良反应有

A. 周围神经炎　　　　　B. 肝损害　　　　　　　C. 粒细胞减少

D. 肾毒性　　　　　　　E. 耳毒性

3. 利福平的特点包括

A. 口服吸收快而安全　　B. 代谢物为橘红色　　　C. 在肝肠循环

D. 药酶诱导作用　　　　E. 可进入脑中

4. 利福平用于治疗

A. 结核病　　　　　　　B. 胆道感染　　　　　　C. 麻风病

D. 肝病　　　　　　　　E. 耐药的金葡菌的感染

5. 二线抗结核病药物有

A. 利福喷汀　　　　　　B. 对氨基水杨酸钠　　　C. 丙硫异烟胺

D. 利福平　　　　　　　E. 吡嗪酰胺

**（二）简答题**

抗结核病的治疗原则有哪些?

# 四、参 考 答 案

**（一）选择题**

**【A 型题】**

　1. A　　2. D　　3. A　　4. D　　5. A　　6. C　　7. B　　8. B　　9. B　　10. B

11. C　　12. E　　13. C　　14. E　　15. A　　16. B　　17. E

**【X 型题】**

1. BCDE　　2. ABC　　3. ABCDE　　4. ABCE　　5. BC

**（二）简答题**

抗结核的治疗原则包括:早期用药、联合用药和长期全程规律适量用药,简述如下:

(1)早期用药:早期结核多为浸润性,病灶血流量较大,药物容易进入病灶,而晚期常有纤维化、干

酪化及厚壁空洞形成,病灶及其周围血流量减少,药物不易接近结核杆菌;早期结核杆菌处于增殖期,对药物较敏感,因此患者一旦确诊应立即化疗。

(2)联合用药:单用药易产生耐药性,加之长期大剂量用药易产生毒性反应。因此为提高疗效、降低药物毒性、缩短疗程、防止或延缓耐药性产生,在结核病治疗中必须强调采用二联、三联甚至四联用药。

(3)长期全程规律适量用药:结核杆菌可处于对药物不敏感的静止状态,也可处于药物不易接近的环境,故治疗结核病需要长期全程规律用药。由于药物的毒性、耐药性和抗结核治疗的长期性等问题,用药需适量。

(陶　剑)

# 第四十三章
# 抗寄生虫药

## 一、学习重点

掌握氯喹、伯氨喹、乙胺嘧啶的药理作用、临床应用和主要不良反应;甲硝唑的药理作用、临床应用和主要不良反应;常用广谱抗肠蠕虫药的作用特点和临床应用。熟悉奎宁、青蒿素等抗疟药的药理作用特点及临床应用;吡喹酮、乙胺嗪的作用特点和临床应用。

## 二、难点解析

抗寄生虫药物的选用原则及用药注意事项:

1. 根据寄生虫感染种类、病情轻重、药物作用特点、作用环节、作用效果选择用药。

(1)氯喹是控制疟疾症状的首选药物;奎宁、青蒿素等主要用于对其他药物产生耐药的恶性疟的治疗;伯氨喹是控制复发和传播的首选药;乙胺嘧啶主要用于病因性预防。

(2)甲硝唑可用于重症急性阿米巴痢疾与肠外阿米巴病的治疗;依米丁仅限于甲硝唑治疗无效或禁用甲硝唑的患者,氯喹可用于阿米巴肝脓肿;巴龙霉素对急性阿米巴痢疾有效。卤化喹啉类及二氯尼特主要用于治疗轻症、慢性阿米巴痢疾及无症状排包囊者。

(3)甲硝唑也是治疗阴道毛滴虫感染的首选药,在耐甲硝唑滴虫株感染时,可改用乙酰胂胺局部给药。

(4)吡喹酮为广谱抗吸虫和抗绦虫药,主要用于治疗血吸虫单一感染或混合感染,也用于华支睾吸虫病、肺吸虫病、姜片虫以及绦虫病和囊虫病的治疗,且可作为治疗绦虫病的首选药。乙胺嗪是治疗丝虫病的首选药,同类药有呋喃嘧酮。

(5)甲苯达唑、阿苯达唑、左旋咪唑、噻嘧啶均为广谱抗肠蠕虫药,甲苯达唑对蛔虫、钩虫、蛲虫、鞭虫、绦虫和粪类圆线虫等肠道蠕虫均有效,左旋咪唑主要用于蛔虫及钩虫感染,噻嘧啶主要用于治疗蛔虫、钩虫、蛲虫单独或混合感染。哌嗪主要用于治疗蛔虫感染。恩波吡维铵可用于单一蛲虫感染。氯硝柳胺主要用于绦虫感染。

2. 兼顾药物不良反应、用药禁忌、药物相互作用及老人、妇女、儿童等特殊群体。

(1)氯喹长期大剂量应用可致视力及听力损害;奎宁用药过量可致金鸡纳反应,葡萄糖-6-磷酸脱氢酶缺乏者应用奎宁、伯氨喹可引发的严重急性溶血性贫血。乙胺嘧啶长期大量服用可干扰人体叶酸代谢。青蒿素与伯氨喹合用可降低复发率,与奎宁合用抗疟作用相加,与氯喹或乙胺嘧啶合用则表现为拮抗作用。

(2)甲硝唑用药期间及停药后一周内应禁酒,急性中枢神经系统疾病者禁用,不宜与甲苯达唑合用;依米丁和去氢依米丁具有局部刺激、胃肠道反应、神经肌肉阻断作用及心脏毒性,老弱病人禁用。

（3）有精神病史者慎用吡喹酮;活动性肺结核患者禁用乙胺嗪;呋喃嘧酮大剂量有肝毒性。活动性溃疡患者慎用噻嘧啶、阿苯达唑,禁用呋喃嘧酮。癫痫患者禁用阿苯达唑、哌嗪。

（4）应注意孕妇、妊娠早期、2 岁以下儿童、肝肾功能不良、严重心脏疾病患者的用药禁忌及注意事项。

# 三、习　题

**（一）选择题**

**【A 型题】**

1. 控制疟疾症状首选
   A. 氯喹　　　　　　　　B. 伯氨喹　　　　　　　　C. 乙胺嘧啶
   D. 奎宁　　　　　　　　E. 青蒿素

2. 主要用于控制复发和传播的抗疟药为
   A. 咯萘啶　　　　　　　B. 氯喹　　　　　　　　　C. 奎宁
   D. 伯氨喹　　　　　　　E. 乙胺嘧啶

3. 主要用于病因性预防的抗疟药
   A. 氯喹　　　　　　　　B. 伯氨喹　　　　　　　　C. 奎宁
   D. 乙胺嘧啶　　　　　　E. 青蒿素

4. 对肠内、肠外阿米巴滋养体均有强大杀灭作用的药物是
   A. 氯喹　　　　　　　　B. 甲硝唑　　　　　　　　C. 依米丁
   D. 二氯尼特　　　　　　E. 喹碘方

5. 对甲硝唑治疗无效的急性阿米巴痢疾与阿米巴肝脓肿应选用
   A. 依米丁　　　　　　　B. 二氯尼特　　　　　　　C. 巴龙霉素
   D. 双碘喹啉　　　　　　E. 乙胺嗪

6. 阴道毛滴虫感染的首选药为
   A. 吡喹酮　　　　　　　B. 乙酰胂胺　　　　　　　C. 甲硝唑
   D. 曲古霉素　　　　　　E. 乙胺嗪

7. 治疗丝虫病应首选
   A. 呋喃嘧酮　　　　　　B. 伯氨喹　　　　　　　　C. 吡喹酮
   D. 乙胺嗪　　　　　　　E. 甲苯达唑

8. 治疗绦虫病的首选药为
   A. 哌嗪　　　　　　　　B. 氯硝柳胺　　　　　　　C. 恩波吡维铵
   D. 噻嘧啶　　　　　　　E. 吡喹酮

9. 葡萄糖-6-磷酸脱氢酶缺乏者应用下列哪一个药物易发生溶血性贫血
   A. 伯氨喹　　　　　　　B. 乙胺嘧啶　　　　　　　C. 氯喹
   D. 咯萘啶　　　　　　　E. 青蒿素

10. 下列叙述**错误**的是
    A. 甲苯达唑通过影响虫体的多种生化代谢途径发挥疗效
    B. 哌嗪可阻断虫体神经-肌肉接头处的冲动传导
    C. 左旋咪唑通过改变虫体肌细胞膜对离子的通透性发挥疗效
    D. 噻嘧啶能抑制虫体胆碱酯酶使神经肌肉兴奋性增强
    E. 恩波吡维铵干扰虫体呼吸酶系统,抑制其需氧代谢

【B 型题】

    A. 甲苯达唑                    B. 奎宁                    C. 乙胺嘧啶

    D. 氯喹                          E. 青蒿素

1. 可引起金鸡纳反应的药物是

2. 可干扰人体叶酸代谢的药物是

【C 型题】

    A. 治疗重症急性阿米巴痢疾与肠外阿米巴病        B. 治疗阴道毛滴虫感染

    C. 两者均有                           D. 两者均无

1. 甲硝唑

2. 吡喹酮

【X 型题】

1. 氯喹有以下药理作用

    A. 抗疟作用                  B. 抗吸虫作用           C. 抗肠道外阿米巴病作用

    D. 免疫抑制作用           E. 抗厌氧菌作用

2. 有关甲硝唑的叙述,正确的是

    A. 急性中枢神经系统疾病者禁用          B. 妊娠期及哺乳期妇女禁用

    C. 长期大量应用有致癌作用          D. 用药期间及停药后 1 周内应禁酒

    E. 肝、肾疾病者应酌情减量

3. 有关吡喹酮的叙述,正确的是

    A. 对多种血吸虫具有强效杀灭作用

    B. 具有高效、低毒、吸收快、疗程长等特点

    C. 对华支睾吸虫、肺吸虫等也有显著杀灭作用

    D. 是治疗各种绦虫病的首选药

    E. 对囊虫病也有较好疗效

4. 可用于治疗丝虫病的药物是

    A. 乙胺嗪                  B. 依米丁               C. 哌嗪

    D. 噻嘧啶                  E. 呋喃嘧酮

5. 抗肠蠕虫药叙述正确的是

    A. 甲苯达唑对蛔虫、钩虫、蛲虫、鞭虫、绦虫感染均有效

    B. 哌嗪对蛔虫、蛲虫具有较强的驱虫作用

    C. 恩波吡维具有较强的杀蛲虫作用

    D. 噻嘧啶对蛔虫、蛲虫、钩虫、鞭虫感染均有较好疗效

    E. 氯硝柳胺主要用于猪肉绦虫、牛肉绦虫、短膜壳绦虫感染

6. 对无症状或症状轻微的阿米巴病排包囊者有较好疗效的药物是

    A. 二氯尼特                  B. 巴龙霉素             C. 氯喹

    D. 曲古霉素                E. 喹碘方

7. 吡喹酮可用于下列感染

    A. 日本血吸虫                B. 绦虫病              C. 华支睾吸虫病

    D. 肺吸虫病                 E. 姜片虫病

8. 下列哪些药物属于广谱抗肠蠕虫药

    A. 甲苯达唑                B. 恩波吡维铵         C. 左旋咪唑

    D. 哌嗪                   E. 噻嘧啶

（二）填空题

1. 伯氨喹能杀灭_____，_____能抑制配子体在蚊体内发育,均有_____和_____的作用。

2. 氯喹对各种疟原虫的_____期裂殖体均有较强的杀灭作用;奎宁主要用于耐氯喹或对其他药物产生耐药的_____的治疗。

3. 能够用于治疗急性阿米巴痢疾和阿米巴肝脓肿的药物有_____、_____。

4. 氯喹可影响蛋白酶的活性,阻断疟原虫生存必需_____的供应;氯喹能抑制_____,导致血红素堆积,使疟原虫细胞膜溶解破裂而死亡;氯喹能干扰 DNA 复制和 RNA 转录,抑制疟原虫的_____。

（三）名词解释

1. 抗疟药

2. 广谱抗肠蠕虫药

（四）简答题

1. 为什么伯氨喹主要用于控制疟疾的复发和传播?

2. 甲硝唑有哪些作用?

3. 简述吡喹酮的作用机制。

（五）论述题

1. 试述氯喹的药理作用及作用机制。

2. 试述广谱驱肠虫药的临床应用及注意事项。

# 四、参 考 答 案

（一）选择题

【A 型题】

1. A    2. D    3. D    4. B    5. A    6. C    7. D    8. E    9. A    10. C

【B 型题】

1. B    2. C

【C 型题】

1. C    2. D

【X 型题】

1. ACD    2. ABCDE    3. ACDE    4. AE    5. ABCE    6. AE    7. ABCDE    8. ACE

（二）填空题

1. 配子体　乙胺嘧啶　阻止疟原虫在蚊体内的有性增殖　控制疟疾传播

2. 红细胞内期裂殖体　恶性疟

3. 甲硝唑　依米丁或去氢依米丁

4. 氨基酸　血红素聚合酶　分裂繁殖

（三）名词解释

1. 抗疟药是用来预防或治疗疟疾的药物。

2. 广谱抗肠蠕虫药是指对肠道蛔虫、蛲虫、钩虫等均有驱除或杀灭作用的药物。

（四）简答题

1. 伯氨喹对间日疟红细胞外期迟发型子孢子有较强的杀灭作用,对各种疟原虫的配子体也有杀灭作用,是控制复发和传播的首选药。对红细胞内期的疟原虫无效,不能控制疟疾临床症状的发作。

2. 甲硝唑具有：①抗阿米巴作用；②抗滴虫作用；③抗厌氧菌作用；④治疗贾第鞭毛虫病。

3. 吡喹酮作用机制：①用药后虫体发生强直性收缩致痉挛性麻痹；②虫体皮层损害及宿主免疫功能参与；③虫体生化代谢和能量供应发生障碍。

（五）论述题

1. 氯喹的药理作用：①抗疟作用，对各种疟原虫的红细胞内期裂殖体均有较强的杀灭作用；②抗肠道外阿米巴病作用；③免疫抑制作用。

氯喹的抗疟机制：①影响蛋白酶的活性，降低疟原虫分解和利用血红蛋白的能力，阻断疟原虫生存必需氨基酸的供应；②抑制血红素聚合酶，导致血红素堆积，使疟原虫细胞膜溶解破裂而死亡；③可干扰疟原虫 DNA 复制和 RNA 转录，抑制疟原虫的分裂繁殖。

2. 试述广谱驱肠虫药的临床应用及注意事项。

广谱驱肠虫药有甲苯达唑、阿苯达唑、左旋咪唑、噻嘧啶等，甲苯达唑对蛔虫、钩虫、蛲虫、鞭虫、绦虫和粪类圆线虫等肠道蠕虫单独感染或混合感染均有效；阿苯达唑可用于多种线虫单独感染或混合感染，疗效优于甲苯达唑；左旋咪唑主要用于蛔虫及钩虫感染；噻嘧啶主要用于治疗蛔虫、钩虫、蛲虫单独或混合感染。

广谱驱肠虫药应用过程中应注意不良反应及用药禁忌，孕妇与两岁以下儿童、肝肾功能不良患者禁用广谱驱肠虫药，活动性溃疡患者慎用噻嘧啶、阿苯达唑，严重心脏疾病患者禁用噻嘧啶。

（宋晓亮）

# 第四十四章
# 抗恶性肿瘤药

## 一、学习重点

掌握抗恶性肿瘤药物的分类,药物的药理作用机制,以及常用的抗恶性肿瘤药的作用特点。

## 二、难点解析

细胞周期(cell cycle)也称细胞分裂周期,是指一个细胞经生长、分裂而增殖成两个所经历的全过程,通常可分为若干时相,即 DNA 合成前期($G_1$ 期),进入 DNA 合成期($S$ 期),完成 DNA 合成倍增后,再经短暂的休止期,也称 DNA 合成后期($G_2$ 期),最后进入有丝分裂期($M$ 期)。

根据抗肿瘤药物对肿瘤细胞周期或时相特异性,将抗恶性肿瘤药物分为两大类:①细胞周期特异性药物(CCSA),是指仅对增殖周期中的某一期有较强的作用,对非增殖期细胞($G_0$ 细胞)无效。如作用于 DNA 合成期($S$ 期)细胞的抗代谢药、拓扑异构酶抑制药等;作用于有丝分裂器($M$ 期)细胞的长春碱类、紫杉碱类药物等;作用于 DNA 合成后期($G_2$)细胞的博来霉素等。②细胞周期非特异性药物(CCNSA),是指直接破坏 DNA 结构,影响 DNA 的复制或转录功能的药物,能杀灭处于增殖细胞群中各期细胞,包括 $G_0$ 期细胞。如烷化剂、铂类化合物、丝裂霉素 C 和放线菌素 D 等。

## 三、习　　题

### (一) 选择题
### 【A 型题】

1. 在细胞增殖周期中能特异地抑制有丝分裂的抗癌药为
　　A. 5-氟尿嘧啶　　　　　　　B. 环磷酰胺　　　　　　　C. 博来霉素
　　D. 长春新碱　　　　　　　　E. 顺铂

2. 环磷酰胺对何种恶性肿瘤疗效显著
　　A. 多发性骨髓瘤　　　　　　B. 急性淋巴细胞性白血病　　C. 卵巢癌
　　D. 乳腺癌　　　　　　　　　E. 恶性淋巴瘤

3. 下列哪种药**不是**抗癌药
　　A. 5-FU　　　　　　　　　　B. VCR　　　　　　　　　C. DDP
　　D. MTX　　　　　　　　　　E. TMP

4. 恶性肿瘤化疗后易复发的原因是
　　A. $G_1$ 期细胞对抗癌药不敏感　　　　　　B. S 期细胞对抗癌药不敏感

C. $G_2$ 期细胞对抗癌药不敏感                    D. M 期细胞对抗癌药不敏感

E. $G_0$ 期细胞对抗癌药不敏感

5. 白消安最适用于

A. 急性粒细胞性白血病          B. 慢性粒细胞性白血病          C. 急性淋巴细胞性白血病

D. 慢性淋巴细胞性白血病        E. 恶性淋巴瘤

6. S 期特异性抑制药是

A. 甲氨蝶呤                    B. 噻替派                      C. 丝裂霉素 C

D. 长春新碱                    E. 放线菌素 D

7. 易引起出血性膀胱炎的抗癌药是

A. 环磷酰胺                    B. 柔红霉素                    C. 羟基脲

D. 阿糖胞苷                    E. 甲氨蝶呤

8. 体外无药理活性,需经体内转化后,才具有抗癌作用的药物是

A. 长春碱                      B. 高三尖杉碱                  C. 环磷酰胺

D. L-门冬酰胺酶                E. 长春新碱

9. 甲氨蝶呤的作用机制

A. 抑制嘧啶碱的合成            B. 抑制嘌呤碱的合成            C. 抑制二氢叶酸还原酶

D. 抑制二氢叶酸合成酶          E. 直接破坏 DNA 的结构和功能

10. 抗癌药最常见的严重不良反应是

A. 肝脏损害                    B. 神经毒性                    C. 抑制骨髓

D. 脱发                        E. 过敏反应

11. 周期特异性抗癌药是

A. 环磷酰胺                    B. 放线菌素 D                  C. 长春新碱

D. 白消安                      E. 博来霉素

【X 型题】

1. 属于烷化剂的抗癌药有

A. 6-巯嘌呤                    B. 甲氨蝶呤                    C. 氮芥

D. 环磷酰胺                    E. 放线菌素 D

2. 治疗绒毛膜上皮癌有效的药物

A. 甲氨蝶呤                    B. 放线菌素 D                  C. 5-氟尿嘧啶

D. 6-巯嘌呤                    E. 长春碱

3. 对骨髓抑制作用较轻的抗癌药有

A. 甲氨蝶呤                    B. 泼尼松龙                    C. 环磷酰胺

D. 博来霉素                    E. 长春新碱

4. 久用可引起肺纤维化的抗癌药

A. 阿霉素                      B. 博来霉素                    C. 羟基脲

D. 白消安                      E. 长春碱

5. 需在体内转化后才能发挥药理作用的药物有

A. 环磷酰胺                    B. 泼尼松                      C. 可的松

D. 青霉素                      E. 卡比马唑

6. 通过抑制二氢叶酸还原酶而引起作用的药物是

A. 甲氨蝶呤                    B. 磺胺类                      C. 乙胺嘧啶

D. 甲氧苄啶                    E. 硝基呋喃

7. 属于周期非特异性的抗癌药有

    A. 噻替派                 B. 白消安                 C. 氮芥

    D. 环磷酰胺           E. 丝裂霉素 C

**（二）判断题**

1. 甲氨蝶呤、乙胺嘧啶等叶酸代谢干扰药引起巨幼细胞贫血时，可补充甲酰四氢叶酸纠正。（　　　）

2. 长春新碱是肿瘤细胞有丝分裂期的抑制药，对骨髓抑制作用较轻。（　　　）

**（三）填空题**

1. 干扰 DNA 合成的抗癌药有_____、_____、_____、_____和_____。

2. 抗癌药不良反应有_____、_____、_____、_____、_____和_____。

3. 5-氟尿嘧啶对多种肿瘤有效，特别是对_____和_____疗效较好。

4. 博来霉素主要作用于_____，与长春碱等联用治疗_____可达根治效果。

5. 胃肠道腺癌宜用_____、_____、_____、_____等抗癌药。

**（四）名词解释**

周期特异性抗癌药

**（五）问答题**

1. 细胞周期非特异性和特异性抗恶性肿瘤药分别有哪些常用药物？并分别试述这两类药物的特点。

2. 请简述抗肿瘤药物作用的生化机制及列举代表药。

# 四、参 考 答 案

**（一）选择题**

**【A 型题】**

  1. D    2. E    3. E    4. E    5. B    6. A    7. A    8. C    9. C    10. C

11. C

**【X 型题】**

1. CD    2. ABCDE    3. BDE    4. BD    5. ABCE    6. ACD    7. ABCDE

**（二）判断说明题**

1. √    2. √

**（三）填空题**

1. 6-巯嘌呤　甲氨蝶呤　5-氟尿嘧啶　阿糖胞苷　羟基脲

2. 抑制骨髓　胃肠反应　抑制免疫功能　皮肤黏膜反应　肝肾损害　外周神经毒性或心肌炎或致癌等

3. 消化道癌　乳腺癌

4. 鳞状上皮癌　睾丸癌

5. 5-氟尿嘧啶　噻替派　环磷酰胺　丝裂霉素 C

**（四）名词解释**

周期特异性抗癌药：是指仅能杀灭某一期增殖细胞的抗癌药，如 S 期抑制药（甲氨蝶呤、阿糖胞苷等）和 M 期抑制药（长春碱、长春新碱等）。

**（五）问答题**

1.（1）周期非特异性药物：主要杀灭增殖各期细胞，如烷化剂（环磷酰胺、噻替派、白消安、氮芥等)和抗癌抗生素,其中有的还杀灭 $G_0$ 期细胞,如丝裂霉素 C。

（2）周期特异性药物：仅能杀灭某一期增殖细胞,如 S 期抑制药（甲氨蝶呤、6-巯嘌呤、5-氟尿嘧啶、阿糖胞苷、羟基脲等）；M 期抑制药（长春碱、长春新碱等）。对急性淋巴细胞白血病和恶性淋巴瘤有较好的疗效,亦可用于慢性淋巴细胞性白血病,对其他肿瘤无效。

2. （1）干扰核酸生物合成：药物分别在不同环节阻止核酸的生物合成和利用,属于抗代谢药。大多数抗代谢药的化学结构与正常细胞内的某些成分相似。①叶酸拮抗药,可抑制二氢叶酸还原酶,如甲氨蝶呤等；②嘧啶拮抗药,可抑制胸苷酸合成酶,如氟尿嘧啶等；③嘌呤拮抗药,可抑制嘌呤核苷酸互变,如巯嘌呤等；④核糖核苷酸还原酶抑制药,如羟基脲等。

（2）干扰蛋白质合成与功能：药物可干扰微管蛋白聚合与解聚间的平衡、干扰核糖体的功能或影响氨基酸供应。①微管蛋白抑制药,如长春碱类等；②干扰核糖体功能的药物,如三尖杉酯碱类；③影响氨基酸供应的药物,如左旋门冬酰胺酶等。

（3）嵌入 DNA 干扰转录过程：药物可嵌入 DNA 碱基对之间,干扰转录过程,从而阻止 RNA 的形成,属于 DNA 嵌入药,如放线菌素 D 等。

（4）影响 DNA 结构与功能：直接破坏 DNA 的结构或抑制拓扑异构酶活性,从而影响 DNA 的复制和修复功能。①烷化剂,如环磷酰胺等；②破坏 DNA 的铂类化合物,如顺铂；③破坏 DNA 的抗生素,如博来霉素；④拓扑异构酶抑制药,如喜树碱类。

（5）影响激素平衡：药物通过影响激素平衡从而抑制某些激素依赖性肿瘤。①雌激素类药和雌激素拮抗药；②雄激素类药和雄激素拮抗药；③孕激素类药；④糖皮质激素类药。

（6）促性腺激素释放激素抑制药,如亮丙瑞林等。

（7）芳香酶抑制药,如氨鲁米特等。

（黄仁彬）

# 第四十五章
# 影响免疫功能的药物

## 一、学 习 重 点

掌握常用免疫抑制药的种类、药理作用、作用机制和临床应用。熟悉免疫调节药的药理作用和临床应用。

## 二、难 点 解 析

影响免疫功能的药物目的在于消除病理性的免疫反应和扶持有益的免疫功能。影响免疫功能的药物有两类：①免疫抑制药，能抑制免疫活性过强者的免疫反应，主要用于治疗器官移植排斥反应和自身免疫疾病，常见的不良反应有感染、致癌、致畸等，常用药物有肾上腺皮质激素、环孢素、环磷酰胺等；②免疫调节药，能增强机体特异性免疫功能，主要用于治疗免疫缺陷病、恶性肿瘤和慢性感染的辅助治疗。常用药物有卡介苗、胸腺素、白介素-2、干扰素等。

## 三、习　　题

### （一）填空题
1. 影响免疫功能的药物按其作用方式不同，可分为_____和_____。
2. 他克莫司为新一代免疫抑制药，对免疫系统作用为_____，用于肝、肾移植后的抗排斥反应及顽固性自身免疫性疾病。

### （二）选择题
【A 型题】
1. 主要抑制核酸及蛋白质合成的免疫抑制药
   - A. 干扰素
   - B. 泼尼松龙
   - C. 环孢素
   - D. 左旋咪唑
   - E. 硫唑嘌呤
2. 具有抗病毒作用的免疫调节药是
   - A. 干扰素
   - B. 左旋咪唑
   - C. 抗淋巴细胞球蛋白
   - D. 白介素-2
   - E. 转移因子
3. 自身免疫性疾病首选
   - A. 糖皮质激素
   - B. 抗代谢药
   - C. 烷化剂
   - D. 抗组胺药
   - E. 免疫增强剂
4. 免疫调节剂主要用于

A. 器官移植             B. 自身免疫性疾病

C. 肿瘤及细胞免疫缺陷的辅助治疗       D. 过敏性疾病

E. 肾病综合征

5. 左旋咪唑增强免疫功能的机制是

    A. 抑制辅助性 T 细胞生成白介素-2

    B. 抑制淋巴细胞生成干扰素

    C. 促进 Bx 细胞、自然杀伤细胞的分化增殖

    D. 抑制 DNA、RNA 和蛋白质的合成

    E. 激括环核苷酸磷酸二酯酶,从而降低淋巴细胞和巨噬细胞内的 cAMP 的含量

6. 临床上常用的免疫抑制药物不包括

    A. 环孢素               B. 肾上腺皮质激素          C. 抗淋巴细胞球蛋白

    D. 白介素-2            E. 巯嘌呤

7. 既可抑制白介素-2 的生成,又可抑制干扰素产生的药物是

    A. 环孢素               B. 糖皮质激素             C. 烷化剂

    D. 抗代谢药            E. 左旋咪唑

8. 烷化剂主要选择性抑制下列哪种细胞

    A. 巨噬细胞            B. T 细胞                C. 免疫细胞

    D. B 细胞               E. 单核细胞

9. 小剂量增强免疫功能,大剂量则抑制免疫反应的药物是

    A. 干扰素               B. 左旋咪唑           C. 白介素-2

    D. 环孢素               E. 转移因子

10. 既可作用于免疫功能低下的病人,又可治疗自身免疫性疾病的药物是

    A. 肾上腺皮质激素         B. 干扰素              C. 巯嘌呤

    D. 白消安               E. 左旋咪唑

## 【X 型题】

1. 免疫调节剂常用于

    A. 器官移植            B. 免疫缺陷疾病        C. 恶性肿瘤的辅助治疗

    D. 慢性感染            E. 难治性病毒感染

2. 糖皮质激素影响免疫功能的哪些环节

    A. 抑制巨噬细胞对抗原的吞噬和处理       B. 阻碍淋巴细胞 DNA 的合成

    C. 阻碍淋巴细胞的有丝分裂               D. 破坏淋巴细胞

    E. 抑制 B 细胞,使抗体生成减少

3. 免疫抑制药共有的不良反应

    A. 抑制骨髓造血功能                B. 降低机体抵抗力而诱发感染

    C. 影响生殖系统的功能              D. 增加肿瘤发生率

    E. 出血性膀胱炎

4. 下列属于免疫调节药的药物是

    A. 干扰素               B. 左旋咪唑           C. 硫唑嘌呤

    D. 胸腺素               E. 抗淋巴细胞球蛋白

5. 常用的免疫抑制剂包括

    A. 糖皮质激素           B. 干扰素              C. 抗代谢药

    D. 左旋咪唑            E. 烷化剂

（三）问答题

1. 试述免疫抑制药的分类及作用特点。

2. 试述免疫调节药的作用和临床应用。

# 四、参 考 答 案

（一）填空题

1. 免疫抑制药　免疫调节药。

2. 对神经钙蛋白的作用而阻断 IL-2 的转录

（二）选择题

【A 型题】

1. E　　2. A　　3. A　　4. C　　5. E　　6. D　　7. A　　8. D　　9. A　　10. E

【X 型题】

1. BCDE　　2. ABCDE　　3. BCD　　4. ABDE　　5. ACE

（三）问答题

1. 免疫抑制药有肾上腺皮质激素类、神经钙蛋白（钙调磷酸酶）抑制药、抗代谢药和烷化剂、抗体、中药有效成分等五大类。其作用特点：①大多数药物缺乏选择性和特异性，对正常和异常的免疫反应均有抑制作用，对细胞免疫和体液免疫亦少选择性。长期应用容易产生降低机体抵抗力而诱发感染、肿瘤发生率增加及影响生殖系统功能等不良反应。②对初次免疫应答反应抑制作用较强，对再次免疫应答反应抑制作用较弱。③药物作用与给药时间和抗原刺激时间间隔和先后顺序密切相关。④多数免疫抑制药尚有非特异性抗炎作用。

2. 因大多数的免疫调节药可能使过高的或过低的免疫功能调节到正常水平，临床主要用其免疫增强作用，治疗免疫缺陷疾病、慢性难治性感染及作为肿瘤的辅助治疗。

（何　明）

# 第四十六章
# 基因治疗及基因工程药物

## 一、学习重点

掌握基因治疗的概念及基因治疗实施的条件。熟悉基因治疗的分类、方式和途径,常用基因转移的方法。

## 二、难点解析

基因治疗指将正常、有功能的基因或其他基因通过基因转移的方式直接或间接地导入患者体内,使之成为表达功能正常的基因,以取代患者原来不存在或表达很低的基因。近年来随着基因编辑技术的发展,有学者提出可以将基因治疗的概念定义为通过精准操控人类基因组序列,以实现治疗疾病的作用。

目前所进行的基因治疗通常是指将具有正常功能的基因转移到病人体内并发挥功能,纠正病人体内所缺乏的蛋白质或赋予机体新的抗病功能。这类基因治疗的实施必须具备两个条件:①成熟的DNA 克隆技术,即克隆疾病相关的基因片段,并进行 DNA 重组和构建带有靶基因的元件;②有效的基因转移手段,即将靶基因转移至病人体内,并使其能高效表达。

## 三、习　　题

**(一) 名词解释**

1. 基因治疗

2. 基因工程药物

**(二) 填空题**

1. 应用于基因治疗的基因转移载体主要有＿＿＿＿＿＿和＿＿＿＿＿＿。

2. 矫正性基因治疗包括＿＿＿＿＿、＿＿＿＿＿和＿＿＿＿＿三种。

**(三) 问答题**

1. 简述基因治疗的实施条件。

2. 简述基因治疗的分类、方式和途径。

## 四、参考答案

**(一) 名词解释**

1. 基因治疗:指将正常有功能的基因或其他基因通过基因转移的方式直接或间接地导入患者体

内,使之成为表达功能正常的基因,以取代患者原来不存在或表达很低的基因。

2. 基因工程药物:指将某种具有应用价值的基因(已知编码蛋白的基因,即目的基因)装配在具有表达所需要元件的特定载体中,导入相应的宿主细胞(如:原核细胞、真核细胞甚至哺乳类细胞),在体外进行扩增、诱导目的蛋白表达,经分离、纯化后,获得具有药用价值的蛋白产物(如IL-Ⅱ、干扰素、促红细胞生成素等)。

(二)填空题

1. 病毒载体  非病毒载体

2. 基因置换  基因矫正  基因增强

(三)问答题

1. 基因治疗的实施必须具备2个条件:①成熟的DNA克隆技术,即克隆疾病相关的基因片段,并进行DNA重组和构建带有靶基因的元件;②有效的基因转移手段,即将靶基因转移至病人体内,并使其能高效表达。

2. 分类:生殖细胞基因治疗和体细胞基因治疗两类。

方式:矫正性基因治疗和调控性基因治疗

途径:一是ex vivo法,称在体转移,就是选择适当的靶细胞在体外进行基因修饰和培养,筛选出有目的基因转入并表达的细胞中,再回输病人体内。二是in vivo法,称为活体直接转移,即通过载体将目的基因直接转入靶细胞、组织,使其在体内表达。

(何　明)

# 第四十七章
# 消毒防腐药

## 一、学 习 重 点

掌握常用消毒防腐药的药理作用和临床应用。熟悉影响消毒防腐药作用效果的因素。熟悉消毒防腐药的选择应用。

## 二、难 点 解 析

消毒药是指能迅速清除或杀灭传播媒介上病原微生物,使其达到无害化的药物,防腐药是能抑制病原微生物生长繁殖及其活性的药物。两类药物之间并没有严格的界限,因此,一般统称为消毒防腐药。传统消毒防腐药与抗生素不同,没有严格的抗菌谱,在杀灭或抑制病原体的浓度下,往往也能损害人体,一般不作全身给药。消毒防腐药常用于体表(皮肤、黏膜、伤口等)、器械、排泄物和周围环境的消毒,或黏膜、创面、腔道的冲洗,用以预防或治疗病原体所致的感染。

## 三、习　　题

**(一)名词解释**

消毒防腐药

**(二)选择题**

**【A 型题】**

1. 消毒防腐药的作用机制**不**包括
    A. 使蛋白质变性沉淀　　　　　　　　　　B. 干扰病原体的酶系统
    C. 氧化菌体内的活性部分　　　　　　　　D. 降低微生物细胞膜的通透性
    E. 使细胞分裂或溶解
2. 乙醇灭菌消毒的最佳的浓度是
    A. 30%　　　　　　　　　B. 50%　　　　　　　　　C. 60%
    D. 70%　　　　　　　　　E. 90%
3. 碘对皮肤有刺激性,故皮肤涂碘酊的后要用(　　　)脱碘
    A. 乙酸　　　　　　　　B. 高锰酸钾　　　　　　　C. 乙醇
    D. 过氧化氢　　　　　　E. 氯己定
4. 过氧化氢溶液**不可**用于
    A. 冲洗阴道　　　　　　B. 冲洗创伤　　　　　　　C. 冲洗眼睛

D. 口腔含漱　　　　　　　　　　　E. 坐浴

5. 下列对苯扎溴铵描述**不正确**的是

A. 是阳离子表面活性剂　　　　　　　B. 作用强而快,毒性低

C. 也可以用于皮肤消毒　　　　　　　D. 用于手术前洗手、器械消毒

E. 可与高锰酸盐合用

（三）问答题

1. 列举常用消毒防腐药的种类及代表药物。

2. 试述乙醇的药理作用和临床应用。

# 四、参考答案

（一）名词解释

消毒防腐药:包括消毒药和防腐药。前者是指能迅速杀灭病原微生物的药物;后者是指能抑制病原微生物生长繁殖的药物。

（二）选择题

【A 型题】

1. D　　2. D　　3. C　　4. C　　5. E

（三）问答题

1. ①醇类,如乙醇;②醛类,如戊二醛、甲醛;③酚类,如苯酚;④酸类,如苯甲酸、醋酸;⑤氧化剂,如高锰酸钾、过氧化氢溶液;⑥卤素类,如碘伏;⑦表面活性剂,如苯扎溴铵;⑧染料类,如甲紫;⑨重金属类化合物,如硝酸盐;⑩其他,如环氧乙烷。

2. (1)药理作用:可使蛋白质凝固变性、干扰细胞膜代谢、破坏酶的作用等,故具有抑菌或杀菌作用。可杀灭葡萄球菌、链球菌、铜绿假单胞菌和各种肠道杆菌等细菌繁殖体,亦可杀灭结核杆菌。对呼吸道与肠道病毒(包括甲型肝炎病毒),以及皮肤癣菌、曲菌和酵母类病原真菌等亦有良好杀灭作用;不能杀灭细菌芽孢。

(2)临床应用:75%用于灭菌消毒,50%乙醇用于防压疮溃疡,30%~50%乙醇擦浴用于高热病人的物理退热。用于手术前洗手浸泡消毒、与碘酊合用于手术野或注射部位涂抹消毒(兼有脱碘作用)、其他部位皮肤与黏膜涂抹消毒医疗器械与小型物品浸泡或涂抹消毒(不得用于灭菌处理);亦可用于对结核病病人痰液的消毒。

（何　明）